W0260065

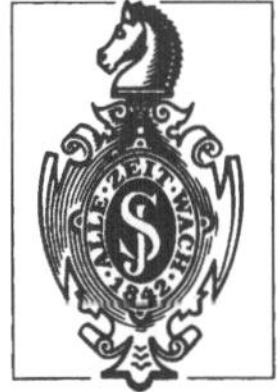

A. Horst, K. Norpoth, C. Verkoyen (Hrsg.)

Krebsrisiken am Arbeitsplatz

Beiträge und Ergebnisse zum gleichlautenden Workshop
im Rahmen des Programms „Arbeit und Technik"
am 13. und 14. Dezember 1990 im Bundesministerium
für Forschung und Technologie in Bonn

Mit 59 Abbildungen
und 38 Tabellen

Springer-Verlag
Berlin Heidelberg New York
London Paris Tokyo Hong Kong
Barcelona Budapest

A. Horst
Bundesministerium für Arbeit und Sozialordnung
Postfach 140280, W-5300 Bonn 1, Bundesrepublik Deutschland

Professor Dr. K. Norpoth
Institut für Hygiene und Arbeitsmedizin
des Universitätsklinikums Essen, Hufelandstr. 55,
W-4300 Essen 1, Bundesrepublik Deutschland

Dr. C. Verkoyen
Deutsche Forschungsanstalt für Luft- und Raumfahrt (DLR),
Projektträgerschaft „Arbeit und Technik", Südstr. 125,
W-5300 Bonn 2, Bundesrepublik Deutschland

Herausgegeben für die Deutsche Forschungsanstalt für Luft- und
Raumfahrt, Projektträger „Arbeit und Technik".

ISBN-13: 978-3-540-54862-1   e-ISBN-13: 978-3-642-77128-6
DOI: 10.1007/978-3-642-77128-6

Die Deutsche Bibliothek – CIP-Einheitsaufnahme

Krebsrisiken am Arbeitsplatz : Beiträge und Ergebnisse zum gleichlautenden Workshop im
Rahmen des Programms „Arbeit und Technik" am 13. und 14. Dezember 1990 im Bundes-
ministerium für Forschung und Technologie in Bonn / A. Horst … (Hrsg.). [Hrsg. für die
Deutsche Forschungsanstalt für Luft- und Raumfahrt, Projektträger „Arbeit und Technik"]. –
Berlin ; Heidelberg ; New York ; London ; Paris ; Hong Kong ; Barcelona : Springer, 1992

NE: Horst, A. [Hrsg.]; Deutschland / Bundesminister für Forschung und Technologie

Dieses Werk ist urheberrechtlich geschützt. Die dadurch begründeten Rechte, insbesondere
die der Übersetzung, des Nachdrucks, des Vortrags, der Entnahme von Abbildungen und
Tabellen, der Funksendung, der Mikroverfilmung oder der Vervielfältigung auf anderen
Wegen und der Speicherung in Datenverarbeitungsanlagen, bleiben, auch bei nur auszugs-
weiser Verwertung, vorbehalten. Eine Vervielfältigung dieses Werkes oder von Teilen dieses
Werkes ist auch im Einzelfall nur in den Grenzen der gesetzlichen Bestimmungen des
Urheberrechtsgesetzes der Bundesrepublik Deutschland vom 9. September 1965 in der
jeweils geltenden Fassung zulässig. Sie ist grundsätzlich vergütungspflichtig. Zuwiderhand-
lungen unterliegen den Strafbestimmungen des Urheberrechtsgesetzes.

© Springer-Verlag Berlin Heidelberg 1992

Die Wiedergabe von Gebrauchsnamen, Handelsnamen, Warenbezeichnungen usw. in diesem
Werk berechtigt auch ohne besondere Kennzeichnung nicht zu der Annahme, daß solche
Namen im Sinne der Warenzeichen- und Markenschutz-Gesetzgebung als frei zu betrachten
wären und daher von jedermann benutzt werden dürften.

Satz: Fa. M. Masson-Scheurer, Kirkel
Druck- und Bindearbeiten: Druckhaus Beltz, Hemsbach/Bergstr.
25/3130 – 5 4 3 2 1 0 – Gedruckt auf säurefreiem Papier

Vorwort

Jährlich erkranken in unserem Lande schätzungsweise 300000 Menschen an Krebs und sterben ca. 200000 an dieser Krankheit. Es besteht Übereinstimmung darüber, daß der überwiegende Teil der Ursachen für das Krebsgeschehen exogener Natur und damit auch der Prävention zugängig ist. Der bedeutendste Risikofaktor ist sicherlich das Rauchen, auf dessen Konto jährlich mehrere 10000 Krebstote gehen. Darüber hinaus spielen aber auch Ernährungsgewohnheiten, Umwelteinflüsse und nicht zuletzt Risiken aus der Arbeitswelt eine bedeutende Rolle. Die Verminderung der Krebsgefahren in der Arbeitswelt stellt eine besondere Herausforderung dar, da die Arbeit eine gesellschaftliche Notwendigkeit ist und der arbeitende Mensch in unserem Sozialstaat einen besonderen Schutz genießt (s. Grundgesetz Art. 74). Hierzu wurde ein umfangreiches Regelwerk geschaffen und in die Praxis eingeführt. Die staatliche Gewerbeaufsicht und die Unfallversicherungsträger sind für den Arbeitsschutz und die Unfallverhütung zuständig und haben große Erfolge beim Abbau von Gesundheitsgefahren am Arbeitsplatz erzielt. Mit der Gefahrstoffverordnung wurde 1986 der Schutz der Beschäftigten vor den Gefahren durch krebserzeugende Arbeitsstoffe am Arbeitsplatz deutlich verbessert. Für eine Reihe von Arbeitsstoffen und Verfahren ist die krebserzeugende Wirkung gut belegt. Die Senatskommission der Deutschen Forschungsgemeinschaft hat sie in die Kategorie III A1 der MAK-BAT-Liste als „eindeutig als krebserzeugend ausgewiesene Arbeitsstoffe" gekennzeichnet. Dazu gehören neben dem Asbest verschiedene Teere und Peche, aber auch Benzol, Nickel und Staub der Hölzer Eiche und Buche. Andere Stoffe haben sich im Tierversuch eindeutig als krebserzeugend erwiesen. Dies sind Stoffe der Kategorie III A2. Eine dritte Kategorie III B enthält Stoffe, bei denen es einen begründeten Verdacht auf ein Krebserzeugnispotential gibt. Es besteht dringender Abklärungsbedarf, die B-Stoffe entweder aus dem Verdacht zu entlassen oder sie aber in eine Kategorie A zu überführen.

Weitere nationale oder europaweite Aktivitäten, wie die Erweiterung der Berufskrankheitenverordnung oder die Erarbeitung der Krebsrichtlinie der EG, werden den Schutz der arbeitenden Menschen verbessern. Zur Zeit leben und arbeiten wir aber weiterhin mit bekannten und auch noch unbekannten Krebsrisiken am Arbeitsplatz. Abschätzungen der Epidemiologen Doll und Peto ergeben für die USA, daß ca. 4% aller Krebsfälle dort arbeitsbedingt sind. Diese Abschätzungen stellen keineswegs gesicherte Erkenntnisse dar. Andere Schätzwerte reichen von unter 1% bis 30% für den berufsbedingten Anteil am Krebsgeschehen. Diese Diskrepanz belegt die enormen Wissenslücken, die bei der Identifizierung und Abschätzung von Krebsrisiken am Arbeitsplatz bestehen. Sie ist aber auch Beleg dafür, wie enorm kontrovers dieses Thema diskutiert wird angesichts der bestehenden Wissenslücken. Die Ansichten werden sich in dem Maße annähern, wie es gelingt, die Wissenslücken zu schließen. Dies ist Aufgabe der Wissenschaft. Zur Unterstützung der Forschungsarbeiten wurde im Rahmen des Programms Arbeit und Technik ein Arbeitsschwerpunkt „Krebsrisiken am Arbeitsplatz" eingerichtet. Die zentralen Ziele dieses Arbeitsschwerpunktes sind:

- Erkennen, Beheben und Vermeiden von Krebsrisiken am Arbeitsplatz;
- Entwicklung methodischer Grundlagen zur Erfassung der Krebsgefährdungen;
- Prüfung von Stoffen bzw. Stoffgemischen mit begründetem Verdacht auf krebserzeugendes Potential;
- Entwicklung von Ersatzstoffen und von verbesserten technischen Verfahren, die einen Schutz gegenüber Krebsrisiken gewährleisten.

Im Rahmen dieses Schwerpunktes sind seit 1985 ca. 40 Vorhaben mit einer Gesamtfördersumme von ca. 41 Mio. DM gefördert worden. Es waren mit der Arbeitsmedizin, Epidemiologie und Statistik, der klinischen Forschung, Onkologie, Pathologie, Toxikologie, Biochemie, Analytik, Tiermedizin und Faserstoffanalytik die hauptsächlich betroffenen Forschungseinrichtungen an diesem Schwerpunkt beteiligt. Im Dezember 1990 fand ein Workshop unter Beteiligung der Wissenschaft, aber auch der Berufsgenossenschaften, Arbeitgeber, Betriebsärzte und Gewerkschaften zur Bewertung des Forschungsstandes und zur Diskussion über künftige Forschungsansätze statt. Es wurde eine positive Bilanz gezogen, die dazu ermutigt, diesen Arbeitsschwerpunkt fortzuschreiben. Die kontroversen Standpunkte wurden dabei keineswegs verdeckt, es wurden aber die Notwendigkeit und die Möglichkeit deutlich, die verschiedenen Ansätze stärker als bisher miteinander zu verbinden. Dazu soll auch die vorliegende Publikation beitragen. Betriebsarzt, Berufsgenossenschaften, Betriebsrat und Arbeitgeber sowie Sicherheitsfachkräfte werden über neue wissenschaftliche Erkenntnisse informiert. Die Einbeziehung von Epidemiologen aus dem Ausland wird Erfahrungen vermitteln können, die so in Deutschland nicht vorliegen. Wir haben mit voller Absicht verschiedene Standpunkte gleichberechtigt nebeneinander gestellt, denn nur das unvoreingenommene Betrachten anderer Ansätze wird uns in Zukunft zur notwendigen Zusammenarbeit befähigen.

Der vorliegende Berichtsband wird erkennen lassen, wo sowohl vom vorgegebenen Programm wie auch von den Fragestellungen der verschiedenen Forschergruppen z.Z. Akzente der Berufskrebsforschung gesetzt werden. Die Schwerpunkte und bevorzugten Ziele der einzelnen Projekte signalisieren zweifellos nicht nur dringenden Bedarf an wissenschaftlicher Klärung. Sie sind auch Antworten auf aktuelle Entwicklungen, insbesondere der Molekularbiologie, die für neue Fragestellungen Methoden von hoher Leistungsfähigkeit anbietet. Eine der Visionen, die sich mit deren Nutzung verbindet, verspricht die Schließung der Lücke zwischen experimenteller Forschung und Beobachtungen am Menschen. Die schnell wachsende Zahl der sog. Verdachtsstoffe, die hinsichtlich ihrer Wirkung auf den Menschen nicht eindeutig beurteilt werden können, erklärt sich nicht zuletzt aus der Empfindlichkeit experimenteller Testmodelle. Die zwingende Notwendigkeit eines neuen Brückenschlages zurück zur Beobachtung am Menschen wird von einer wachsenden Zahl wissenschaftlicher Institutionen als Herausforderung angenommen. Die Praxis des Arbeitsschutzes hat diese Entwicklung vielleicht noch nicht voll erkannt oder im Hinblick auf die Erfolgsaussichten unterschätzt. Die z.T. lähmenden Hindernisse, die von der Forschung bei ihren Bemühungen um Zugang zu den Exponierten am Arbeitsplatz überwunden werden müssen, sind nicht zuletzt psychologischer Natur. Unfallversicherungsträger und Betriebe entscheiden so wesentlich mit, in welchem Tempo der wissenschaftliche Fortschritt dem Menschen zugute kommt. Auch das sollte der vorliegende Berichtsband zeigen.

Ergänzt wird der Berichtsband durch Stellungnahmen verschiedener für den Arbeitsschutz verantwortlicher Institutionen, die Rückschlüsse auf die Resonanz der Forschungsanstrengungen außerhalb der streng wissenschaftlichen Diskussion zulassen. Auch aus diesen Stellungsnahmen mögen sich manche Anregungen für die Schwerpunktsetzungen bei künftigen Forschungsprojekten zur Verbesserung des Arbeitsschutzes ergeben.

A. Horst
K. Norpoth
C. Verkoyen

Inhaltsverzeichnis

Mitarbeiterverzeichnis

Prof. Dr. J. Angerer
Institut für Arbeits- und Sozialmedizin
an der Poliklinik für Berufskrankheiten
der Universität Erlangen-Nürnberg, Schillerstraße 25/29,
W-8520 Erlangen, Bundesrepublik Deutschland

Dr. R. Bergschicker
Bundesanstalt für Arbeitsmedizin, Nöldnerstraße 40–42
O-1134 Berlin, Bundesrepublik Deutschland

Dr. G. Birner
Institut für Toxikologie der Universität Würzburg,
Versbacher Straße 9, W-8700 Würzburg,
Bundesrepublik Deutschland

Dr. H. Blome
Berufsgenossenschaftliches Institut für Arbeitssicherheit (BIA),
Alte Heerstraße 111, W-5205 Sankt Augustin 2,
Bundesrepublik Deutschland

Prof. Dr. H. M. Bolt
Institut für Arbeitsphysiologie an der Universität Dortmund,
Ardeystraße 67, W-4600 Dortmund 1, Bundesrepublik Deutschland

Dr. A. Bräunlich
Bundesanstalt für Arbeitsmedizin, Nöldnerstraße 40–42
O-1134 Berlin, Bundesrepublik Deutschland

W. Coenen
Berufsgenossenschaftliches Institut für Arbeitssicherheit (BIA),
Alte Heerstraße 111, W-5205 Sankt Augustin 2,
Bundesrepublik Deutschland

Dr. W. Dekant
Institut für Toxikologie der Universität Würzburg,
Versbacher Straße 9, W-8700, Bundesrepublik Deutschland

Dr. G. Enderlein
Bundesanstalt für Arbeitsmedizin, Nöldnerstraße 40–42,
O-1134 Berlin, Bundesrepublik Deutschland

Dr. J. Fuchs
Institut für Toxikologie der Universität Mainz,
Obere Zahlbacher Straße 67, W-6500 Mainz,
Bundesrepublik Deutschland

Prof. Dr. G. Grimmer
Biochemisches Institut für Umweltcarcinogene,
Lurup 4, W-2070 Großhansdorf, Bundesrepublik Deutschland

Dr. H. Heberer
Arbeitshygienisches Zentrum der chemischen Industrie,
R.-Breitscheidstraße 18, O-4420 Leuna, Bundesrepublik Deutschland

Prof. Dr. D. Henschler
Institut für Toxikologie der Universität Würzburg,
Versbacher Straße 9, W-8700 Würzburg,
Bundesrepublik Deutschland

H. Kehl
Deutsches Krebsforschungszentrum,
Abteilung für Umweltkarzinogene,
Im Neuenheimer Feld 280, W-6900 Heidelberg 1,
Bundesrepublik Deutschland

Dr. S. Klein
Institut für Toxikologie der Universität Mainz,
Obere Zahlbacher Straße 67, W-6500 Mainz,
Bundesrepublik Deutschland

Prof. Dr. H. Kollmeier
Bundesanstalt für Arbeitsschutz, Vogelpothsweg 50–52,
W-4600 Dortmund 1, Bundesrepublik Deutschland

R. Konstanty
DGB Bundesvorstand, Abt. Umwelt und Gesundheit,
Hans-Böckler-Straße 39, W-4000 Düsseldorf 30,
Bundesrepublik Deutschland

Dr. K. Krutz
Bundesanstalt für Arbeitsmedizin, Nöldnerstraße 40–42,
O-1134 Berlin, Bundesrepublik Deutschland

Prof. Dr. S. Langård
Telemark Central Hospital, Department of Occupational Medicine,
N-3900 Porsgrunn, Norway

K. Lee, R. N.
Fox Chase Cancer Center, 510 Township Line Road,
Cheltenham, PA 19012, USA

Prof. Dr. G. Lehnert
Institut für Arbeits- und Sozialmedizin
an der Poliklinik für Berufskrankheiten
der Universität Erlangen-Nürnberg, Schillerstraße 25/29,
W-8520 Erlangen, Bundesrepublik Deutschland

Dr. J. Lewalter
Ärztliche Abteilung Bayer AG,
W-5090 Leverkusen-Bayerwerk, Bundesrepublik Deutschland

Dr. A. Lorenz
Bundesanstalt für Arbeitsmedizin, Nöldnerstraße 40–42,
O-1134 Berlin, Bundesrepublik Deutschland

Dr. B. Marschall
Volkswagen AG, W-3180 Wolfsburg 1, Bundesrepublik Deutschland

Dr. T. J. Mason
Fox Chase Cancer Center, 510 Township Line Road,
Cheltenham, PA 19012, USA

Dr. med. L. W. Miksche
Ärztliche Abteilung Bayer AG,
W-5090 Leverkusen-Bayerwerk, Bundesrepublik Deutschland

R. Müller
IG Metall, Referat Arbeitsschutz, Wilhelm-Leuschner-Straße 79–85,
W-6000 Frankfurt 11, Bundesrepublik Deutschland

Prof. Dr. K. Norpoth
Institut für Hygiene und Arbeitsmedizin
des Universitätsklinikums Essen,
Hufelandstraße 55, W-4300 Essen 1, Bundesrepublik Deutschland

Prof. Dr. F. Oesch
Institut für Toxikologie der Universität Mainz,
Obere Zahlbacher Straße 67, W-6500 Mainz,
Bundesrepublik Deutschland

H. Partikel
IG Metall, Referat Arbeitsschutz, Wilhelm-Leuschner-Straße 79–85,
W-6000 Frankfurt 11, Bundesrepublik Deutschland

Prof. Dr. R. Preußmann
Deutsches Krebsforschungszentrum,
Abteilung für Umweltkarzinogene, Im Neuenheimer Feld 280,
W-6900 Heidelberg 1, Bundesrepublik Deutschland

Prof. Dr. H. Rüdiger
Institut für Arbeitsmedizin, Arbeitsgruppe Toxikogenetik,
Universitätsklinikum Hamburg-Eppendorf, Martinistraße 52,
W-2000 Hamburg 20, Bundesrepublik Deutschland

K. H. Schaller
Institut für Arbeits- und Sozialmedizin
an der Poliklinik für Berufskrankheiten
der Universität Erlangen-Nürnberg, Schillerstraße 25/29,
W-8520 Erlangen, Bundesrepublik Deutschland

E. Schleicher
Deutsches Krebsforschungszentrum,
Abteilung für Umweltkarzinogene, Im Neuenheimer Feld 280,
W-6900 Heidelberg 1, Bundesrepublik Deutschland

Dr. B. Spiegelhalder
Deutsches Krebsforschungszentrum,
Abteilung für Umweltkarzinogene, Im Neuenheimer Feld 280,
W-6900 Heidelberg 1, Bundesrepublik Deutschland

Dr. H. Stark
Bundesanstalt für Arbeitsmedizin, Nöldnerstraße 40–42,
O-1134 Berlin, Bundesrepublik Deutschland

I. Theobald
Deutsches Krebsforschungszentrum,
Abteilung für Umweltkarzinogene, Im Neuenheimer Feld 280,
W-6900 Heidelberg 1, Bundesrepublik Deutschland

W. J. Vogler, P. A.
E. I. DuPont de Nemours Company, Chambers Works,
Deepwater, NJ 08023, USA

Dr. C.-D. Wacker
Deutsches Krebsforschungszentrum,
Abteilung für Umweltkarzinogene, Im Neuenheimer Feld 280,
W-6900 Heidelberg 1, Bundesrepublik Deutschland

Prof. Dr. J. Wahrendorf
Deutsches Krebsforschungszentrum,
Institut für Epidemiologie und Biomedizin,
Im Neuenheimer Feld 280, W-6900 Heidelberg 1,
Bundesrepublik Deutschland

W. P. Walsh, M. A.
Fox Chase Cancer Center, 510 Township Line Road,
Cheltenham, PA 19012, USA

Prof. Dr. H.-E. Wichmann
Bergische Universität Gesamthochschule Wuppertal,
Fachbereich Arbeitssicherheit und Umweltmedizin,
Gauß-Straße 20, W-5600 Wuppertal 1, Bundesrepublik Deutschland

Prof. Dr. U. Wölcke
Bundesanstalt für Arbeitsschutz, Vogelpothsweg 50–52,
W-4600 Dortmund 1, Bundesrepublik Deutschland

Prof. Dr. H.-J. Woitowitz
Institut und Poliklinik für Arbeits- und Sozialmedizin,
Medizinisches Zentrum der Justus-Liebig-Universität Gießen,
Aulweg 129/III, W-6300 Gießen, Bundesrepublik Deutschland

Krebsrisiken am Arbeitsplatz –
die Antwort der Betriebe

Eine Problemanalyse aus Unternehmenssicht

B. Marschall

Die Organisation des Umgangs mit krebserzeugenden Arbeitsstoffen im Betrieb wird durch eine Vielzahl inner- und außerbetrieblicher Determinanten beeinflußt und erlaubt dem Betrieb meist nur sehr begrenzten Gestaltungsspielraum. Dies gilt insbesondere beim Umgang mit krebserzeugenden Stoffen.

Bereits die reglementierenden Vorgaben (Arbeitsschutzphilosophie des Betriebes, wirtschaftliche Kapazität, praktische Erfahrungen, Zusammenwirken der Verantwortlichen, Reglementierung und Ausführungsbestimmungen, Stand der Technik) schaffen eine erhebliche Komplexizität im Handlungsablauf, welche zu unterschiedlichen interessensbezogenen Interpretationen führen können. Das Thema „Krebs am Arbeitsplatz" wird darüber hinaus oft emotional diskutiert, wobei fachliche Gesichtspunkte unterdrückt werden. Der betriebliche Arbeitsschutz kann dadurch für den Unternehmer zunehmend zu einem Unsicherheitsfaktor werden, was sich bei betrieblichen Planungen erschwerend bemerkbar macht.

Die heutige Situation im betrieblichen Arbeitsschutz ist auch dadurch gekennzeichnet, daß die thematische Auseinandersetzung z.B. mit dem Thema „Krebs am Arbeitsplatz" sich hauptsächlich in den Großbetrieben abspielt. In Klein- und Mittelbetrieben sind die Zusammenhänge zwischen der Einführung bestimmter Arbeitsschutzmaßnahmen und den wirtschaftlichen Folgen häufig so offensichtlich, daß im Interesse der Wirtschaftlichkeit innerbetrieblich Kompromisse zu Lasten des Arbeitsschutzes eingegangen werden.

Außerbetrieblich wird die Situation dadurch erschwert, daß die Aktivitäten der für den Arbeits- und Umweltschutz zuständigen Behörden einer ständigen kritischen Beobachtung durch interessierte politische und gesellschaftliche Gruppierungen unterliegen. Dadurch besteht teilweise die Neigung zum Erlaß spektakulärer Ausführungsbestimmungen auf den genannten Gebieten, deren Umsetzung wiederum v.a. von Großbetrieben verlangt wird. Die Mitarbeiter der Aufsichtsbehörden verfügen oftmals nicht über die notwendige Qualifikation, um betriebsspezifische und tatsächlich problemorientierte Anweisungen zu erteilen. Der für einen erfolgreichen Arbeitsschutz notwendige Konsens geht auf diese Weise häufig verloren. Die Aufsichtsbehörden sollten deshalb der Qualifizierung ihrer Mitarbeiter größere Aufmerksamkeit schenken.

Fragen des Umweltschutzes gewinnen in den Betrieben zunehmend an Bedeutung. Die damit zusammenhängenden Fragen und Probleme werden heute oft gleichrangig mit denen des Arbeitsschutzes behandelt. Fachlich bestehen dabei unmittelbare Zusammenhänge.

Beispiele:

- Produktion:
  - Kohlenwasserstoffemissionen aus betriebseigenen Kraftwerken oder
  - aus betrieblichen Anlagen, z.B. Lösemittel aus Lackierereien;
- Produkt:
  - Dieselmotoremissionen durch den Verkehr außerhalb des Werks,
  - Dieselmotoremissionen durch den innerbetrieblichen Transport;
- Entsorgung:
  - Abfälle der Produktion,
  - das betriebliche Produkt bei Ablauf seiner technischen Nutzung.

Weiterhin besteht auf beiden Gebieten eine starke Beeinflussung durch internationale Vorschriften, z.B. durch die Verordnungsgebung der EG. Fragen des Umweltschutzes werden heute von vielen Unternehmen auch als Marketinginstrument genutzt. Im Vordergrund steht dabei die Imagepflege, häufig jedoch auch eine unterschwellige oder offene Produktwerbung.

Die Regelwerke, insbesondere die für den Umgang mit krebserzeugenden Arbeitsstoffen, zeichnen sich üblicherweise durch Unübersichtlichkeit und Vielfalt aus. Selbst bei Fachleuten bestehen bereits Probleme, die unterschiedlichen Informationen lückenlos zu erfassen und aufzubereiten. Das Management ist in dieser Hinsicht meist zunächst überfordert. Häufig werden Regelungen, welche z.B. alle Betriebe einer Branche gleichmäßig betreffen, als nicht wettbewerbsrelevant und deshalb als nur von sekundärer Bedeutung bewertet. Diese Einstellung hat abrupte Aufweckerlebnisse nach sich gezogen und die Aufmerksamkeit für Fragen der Reglementierung geschärft. Dies wurde besonders offenkundig im Zusammenhang mit der Einführung oder Absenkung von Grenzwerten.

Die Neueinstufung eines Materials als kanzerogener Arbeitsstoff im Sinne des Abschnitts III Gruppe A der MAK-Werteliste löst eine in der betrieblichen Praxis wenig bekannte Folge von Aktivitäten aus, der, außer der Großchemie, praktisch jede industrielle Branche zunächst mehr oder weniger hilflos gegenübersteht:

- MAK-Werteliste bzw. TRGS 900;
- Unterausschuß IV des AGS: Einstufung in die Gruppen I, II oder III des Anhangs II der GefStoffV;
- TRGS 500;
- Unterausschuß V des AGS: Festlegung des TRK-Wertes;
- AGS: stoffspezifische AGS, evtl. Auslöseschwelle;
- TRGS 402, evtl. TRGS 403;
- stoff- bzw. verfahrensspezifische UVVen;
- berufsgenossenschaftlicher Grundsatz G 40,
- Vorgaben der Gefahrstoffverordnung; insbesondere Ersatzstoffprüfung und Substitutionsgebot.

Damit sind nur die Eckpunkte genannt und die in der betrieblichen Praxis auftretenden Umsetzungsprobleme noch nicht angesprochen. Der zuletzt genannte Einflußfaktor wird zunehmend zu einem betrieblichen Problem, weil findige Verkaufsstrategen auf der Basis des Substitutionsgebots eine Anwendung ihrer Produkte erzwingen wollen.

In der Praxis zeigt sich, daß sich fast ausschließlich Großbetriebe die für diese Orientierungs- und Umsetzungsmaßnahmen erforderlichen Experten leisten können. Für Kleinbetriebe bestehen kaum Chancen für eine Teilnahme an solchen Prozessen.

Die „verfahrensrechtlichen Grundlagen von Reglementierungsvorgängen und deren Anwendungen" stellen eine zusätzliche Komplikation für das Verständnis dieser Sachverhalte dar. Alleine in der chemischen Industrie gibt es damit keine wesentlichen Probleme. Sie ist aus historischen Gründen in den Gremien vertreten und somit in der glücklichen Lage, Veränderungen der Situation mit genügend langen Vorlaufzeiten erwarten zu können. Für die übrige Industrie trifft eher das Gegenteil zu. So kommt es in vielen Fällen zu einer Verlagerung von Arbeits- und Umweltschutzproblemen vom Hersteller auf den Anwender.

Bei der Festlegung von Grenzwerten kommen, aus der Sicht außenstehender Beobachter, zunehmend willkürliche Verfahrensveränderungen ins Spiel, z.B.:

Die in der TRGS 102 beschriebene Verfahrensweise mit der gleichgewichtig zu den anderen Kriterien aufgeführten „Heranziehung arbeitsmedizinischer Erfahrungen und toxikologischer Erkenntnisse" bei der Entscheidungsfindung scheint nicht mehr zu gelten. Die Begründung hierfür findet sich möglicherweise in der Antwort der Bundesregierung zur Großen Anfrage zum Thema „Krebsrisiko am Arbeitsplatz" (Bundesdrucksache 10/5767 vom 25.06.1986, S. 17), wonach „bei der Aufstellung von TRK-Werten die analytische Überwachbarkeit und das derzeitig technisch Erreichbare im Vordergrund stehen".

In Anbetracht dieser Verfahrensweise einer zunehmenden Abkehr vom Wirkungsbezug ergeben sich paradoxe Situationen. So erhält dann unter den von einer TRK-Wertfestsetzung betroffenen Herstellern verschiedener Zubereitungen eines bestimmten Arbeitsstoffes bzw. diesen Stoff emittierenden Erzeugnisse derjenige den niedrigsten TRK-Wert zugeordnet, der sich am erfolgreichsten um eine Minimierung der Emissionen bemüht hat.

Zur Zeit findet in bestimmten Bereichen der Industrie ein Lernprozeß mit dem Bemühen statt, diese Zusammenhänge zu begreifen. Es besteht die Einsicht, daß nicht nur der Umweltschutz zur Chefsache geworden ist, sondern auch bestimmte Bereiche des Arbeitsschutzes.

Für die betrieblichen Arbeitsschutzexperten, vielmehr jedoch für das Management und die Arbeitnehmervertreter, steht die Frage im Vordergrund, welche Gefahr tatsächlich von den krebserzeugenden Arbeitsstoffen ausgeht. Bezugsgröße ist häufig die Zahl berufsbedingter Krebstodesfälle, zu der es sehr unterschiedliche Schätzungen gibt. Als verläßliche Analyse gilt das Ergebnis von Doll u. Peto (1981), welche den Anteil berufsbedingter Krebserkrankungen an allen Krebstodesfällen der USA auf insgesamt 4% veranschlagten.

Durch die Fortschritte der Analytik wissen wir heute, daß wir in unserer privaten und beruflichen Umgebung mit einer Vielzahl erwiesener und verdächtigter Karzinogene in Kontakt stehen. Stichworte sind:

- chlorierte Dioxine und Furane,
- Nitrosamine,
- Formaldehyd,
- aktives und passives Rauchen.

Das Problem besteht häufig darin, die Wirkungen dieser Stoffe auf den Menschen nachzuweisen. Die dazu bestehenden widersprüchlichen Befunde werden auch bei der Meinungsbildung in wissenschaftlichen Gremien oft nicht nur nach sachlichen Gesichtspunkten gegeneinander abgewogen. Die Ergebnisse sind dann mehr oder weniger stark durch die Zusammensetzung dieser Gremien geprägt.

Ein weiteres Verständnisproblem für die Industrie in ihrem Verhältnis zu Reglementierungsabläufen läßt sich mit dem Stichwort „wissenschaftliche Monopolbildung" beschreiben. Es tritt insbesondere dann auf, wenn

- die Formulierung wissenschaftlicher Hypothesen,
- die Durchführung der experimentellen Forschung zur Überprüfung dieser Hypothese,
- die Bewertung der Ergebnisse dieser Forschung,
- die zusammenfassende Bewertung der auf dem betreffenden Wissensgebiet vorliegenden Erkenntnisse,
- die verschiedenen Stufen des Reglementierungsvorgangs auf der Basis dieser Bewertungen durchgängig von den gleichen Wissenschaftlern vorgenommen werden.

Es gilt mittlerweile als feststehende und akzeptierte Tatsache, daß mit dem experimentellen Konzept der maximal tolerablen Dosis (MTD) eine Vielzahl von Stoffen kanzerogene Eigenschaften zugesprochen werden müssen. Am deutlichsten wird die Kritik an dieser Teststrategie von Ames [1] formuliert. Aber auch Henschler weist immer wieder darauf hin, daß die ständige Ausweitung der im Abschnitt III der MAK-Werte-Liste erfaßten Stoffe die Glaubwürdigkeit des zugrundeliegenden Einstufungssystems erschüttern würde (z.B. Henschler 1985).

Umsetzung technischer Maßnahmen

Der vom Gesetzgeber beim Umgang mit gefährlichen Stoffen geforderten Ersatzstoffprüfung kommt bei krebserzeugenden Stoffen besondere Bedeutung zu. Die Bemühungen der Industrie auf diesem Gebiet bedürfen jedoch der Unterstützung durch ein realistisches Konzept von seiten des Gesetzgebers. Ein solches ist teilweise nicht erkennbar. Es zeichnet sich bereits jetzt ab, daß in naher Zukunft Ersatzstoffprüfungen für Ersatzstoffe fällig werden (z.B. auf dem Gebiet der faserförmigen Stäube).

Medizinischer Arbeitsschutz

Der medizinische Arbeitsschutz im Betrieb wird mehr oder weniger direkt durch die geschilderten Sachverhalte berührt. Eine Absenkung des Grenzwerts für einen erwiesenermaßen krebserzeugenden oder aus anderen Gründen mit einem TRK-Wert versehenen Stoff erweitert unmittelbar den Personenkreis, welcher arbeitsmedizinischen Vorsorgeuntersuchungen unterzogen werden muß. Beim vorherigen Umfang, welcher die stärker exponierten Belegschaftsangehörigen umfaßte, wußte der Betriebsarzt nach dem aktuellen Kenntnisstand häufig nicht, was er untersuchen bzw. wonach er fahnden sollte. Dies betrifft in stärkerem Maße den neu hinzugekommenen Personenkreis.

Der in unseren Großbetrieben praktisch ausschließlich anzutreffende „Normalfall" des betrieblichen Arbeitsschutzes wird durch eine gut funktionierende technische und medizinische Arbeitssicherheit geprägt. Wie muß nun, unter diesen Umständen, die Möglichkeit einer Einflußnahme auf das betriebsspezifische Krebsrisiko eingeschätzt werden?

1. Man kann nicht jeden Arbeitsplatz so gestalten, daß alle Beschäftigten dort eingesetzt werden können. Dies gilt für den Umgang mit Chemikalien und Stäuben genauso, wie für ergonomische Kriterien.

2. In einer unselektierten Belegschaft bleibt immer ein Kreis von Personen mit einem höheren Risiko bei bestimmten Expositionskonstellationen (Stoff und Art des Umgangs) übrig, weil
   - individuelle genetische Disposition und Konstitution,
   - bestimmte persönliche Merkmale (z.B. erworbene Veränderungen bei relevanten biologischen Funktionen),
   - bestimmte durch Lebensgewohnheiten bedingte Parallelmechanismen nicht ignoriert werden dürfen. Dies läßt sich zusätzlich mit den ethischen Grundlagen ärztlichen Handelns nicht vereinbaren.

3. Arbeitsmedizinische Vorsorgeuntersuchungen, insbesondere auch deren Intensivierung oder verkürzte Zwischenintervalle, sind derzeit zwar notwendige aber keine hinreichenden Maßnahmen für eine Krebsfrüherkennung. Dazu sind die Methoden noch zu unspezifisch. Eine gute Basis wird bei der ärztlichen Überwachung von gut zugänglichen Körperarealen gesehen (Haut, gewisse Schleimhautbezirke), was jedoch nur für einen Teil des Problemkreises möglich ist (z.B. Erkennung von Dysplasien der Nasenschleimhaut bei Holzstaubexponierten).

4. Das Biomonitoring zur Krebsfrüherkennung stellt prinzipiell ein vielversprechendes Methodenspektrum dar, führt jedoch bei betrieblichen Gruppen mit üblicherweise sehr niedrigen Prävalenzen von Krebsvorstufen bzw. von Krebs zu großen Problemen. Derzeit fehlt überwiegend der gesicherte Hintergrund für eine Interpretation der Befunde. Für das Beispiel der „DNA-Addukte" bedeutet dies:

- mangelnde Spezifität (mit allen für die fälschlicherweise von positiven Testergebnissen Betroffenen sich daraus ergebenden Konsequenzen).
- unbekannte Kinetik,
- unbekannte Reparaturmechanismen.

Die Zusammenhänge zwischen der analytischen Feststellung solcher Indikatoren und dem potentiellen Auftreten von Erkrankungen erscheint noch sehr unsicher. Derzeit muß man ihren praktischen Einsatz auf Risikogruppen beschränken.

Die Suche nach ursächlichen Zusammenhängen zwischen Krankheiten allgemeiner Art und beruflichen Tätigkeiten weist die höchste Effektivität bei Erkrankungen auf, welche sich gut diagnostizieren lassen, in der Gesamtbevölkerung nicht zu häufig bzw. in nach Ursachen differenzierbarer Häufigkeit vorkommen und einen erkennbaren zeitlichen Bezug zur Exposition aufweisen. Bei chronischen Erkrankungen, insbesondere bei Krebserkrankungen mit jahrzehntelangen Latenzintervallen zwischen Exposition und Diagnose, werden Erfolge zur Ausnahme. Zusätzlich vereitelt der genannte Zeitverzug in der Regel eine hinreichend genaue retrospektive Erfassung früherer Expositionskonstellationen. Dies hinterläßt bei allen an solchen Versuchen Beteiligten tiefe Gefühle der Unzufriedenheit.

Lösungsansätze

Der arbeitsmedizinische Aspekt dieser eher als Frage aufzufassenden Überschrift wurde bereits im letzten Abschnitt andiskutiert. Grundsätzlich muß jedoch in diesem Zusammenhang auf einen für die Arbeit des medizinischen Arbeitsschutzes typischen, für den Prozeß der Risikoerkennung jedoch als Störgröße wirkenden Sachverhalt hingewiesen werden:

1. Das werkärztliche Handeln orientiert sich primär an der Prävention, d.h. der Vermeidung gesundheitlicher Gefährdungen. Bei Erkennung bzw. Vermutung betrieblicher Gefahrenquellen erfolgt in der Regel sofort eine Intervention im Sinne einer pragmatischen Lösung. Diese wird meist im engeren Kreis entwickelt und umgesetzt. Der gesamte Sachverhalt wird somit meist nur von wenigen Eingeweihten überblickt und bleibt einer Dokumentation entzogen.

2. Unabhängig von solchen Einzelaktionen vor Ort gibt es in vielen Großbetrieben feste Institutionen, welche sich im Rahmen ihrer Aufgaben mit systematischen und unternehmensübergreifenden Lösungen für bestimmte Arbeitsschutzaufgaben auf interdisziplinärer Basis befassen. Bei der VW AG ist dies der Arbeitskreis „Sicherheitschemie und Arbeitsmedizin", welcher als unternehmensweit am höchsten angesiedeltes Arbeitsschutzgremium agiert.

   Auf wissenschaftlicher Basis beschäftigt sich die Epidemiologie mit der Suche nach Korrelationen zwischen Exposition und Krankheit. Von großen epidemiologischen Studien ist wohl keine Aufklärung von Zusammenhangsfragen bei wirkungsschwachen und/oder niedrigdosierten Kanzerogenen zu erwarten, weil

- Epidemiologen meist nur bereits bekannte Risiken untersuchen (dies ist
  eine vielgehörte Klage aus epidemiologischen Fachkreisen),
- zum multifaktoriellen Expositionsgeschehen nur selten adäquate Daten verfügbar sind,
- jede experimentelle Methode der Risikoerkennung versagen muß, wenn die
  Höhe des zu untersuchenden Risikos mit dem methodenbedingten „Unter-
  grund" kollidiert bzw. in ihm verschwindet.
- Auch von der sog. Metaanalyse sind keine besseren Ergebnisse zu erwarten, weil die für das Krankheitsgeschehen oft relevanten Teilgruppen mit
  ihren typischen Expositionskonstellationen bei der Zusammenfassung nicht
  zur Ausprägung kommen können.

3. Für die sogenannte betriebliche Epidemiologie bestehen prinzipiell die gleichen Probleme hinsichtlich der erforderlichen Quantifizierung der Expositionsparameter, Confounder und Störgrößen. Es bestehen jedoch mit Wahrscheinlichkeit bessere Chancen für sinnvolle Lösungsansätze als bei betriebs-
   übergreifenden Studienpopulationen.

Die Situation im Vorfeld der Herstellung von Korrelationen im beschriebenen
Sinn umfaßt das Erkennen von Einzelfällen, systematische oder zufällige Beobachtungen und andere Zusammenhangdetails. Diese einzelnen Marker und
Einflußfaktoren sind, wie bereits ausgeführt, bei der Aufklärung von Krebserkrankungen nur wenig effektiv. Was für die allgemeine Gesundheitsvorsorge
und -förderung funktionieren kann, versagt in aller Regel bei Krebs (sofern
man davon absieht, daß der Aufrechterhaltung und Förderung guter gesundheitlicher, psychischer, hygienischer und sozialer Umgebungsbedingungen generell ein protektiver Effekt zukommt). Wesentliche Einzelfaktoren sind:
- Krebsbedingte Berufskrankheitsfälle bekommt der Werksarzt nur selten zu
  sehen. Meist bedeutet die Äußerung eines im nachhinein bestätigten Ver-
  dachts, daß der Betroffene sofort einer intensiven Diagnostik mit allen sich
  daraus ergebenden Konsequenzen zugeführt wird und im Betrieb nicht
  mehr auftaucht.
- Die in der aktiven Belegschaft vorkommenden Krebsfälle stellen quantitativ nur den kleineren Teil des Problems dar.
- Sofern der Werkarzt nicht über zusätzliche Informationen verfügt, muß er –
  und mit ihm andere – zu dem Schluß kommen, daß berufsbedingte Krebserkrankungen, quantitativ gesehen, nur ein nachrangiges Problem darstellen.

Einsichtsmöglichkeiten eröffnen die Daten der Betriebskrankenkassen, sofern sie
zugänglich gemacht werden können. Ohne eine Abgleichung der dort registrierten
Krankheiten mit den amtlichen Sterbediagnosen und mit Klinkdaten sind jedoch
Unsicherheiten zu erwarten.
Auch eine Verfügbarkeit dieser Daten führt nicht an der Forderung vorbei, daß
Vergleichsdaten verfügbar sein müssen. Interne Kontrollen sind zwar ein probates
Mittel, jedoch im Falle unzulänglicher Kollektivgrößen und bei Kohortenstudien
mit deutlich zurückverlegtem Ausgangspunkt häufig nicht ausreichend.

Die derzeit hinsichtlich der Aufklärung von Zusammenhangsfragen bei berufsbedingten Erkrankungen bestehenden Unzulänglichkeiten hängen nicht mit feh-
lendem guten Willen des Managements oder anderer betrieblicher Strukturen zusammen. Es fehlen einfach die Voraussetzungen. Somit führt kein Weg an der
Einrichtung regionaler, bevölkerungsbezogener Krebsregister (Inzidenz und Mortalität) vorbei. Dabei muß die Möglichkeit der Zusammenführung dieser Daten
mit betrieblichen und Krankenkassendaten vor einer Anonymisierung dieses Materials für die Auswertung ausdrücklich gefordert werden.

Zusammenfassung

Derzeit aktuelle Schwerpunkte bei der Einschätzung beruflich bedingter kanzerogener Risiken liegen, wenn man letztere von der Risikointensität und vom Umfang des Kreises der Exponierten her betrachtet, auf den Gebieten

- Ersatzfasern für Asbest und
- polyzyklische aromatische Kohlenwasserstoffe.

Die Nitrosamine lassen sich hinsichtlich ihrer Bedeutung derzeit nur schwer ein-
ordnen, weil praktisch kaum Erkenntnisse für die Wirkungen beim Menschen
vorliegen.

Die Handlungsmöglichkeiten in der Industrie konzentrieren sich auf technische
Maßnahmen zur Vermeidung bzw. Verminderung der Exposition. Dazu sind jedoch realistische Vorgaben von seiten der Reglementierungs- und Überwachungs-
behörden erforderlich. Forderungen nach einem Nullrisiko oder nach Grenzwerten
entsprechen einem nicht definierten Vorsorgeprinzip können nicht als solche angesehen werden. Bei beiden fehlt eine Orientierung nach dem Prinzip einer wie
auch immer zu definierenden Wirkung. So ist Nullrisiko an die zeitlich veränder-
liche Festlegung der Nachweisgrenze analytischer Verfahren gekoppelt und nicht
in absoluter Form definierbar.

Die Forderung nach klaren Vorgaben betrifft weiterhin folgende Problemge-
biete:

- Definierung von Maßnahmen und Möglichkeiten der Erkennung und Vermeidung von Krebsrisiken;
- Entwicklung realistischer Methoden für die Einschätzung des Risikos im kon-
  kreten Fall;
- Ausdiskutieren wissenschaftlich kontrovers eingeschätzter Sachverhalte vor
  deren Einbeziehung in die Reglementierung;
- Schaffung klarer Vorgaben für die Entwicklung von Ersatzstoffen.

Literatur

1. Ames BM (1989) Chemicals, cancers, causalities and cautions. Chemtech, October
   1989, pp 590–598

Vorstellungen zum arbeitsmedizinischen Beanspruchungsmonitoring

J. Lewalter und L. W. Miksche

Mit der Einhaltung arbeitsmedizinisch-toxikologisch begründeter Toleranz- und Grenzwerte bzw. technischer Richtkonzentrationen der Arbeitsstoffe in der Luft und mit regelmäßigen arbeitsmedizinischen Vorsorgeuntersuchungen wird eine lebenslange Prävention von arbeitsstoffbedingten adversen Beanspruchungen angestrebt. In diesem Vorsorgekonzept bleibt der Beitrag des derzeitigen Biomonitoring (BM) wegen der Orientierung auf die (den Expositionsdaten korrelierten) biologischen Arbeitsstoffdosen in den Körperflüssigkeiten vorzugsweise auf eine retrospektive Erfassung von Metall- und Lösemittelbelastungen begrenzt, die derzeit an statistisch ermittelten Toleranzwerten bewertet werden.

Für human- und tierkanzerogene und teratogene Stoffe werden bisher aus wissenschaftlichen Gründen keine Toleranzwerte vergeben. In epidemiologischen und tierexperimentellen Untersuchungen konnte auch für einige dieser Stoffbelastungen die Gültigkeit eines Dosis-Wirkungs-Prinzips und Hinweise auf Schwellendosen nachgewiesen werden [16, 17, 35]. Damit werden die zur Zeit vorherrschenden „Wahrscheinlichkeitsprämissen" adverser Ereignisse in der Risikoprophylaxe (z.B One-hit-Theorie) für den praktischen Gesundheitsschutz z.T. relativiert.

Individuelle Stoffwechselstudien lieferten die Erkenntnis, daß die Aufnahme vergleichbarer Arbeitsstoffmengen interindividuell zu unterschiedlichen biologischen Effekten führen kann [12, 21, 33, 34, 36]. Mit Hilfe eines Beanspruchungsmonitorings erscheint eine differenziertere Erfassung und Bewertung individueller Dosis-Wirkungs-Zusammenhänge möglich [4, 20, 34]. Dies eröffnet neue Aspekte für das arbeitsmedizinische Präventionskonzept.

Insbesondere die Messung von Arbeitsstoffkonjugaten an körpereigenen Makromolekülen wie Proteinen (Hb, HSA, Globin) und Desoxyribonucleinsäuren (DNA) liefert hier zusätzliche Ansätze zur differenzierten Bewertung individueller Dosis-Wirkungseffekte. Die Differenzierung der Konjugatbildung für Einzelpersonen erlaubt unter Miterfassung von Art und Umfang der am Arbeitsstoffstoffwechsel beteiligten Reaktionskinetiken und metabolischen Aktivierungsraten, die Vielfalt der Enzymmuster und Synergismen mit Begleitstoffen und deren Stoffwechselprodukten im Einzelfall zu bewerten. Um dem Präventionsgedanken Rechnung zu tragen, könnten bereits im Vorfeld entsprechender Expositionen mögliche Dispositionen zu biologischen Beanspruchungen durch Konjugatbildungen vorsorglich u.a. an Hand der Bestimmung der beteiligten Enzymaktivitäten geprüft werden.

Ein an der individuellen Stoffwechselleistung orientiertes Biomonitoring liefert hierbei die Möglichkeit, unabhängig von speziestypischen „toxikologischen Erfahrungen", frühzeitig Arbeitsstoffbelastungen zu erkennen, die zu biologischen Beanspruchungseffekten führen könnten. Mit dem Nachweis solcher Zusammenhänge würden die bisher meist empirischen arbeitsmedizinisch-toxikologischen Bewertungen individueller Arbeitsstoffbelastungen und -beanspruchungen auch wissenschaftlich begründbar.

Grenzen des Biomonitoring von Arbeitsstoffbelastungen

Im Gegensatz zum „ambient monitoring" erfaßt das „biological monitoring" die individuelle Gesamtkörperbelastung durch einwirkende Arbeitsstoffe. Dabei wird erwartet, daß sich durch Messung von Arbeitsstoffkonzentrationen im jeweiligen Organismus die expositionsbedingten Gesundheitsrisiken besser abschätzen lassen. Inzwischen werden selbst für TRK-Stoffe aus den Korrelationsdaten zwischen äußeren und inneren Belastungen sogenannte TRK-analoge, biologische „Expositionsäquivalente krebserzeugender Arbeitsstoffe" formuliert (EKA-Werte, [13, 19]. Dieses EKA-Wertekonzept berücksichtigt jedoch bisher i. allg. die individuellen Stoffwechselphänomene, wie Polymorphismus, Synergismus, Induktionen u.a., quasi nur indirekt über eine statistisch ermittelte Begrenzung der Belastungsdosis in den Körperflüssigkeiten.

Die grundlegende Bedeutung beanspruchungsrelevanter Stoffwechselphänomene ist umfangreich belegt worden. So beeinflußt beim Cr-VI-Umgang beispielsweise die individuelle Plasmareduktionskapazität die Höhe der Chromverteilung in den Kompartimenten entscheidend. Mit der Bewertung der Cr-Ausscheidung im Urin waren deshalb die kritischeren intrazellulären Cr-Konzentrationen nicht zu erfassen. Dieses gelang erst mit der zusätzlichen Erfassung der erythrozytären Chrombelastung [18, 22]. Ähnliche Beobachtungen wurden auch beim Aminoaromatenumgang mit dem Nachweis individueller Abhängigkeiten der erythrozytären Hb- bzw. Globinkonjugatbildung vom jeweiligen Acetyliererstatus, der G6P-DH-Aktivität u.a. gemacht [21, 41].

Schließlich ist auch auf Konsequenzen hinzuweisen, in die das Belastungsbiomonitoring im Gegensatz zum Beanspruchungsmonitoring bei unsachgemäßer Anwendung zu geraten droht. Nach der Gefahrstoffverordnung ist jeder Umgang mit krebserzeugenden Stoffen der Gruppe I Anhang II auszuschließen, der zu einer Exposition führen könnte. Es wird empfohlen, mit Hilfe des Biomonitorings die Wirksamkeit individueller und technischer Arbeitsschutzmaßnahmen zur Unterbindung nachweisbarer Belastungen durch diese Stoffe zu überprüfen (GefStoffV, 1989, Anhang II). Mit zunehmender Meßempfindlichkeit des Biomonitoring erreicht dieses Vorsorgeprinzip jedoch inzwischen Grenzbereiche, in denen Spuren biologischer Stoffbelastungen noch nachweisbar sind, ohne daß eine gesundheitliche Relevanz unterstellt werden darf [6, 23, 39].

Diese Grenzen des (zudem vorzugsweise auf der Gruppenbasis bewerteten) Belastungsbiomonitoring sollten mit der Einbindung individueller Parameter überwunden werden, die durch Berücksichtigung spezifischer Anlagen wie Polymorphismus u.a. dem Präventionsanspruch auch gerecht werden.

Möglichkeiten eines arbeitsmedizinischen Beanspruchungsmonitorings

Der Organismus wird häufig nicht durch den Arbeitsstoff selbst, sondern durch seine Metaboliten bzw. durch Reaktionsprodukte mit körpereigenen Stoffen beansprucht. Zu nennen wären hier Arbeitsstoffkonjugate mit Makromolekülen wie Proteinen und Nucleinsäuren [8, 14, 29, 32, 43] sowie Induktionen des Immunsystems [11, 28]. Das Ausmaß beider Mechanismen ist von Art und Umfang der beteiligten Reaktionskinetiken und metabolischen Aktivierungsraten abhängig, wird also von der Vielfalt der individuellen Enzymmuster bzw. der Synergismen mit Begleitstoffen und deren Stoffwechselprodukten geprägt. Zur Risikobeurteilung ist hierbei allerdings noch stärker zu differenzieren: so führen beispielsweise nicht alle DNA-Konjugate per se zu genotoxischen Effekten, sondern nur ganz spezifische Basenpositionen, und auch nur dann, wenn sie nicht vor Erreichen der Reduplikationsphase der DNA repariert werden können [2, 7, 15, 30, 37, 43]. Dafür ein typisches Beispiel: Bei den Beschäftigten einer Hydrazinproduktion wurde bei Einhaltung des TRK-Wertes gegenüber den Normwerten Unbelasteter keine veränderten O^6- und N-7-Methyl-Guanin-Werte der lymphozytären DNA beobachtet, obwohl geringe Hydrazinbelastungen in ihren Blut- und Urinproben nachzuweisen waren [1, 3, 5, 26]. Bei den Aminoaromaten-Belastungen wird der Umfang der Aminkonjugation aus Hb bzw. Globin im Erythrozyten weniger von der aktuellen Aminoaromaten-Konzentration bestimmt, sondern überwiegend von der Aktivität der beteiligten N-Acetyl-Transferasen [20, 21, 34].

Die Proteinkonjugate können also, zumindest bei enzymaktivierten Konjugatbildungen, wie beispielsweise für Anilin, als Beanspruchungsparameter angesehen werden.

Im Gegensatz zu akuten, z.B. unfallmäßigen Expositionen sind die individuellen Enzympolymorphismen allerdings bei chronischen Spurenbelastungen nur bedingt an der kumulierenden Konjugatbildung zu erkennen, wie an Hand der 4-Aminodiphenyl-Hb-Konjugatkonzentrationen von Rauchern und Nichtrauchern gezeigt werden konnte [23, 40]. Trotz deutlicher Hinweise ist derzeit noch unklar, in welchem Umfang auch manche allergischen Ereignisse mit der reduzierten N-Acetyl-Transferaseaktivität bzw. der verminderten Plasmareduktionskapazität verknüpft sind [26].

Cr(VI)-bedingte Sensibilisierungen werden überwiegend bei Personen mit schwacher Plasmareduktionskapazität und meist stark erniedrigten Ascorbinsäurespiegeln im Serum beobachtet. Die dabei signifikant erhöhten Cr-Proteinbindungen dürften für die dermalen wie humoralen Cr(VI)-Effekte verantwortlich sein [24, 25].

Der im enzymkatalysierten Arbeitsstoffstoffwechsel an der Adduktbildung erkennbare Beanspruchungsumfang könnte im Prinzip auch an Hand der Aktivität bzw. der Hemmung der beteiligten Enzyme abgeschätzt werden. So könnte eine individuelle Disposition zur Protein- bzw. DNA-Adduktbildung bereits vor der ersten Arbeitsstoffbelastung durch Bestimmung der an der (möglichen) Konjugatbildung beteiligten enzymatischen und immunologischen Aktivitäten, wie der N-Acetyl- und Glutathiontransferasen, der Cytochromperoxidasen, der Lymphozytensubpopulationen u.a. abgeschätzt werden [26, 28, 36]. In diesem Sinne sind beispielsweise die Bestimmungen der G-6-PDH, N-Acetyl- und Glutathiontransferasen, sowie der Cytochromperoxidasen, evtl. auch der Immunoglobuline im Rahmen der Erstuntersuchung zu empfehlen [21, 36].

Dabei ist zu berücksichtigen, daß biologische Arbeitsstoffeffekte nicht ausschließlich von Enzymaktivitäten, sondern von Synergismen mit anderen, auch nahrungsbedingten Einflüssen ausgelöst bzw. verstärkt werden können. So wird im Fall der Chrom-VI-Belastung der jeweilige Chrom-VI-Stoffwechsel wesentlich vom individuell vorhandenen Ascorbinsäure-, Glutathion- und Glutathiondisulfidspiegel geprägt. Der für den Menschen essentielle Ascorbinsäurebedarf muß aber über die Nahrung sichergestellt werden. Es besteht Anlaß zu der Vermutung, daß der beim Chrom-VI-Umgang anzutreffende erythrozytäre Chromgehalt entscheidend durch Ascorbinsäuredefizite beeinflußt wird, die aus dem Stoffwechsel, dem Nahrungsangebot oder dem Synergismus mit anderen Substraten resultieren [24, 42]. Diese summarisch skizzierten Phänomene individueller Arbeitsstoffbeanspruchungen wurden aus einer Vielzahl von Einzelfallbeobachtungen abgeleitet. Sie unterstreichen den spezifischen Forschungsbedarf mit Blick auf die bisher in der arbeitsmedizinischen Prävention zu wenig beachtete individuelle Disposition.

Folgerungen

Die in der Tiertoxikologie diskutierten Dosis-Wirkungs-Beziehungen betreffen genetisch homogen-gezüchtete Gruppen. In der heterogenen menschlichen Gesellschaft sind familiäre Häufungen gewisser Krebsrisiken durchaus bekannt, die sich in vielen Fällen auch genetisch begründen lassen.

Als Beispiel aus der Arbeitsmedizin sei die Beobachtung angeführt, daß trotz vergleichbarer äußerer Bedingungen immer nur ein Teil der mit einem bestimmten Stoff Belasteten auch tatsächlich erkrankte.

Unter den Blasentumorpatienten, die im Berufsleben beispielsweise hohen Benzidinbelastungen ausgesetzt waren, sind überproportional viele „langsame Acetylierer" vertreten. Dieser Phänotyp beruht auf einem genetisch bedingten Polymorphismus für die Expression der N-Acetyltransferasen, die aromatische Amine acetylieren und damit inaktivieren können.

Die Beziehung zwischen einer möglichen Kanzerogenese und entsprechenden Arbeitsstoffbelastung kann in Abhängigkeit vom individuellen Polymorphismus über 2 sigmoide Bereiche der Dosis-Wirkungs-Beziehungen abgeschätzt werden [31].

Im ersten Bereich reagieren bereits die empfindlichen Individuen, während für die weniger Empfindlichen erst höhere Belastungen wirksam werden. Realistisch sind jedoch Situationen, in denen die Empfindlichkeit sowohl polygenetisch wie auch durch die Lebensumstände bestimmt wird. Dies führt in der Dosis-Wirkungs-Beziehung zu einer generellen Abflachung des Kurvenverlaufs mit einer Verwischung der Zweigipfeligkeit, die im Extremfall in eine lineare Beziehung übergehen kann [31].

Zusammenfassung und Konsequenzen

Im derzeitigen Biomonitoring wird die innere Arbeitsstoff-Belastung in repräsentativen Kompartimenten ermittelt, die allerdings die aktuell wirksame Arbeitsstoffdosis in den jeweiligen Zielorganen nur bedingt reflektieren kann. Mit dem Nachweis von DNA- und Proteinkonjugaten sowie von den mit der Konjugatbildung verbundenen enzymatischen und immunologischen Effekten werden quasi alle mit der Belastung durch aktive bzw. metabolisch aktivierbare Arbeitsstoffe und deren Gemische verbundenen Stoffwechselbeanspruchungen für das jeweilige Individuum differenziert. Bei chronischen oder zurückliegenden Belastungssituationen sind Art und Umfang der Protein- und DNA-Konjugate als Folge ihrer natürlichen Halbwertszeiten und den damit verbundenen Kumulationsraten i.allg. nur bedingt den aktuellen Arbeitsstoffkonzentrationen in der Arbeitsplatzluft bzw. den Substratkonzentrationen in den Körperflüssigkeiten zuzuordnen. Demgegenüber sind sie den biologischen Beanspruchungseffekten signifikanter zu korrelieren. Dem Arbeitsmediziner liefern diese Enzym-Konjugat-Wechselwirkungen darüberhinaus wertvolle diagnostische Einblicke in das persönliche Dispositionsprofil. Die Einbeziehung des individuellen Stoffwechselgeschehens und des Enzym-Polymorphismus in das arbeitsmedizinische Vorsorgekonzept ist als entscheidender Schritt in Richtung einer konsequenten Primärprävention anzusehen, insbesondere auch im Vorfeld von Arbeitsstoffexpositionen, die zur Konjugatbildung führen können. Mit der Bewertung der individuellen Konjugatbildungstendenz wird, zumindest für reaktive bzw. metabolisch aktivierbare Arbeitsstoffe, eine an der individuellen Stoffwechselleistung orientierte, biologische Beanspruchungsbewertung angestrebt.

Durch die Miterfassung von Art und Umfang der beteiligten Reaktionskinetiken und metabolischen Aktivierungsraten wird die Vielfalt der individuell wirksamen Enzymmuster bzw. Synergismen mit Begleitstoffen und deren Stoffwechselprodukten berücksichtigt.

Zusammenfassend ist festzustellen, daß das Konzept eines an der jeweiligen Stoffwechselleistung orientierten Beanspruchungsmonitorings (Kompartiment-, Konjugat-, Polymorphismus- und Immunstatusmonitoring) bereits im Vorfeld eines gesundheitsrelevanten Ereignisses individuelle Präventionsmaßnahmen ermöglicht, ohne auf molekularbiologische Untersuchungsmethoden zurückgreifen zu müssen, unabhängig von speziestypischen „toxikologischen Erfahrungen" [10, 43]. Dem Belastungs-BM verbleibt dabei die Dokumentation der Wirksamkeit des praktizierten Arbeitsschutzes. Die Evaluierung biologischer Toleranzwerte für kanzerogene Arbeitsstoffe sollte sich, vornehmlich am Spektrum der „individuellen Stoffwechselleistung" orientieren.

An MAK- bzw. TRK-Wert-kontrollierten Arbeitsplätzen können mit einem individuellen Beanspruchungsmonitoring die den Expositionsdaten korrelierten Toleranzwerte biologischer Arbeitsstoff-Dosen in den Körperflüssigkeiten (z.B. die BAT- bzw. EKA-Werte) durch die an den individuellen Normgrenzen orientierte Bewertung der korrespondierenden Konjugat- und Enzym-Aktivitäten in den Körperzellen zumindest ergänzt werden. Diese Überlegungen implizieren schließlich auch einen arbeitsmedizinischen, über die tiertoxikologischen Erfahrungen hinausgehenden Zugang zur Evaluierung wissenschaftlich begründeter biologischer Toleranzwerte.

Literatur

1. Becker AR, Barrows LR, Shank RC (1981) Methylation of liver DNA guanine in hydrazine hepatotoxicity: dose-response and kinetic characteristics of 7-methyl-guanine and O^6-methyl-guanine formation and persistence in rats. Carcinogenesis 2:1181–1188
2. Beland FA, Kadlubar FF (1985) Formation and persistence of arylamine DNA adducts in vivo. Environm Health Perspect 62:19–30
3. Blair IA, Tinoco RM, Brodie MJ, Clare RA, Dollery CT, Timbrell JA, Beever IA (1985) Plasma hydrazine concentrations in man after isoniazid and hydralazine administration. Hum Toxicol 4:195–202
4. Bolt HM, Neumann H-G, Lewalter J (1985) Zur Problematik von BAT-Werten für aromatische Amine. Arbeitsmed Sozialmed Präventivmed 20:197–201
5. Bosan WS, Shank RC, Mac Ewen JD, Gaworski CL, Newberne PM (1987) Methylation of DNA guanine during the course of induction of liver cancer in hamsters by hydrazine or dimethylnitrosamine. Carcinogenesis 8:439–444
6. Bryant MS, Skipper PL, Tannenbaum SR, Maclure M (1987) Hemoglobin adducts of 4-aminobiphenyl in smokers and nonsmokers. Cancer Res 47:602–608
7. Doerjer G, Bedell MA, Oesch F (1984) DNA adducts and their biological relevance. In: Obe G (ed) Mutations in man. Springer, Berlin Heidelberg New York Tokyo, pp 20–34
8. Farmer PB, Neumann H-G, Henschler D (1987) Estimation of exposure of man to substances reacting covalently with macromolecules. Arch Toxicol 60:251–260
9. Gefahrstoff-Verordnung vom 26.08.1986, BGBl I. Deutscher Bundes-Verlag, Bonn, S 1470
10. Grundmann E (1988) Tumorprävention – Wege und Wirklichkeit. Dtsch Krebsges 3:22–31
11. Hadden JW (1987) Immunorestoration in secondary immunodeficiency. In: Berlin A, Dean J, Draper MH, Smith EMB, Spreafica F (eds) Immunotoxicology. Martinus Nijhoff, Dordrecht Boston Lancaster, pp 104–124
12. Hanssen H-P, Agarwal DP, Goedde HW, Bucher H, Huland H, Brachmann W, Ovenbeck R (1985) Association of N-acetyltranferase polymorphism and environmental factors with bladder carcinogenesis. Env Urol 11:263–266
13. Henschler D (1987) (Hrsg) Maximale Arbeitsplatzkonzentrationen und Biologische Arbeitsstofftoleranzwerte, Mitteilung XXIII der Senatskommission zur Prüfung gesundheitsschädlicher Arbeitsstoffe der DFG. VCH, Weinheim
14. Henschler D (1987) Risk assessment and evaluation of chemical carcinogens – Present and future strategies. J Cancer Res Clin Oncol 113:1–7
15. Jeffrey AM (1985) DNA modification by chemical carcinogens. Pharmacol Ther 28:237–272
16. Kiesselbach N, Lange HJ (1977) Bayer-ACN-Studie. Haefner, Heidelberg

17. Korallus U, Lange HJ, Neiss A, Wüstefeld E, Zwingers T (1982) Zusammenhänge zwischen Sanierungsmaßnahmen und Bronchialkarzinommortalität in der chromatherstellenden Industrie. Arbeitsmed Sozialmed Präventivmed 17:159–167
18. Korallus U, Harzdorf C, Lewalter J (1984) Experimental bases for ascorbic acid therapy of poisoning by hexavalent chromium compounds. Int Arch Occup Environ Health 53:247–256
19. Lehnert G (1980) Biologische Arbeitsstofftoleranzwerte: Ein Konzept zur Individualprävention bei Exposition gegenüber gesundheitsschädlichen Arbeitsstoffen. Arbeitsmed Sozialmed Präventivmed 15:266–270
20. Lewalter J (1985) Neue methodische Ansätze in der biologischen Überwachung Arbeitsstoff-Exponierter. In: Bolt HM, Piekarski C, Rutenfranz J (Hrsg) Verh Dtsch Ges Arbeitsmed, 1985. Gentner, Stuttgart, S 151–166
21. Lewalter J, Korallus U (1985) Blood protein conjugates and acetylation of aromatic amines: New findings on biological monitoring. Int Arch Occup Environ Health 56:179–196
22. Lewalter J, Korallus U, Harzdorf C, Weidemann H (1985) Chromium bond detection in isolated erythrocytes: a new principle of biological monitoring of exposure to hexavalent chromium. Int Arch Occup Environ Health 55:305–318
23. Lewalter J, Korallus U (1988a) Zur Bedeutung des Enzympolymorphismus für die biologische Arbeitsstoffüberwachung. In: Baumgartner E, Brenner W, Dierich MP, Rutenfranz J (Hrsg) Verh Österr Dtsch Ges Arbeitmed. Gentner, Stuttgart S 489–493
24. Lewalter J, Korallus U (1988b) Zur Bedeutung von Ascorbinsäure und Glutathion für den Chromat-Stoffwechsel beim Menschen. In: Baumgartner E, Brenner W, Dierich MP, Rutenfranz J (Hrsg) Verh Österr Dtsch Ges Arbeitmed. Gentner, Stuttgart, S 327–333
25. Lewalter J, Korallus U (1989) The significance of ascorbic acid and glutathione for chromate metabolism in man. J Toxicol Environm Chem 24:25–33
26. Lewalter J, Alt E (unveröff.) IgE-PRIST- und IgE-RAST-Monitoring von Personen mit Amino- und Nitroaromaten- sowie Chromat-Umgang (1983–1988)
27. Lewalter J (unveröff.) Arbeitsmedizinisches Biomonitoring von Hydrazin-Beschäftigten (1986–1988)
28. Luster MI, Hong LH, Tucker AN, Pung O, Boorman GA (1987) Immunosuppressive effects of benzidine in BCF mice. In: Berlin A, Dean J, Draper MH, Smith EMB, Spreafico F (eds) Immunotoxicology. Martinus Nijhoff, Dordrecht Boston Lancaster, pp 279–292
29. Lutz WK (1986) Quantitative evaluation of DNA binding data for risk estimation and for classification of direct and indirect carcinogens. J Cancer Res Clin Oncol 112:85–91
30. Lutz WK (1984) Structural characteristics of compounds that can be activated to chemically reactive metabolites: use for a predicition of a carcinogenic potential. Arch Toxicol [Suppl] 7:194–207
31. Lutz WK (1990) Dosis-Wirkungs-Beziehungen in der chemischen Kanzerogenese. Öff Gesundheitswes 52:12–15
32. Mahaffey KR, Doss MO, Friberg LT, Hatch MC, Henschler D, Kilburn KH, Kimbrough RD, Schwenk M, Terracini B, Wedeen RP (1987) Human health effects. In: Fowler BA (ed) Mechanisms of cell injury: implications for human health. Wiley & Sons, Chichester New York Brisbane, pp 431–449
33. Nebert DW (1980) Human genetic variation in the enzymes of detoxication, In: Jakoby WB (ed) Enzymatic basis of detoxication, vol I. Academic Press, Orlando, pp 25–68
34. Neumann H-G (1988) Biomonitoring of aromatic amines and alkylating agents by measuring hemoglobin adducts. Int Arch Occup Environ Health 60:151–155
35. Purchase IFH, Kalinowski AE, Ishmael J, Wilson J, Gore CW, Chart IS (1981) Lifetime carcinogenicity study of 1- and 2- naphthylamine in dogs. Br J Cancer 44:892 901

36. Roots I (1982) Genetische Ursachen für die Variabilität der Wirkungen und Nebenwirkungen von Arzneimitteln. Internist 23:601–609
37. Swenberg JA, Richardson FC, Boucheron JA, Dyroff MC (1985) Relationships between DNA adduct formation and carcinogenesis. Environm Health Perspect 62:177–183
38. Tanigawa T, Araki S, Ishizu S, Morita T, Okazaki H, Minato N (1990) Natural killer cell activity in worker exposed to benzidine and β-naphthylamine. Br Ind Med 47:338–341
39. Tannenbaum SR, Bryant MS, Skipper PL, Maclure M (1986) Hemoglobin adducts of tobacco-related aromatic amines: application to molecular epidemiology. Banbury Rep 23:63–75
40. Vineis P, Caporaso N, Tannenbaum SR, Skipper PL, Glogowski J, Bartsch H, Coda M, Talaska G, Kadlubar F (1990) Acetylation phenotype, carcinogen-hemoglobin adducts and cigarette smoking. Cancer Res 50:3002–3004
41. Weber WW, Hein DW (1985) N-Acetyation pharmacogenetics. Pharmacological Rev 37:25–79
42. Wiegand HJ, Bolt HM (1988) Individuelle Unterschiede in der Entgiftung von Chromaten: Mögliche Mechanismen. In: Baumgartner E, Brenner W, Dierich MP, Rutenfranz J (Hrsg) Verh Österr Dtsch Ges Arbeitmed. Gentner, Stuttgart, S 335–337
43. Wogan GN, Govelick NJ (1985) Chemical and biochemical dosimetry of exposure to genotoxic chemicals. Environm Health Perspect 62:5–18

Lösung arbeitsmedizinischer Probleme durch Betriebe und Universitäten – Beispiel Vinylchlorid

H. Heberer, J. Angerer, F. Oesch und S. Klein

Einleitung

Nachdem VC etwa 50 Jahre lang in verschiedenen Ländern großtechnisch synthetisiert und fast ausschließlich zu Polyvinylchlorid weiterverarbeitet wurde, kam der Kunststoff in wachsendem Ausmaß aus 3 Gründen in Mißkredit:

- kanzerogene Wirkung des VC-Monomers auf den Menschen,
- erhebliche Toxizität der Pyrolyseprodukte bei thermooxidativer Entsorgung,
- nachteiliger Einfluß auf die Recyclingprozesse im Gemisch mit anderen Kunststoffen.

Objektiv sind jedoch die Gebrauchseigenschaften – verglichen mit den relativen Herstellungskosten – so überragend, daß an eine Einstellung der Produktion weltweit nicht gedacht wird. Hinzu kommt, daß in der Produktion von starkwandigen Abwasserrohren ein neues – unerschöpfliches – Einsatzgebiet für Recycling-PVC gefunden worden ist, das eine „Renovierung des lädierten PVC-Images" zumindest in der BRD verspricht [20].

Ungeachtet dessen bestehen erhebliche gentoxische Gefährdungsmöglichkeiten in erster Linie für Arbeiter, die im Herstellungs- und Verarbeitungsprozess des VCM integriert sind. Während in jüngsten epidemiologischen Untersuchungen VC als Multiorgankanzerogen ohne spezifische Tendenz zur Ausbildung des Leberangiosarkoms befunden wurde [49], stellten Wu et al. [61] eine dosisabhängige kanzerogene Wirkung nur hinsichtlich der Ausbildung des Angiosarkoms fest.

In einer Auswertung von 20 epidemiologischen Studien zur Inzidenz des Angiosarkoms wurde auch die Validität des 10^{-6}-Lebenszeitrisikos des Menschen kritisch eingeschätzt [42]. Dieser Wert, der bei 100 ppb liegend angenommen wird, wurde nach Anwendung mathematischer Modelle auf tierexperimentelle Datensätze sehr viel geringer ($3{,}7 \times 10^{-7}$), aber auch sehr viel höher (> 1000 ppb) eingeschätzt. Aus epidemiologischen Untersuchungen an Populationen in der Nachbarschaft von VC-Produktionsstätten geht jedoch die höhere Plausibilität des erwähnten 100-ppb-Wertes hervor.

Die Unsicherheit dieses Wertes resultiert, abgesehen von den generellen Schwierigkeiten, die beim Einsatz mathematischer Modelle bei der Ableitung von Niedrigrisikogrenzwerten auftreten, aus dem Fehlen quantitativer Daten der äußeren und inneren Belastung und noxenbedingten toxikokinetischen Besonderheiten bzw. Erkenntnislücken:

- Wegen der hohen durchschnittlichen Latenzzeit (die zusätzlich im internationalen Vergleich unterschiedlich ist) von 21,9 Jahren ist nicht nur die ursprünglich personenbezogene Exposition unbekannt, sondern auch die Tätigkeitscharakteristik und in den meisten Fällen sogar die Gesamtzahl der potentiell Exponierten. Oft war die nationale Produktionskapazität an VC der einzige verfügbare Expositionsparameter.

- Trotz zahlreicher tierexperimenteller Versuche zur kanzerogenen Potenz des VC in Abhängigkeit von der Dosis und Metabolisierungsrate wurden selbst bei höheren Konzentrationen keine eindeutigen Beziehungen gefunden. Entsprechend ist es beim Menschen bislang nicht möglich, die Überführungsrate der Noxe in das ultimale Kanzerogen abzuschätzen. Die Tatsache, daß im Tierexperiment der metabolisierte Anteil mit steigender Dosis prozentual geringer wird, ist toxikokinetisch von großer Bedeutung, dürfte aber für die Risikoeinschätzung bei Exposition des Menschen mit geringen Dosen weniger praxisrelevant sein.

- Auch bei künftiger Einhaltung einer sehr geringen Arbeitsplatzkonzentration an VC werden als Folge früherer Expositionen Angiosarkome auftreten. Die Schätzungen zur Inzidenz variieren zwischen 150 und 1500, wobei wahrscheinlich ist, daß in den nächsten 30 Jahren 200–250 Todesfälle auftreten werden [15].

Das Vinylchloridproblem kann deshalb noch nicht als erledigt betrachtet werden – weder aus der Sicht der toxikologischen Grundlagenforschung noch von seiten des praktisch tätigen Arbeitsmediziners.

Die deutlichen Hinweise auf eine kanzerogene Wirkung des VC auf den Menschen haben in der BRD zu einer so drastischen Absenkung der Expositionskonzentration geführt, daß exponierte Arbeitnehmer kaum noch zu finden sind. Jedoch gab es im Beitrittsgebiet massive VC-Belastungen in Arbeitsbereichen der großindustriellen Synthese, die bis heute noch nicht vollständig abgebaut werden konnten.

Die Durchführung einer Belastungs-/Beanspruchungsstudie muß deshalb in erster Linie praktischen Zwecken dienen, wobei langjährige arbeitsmedizinische und technische Erfahrungen „vor Ort" mit hohem Kenntnisstand und diffiziler Analysenmethodik in wissenschaftlichen Institutionen in Einklang gebracht werden sollen.

Konkretisierung der Belastungs- und Beanspruchungssituation

Methoden zur Quantifizierung der inneren Belastung

VC gehört zu den wenigen Noxen, deren Konzentration am Arbeitsplatz laut Gefahrstoffverordnung über längere Zeiträume kontinuierlich und selbstregistrierend überwacht werden muß. Es existieren auch bewährte Ringversuchsprogramme [36], so daß die Quantifizierung der äußeren Exposition bei Verfügbarkeit moderner Analysentechnik als relativ unproblematisch anzusehen ist. Komplizierter ist dagegen die Quantifizierung der inneren Belastung und die Bestimmung von Meßgrößen zur Beanspruchungsreaktion als zwingend notwendige Ergänzung zur luftanalytischen Kontrolle der Arbeitsplätze bei nicht sicherer Ausschließung einer Exposition.

Von den theoretisch möglichen Bestimmungsmethoden einer Schadstoffquantität in biologischem Material – Nachweis der Noxe im Blut bzw. in der Exhalationsluft und Metabolitenbestimmung im Urin – ist gegenwärtig nur letztere unter bestimmten Bedingungen nutzbar. Obwohl entsprechend dem äußeren Belastungsprofil ein steady-state im Organismus erreicht wird, wobei der größere Anteil der aufgenommenen Noxe unverändert abgeatmet wird, gibt es bislang keine Hinweise auf eine Nutzung der VC-Bestimmung im Blut bzw. in der Exhalationsluft als Belastungsparameter.

Es existieren lediglich vereinfachte Modellrechnungen [18] zu der zu erwartenden „Körperkonzentration" an VC in Abhängigkeit zur äußeren Belastung.

Dagegen ist die Ausscheidung von Thiodiessigsäure als Sekundärmetabolit hinsichtlich ihrer Eignung als Belastungsparameter vielfach untersucht und als einziger derzeit verfügbarer Parameter bezeichnet worden [64]. Von seiten der Praktikabilität und Validität bestehen jedoch folgende Nachteile:

- Ausschließliche Verwendung von 24-h-Urin,
- notwendige Anwendung nicht generell verfügbarer Analysentechnik (GC/MS),
- starke Beeinflussung der Ausscheidungskinetik durch individuelle mikrosomale Aktivität, konstitutionelle Voraussetzungen und physische Belastung,
- fehlende direkte Beziehung zur gentoxischen Wirkung des VC, da Chlorethylenoxid das ultimale Kanzerogen ist [3], woraus nicht primär Thiodiessigsäure entsteht.

Die Praktikabilität des Analysenverfahrens soll sich entscheidend verbessern lassen können, wenn der massenspezifische Detektor durch einen schwefelspezifischen Flammenionisationsdetektor – sogar unter Verwendung gepackter Säulen – ersetzt wird. Die angegebene Bestimmungsgrenze liegt zwar um den Faktor 10 höher als bei MS-Detektion, ist jedoch für Routineanalysen ausreichend [6].

Ein zweiter Metabolit, die Hydroxyethylmercaptursäure [47], die aus Chlorethylenoxid gebildet wird, wurde jedoch für wenig geeignet befunden, als Belastungsparameter zu dienen, da sie auch aus einer Vielzahl von anderen Substanzen in vivo gebildet wird [58].

Chen u. Blancato [5] gehen auf der Grundlage von Rechnungen mittels eines pharmakokinetischen Modells auf physiologischer Basis davon aus, daß das VC-bedingte Krebsrisiko ausschließlich auf Einheiten der metabolisierten Dosis in Abhängigkeit von der Gesamtexpositionsdauer und der Lage der Expositionsperiode im Lebensverlauf des Exponierten bezogen werden kann. Hiermit dürfte die Summe aller Metaboliten gemeint sein, da das Chlorethylenoxid definitionsgemäß Ausgangspunkt aller weiteren Metabolisierungsreaktionen sein soll. Dieses Produkt beeinflußt nur die 1. Stufe eines 5-stufigen Kanzerogeneseprozesses, so daß das Leberkrebsrisiko invers vom Lebensalter bei der ersten Exposition abzuhängen scheint, was auch epidemiologisch bestätigt wurde.

Folgt man dieser Ansicht, müßte die Quantifizierung der inneren Belastung auf alle überhaupt möglichen VC-Metabolite ausgedehnt werden, weil nur dann die auf Chlorethylenoxid bezogene metabolisierte Dosis richtig erfaßt werden kann. Benutzt man dagegen nur einen einzigen Metaboliten als Monitor der insgesamt metabolisierten Menge, muß die intra- und interindividuelle Variabilität der Metabolisierungskinetik gesichert sein, was bisher nicht der Fall ist. Hierbei wäre v.a. zu berücksichtigen, daß genetisch bedingte Veränderungen des normalen Metabolisierungsprozesses, z.B. der GSH-abhängigen Biotransformation, zwar selten, aber auf Grund der Störung des Entgiftungsprozesses als Auslösefaktor der VC-bedingten Kanzerogeneseinitiation geradezu prädestiniert sind [51]. Parameter der GSH-Utilisation sollten deshalb parallel zur Metabolitendifferenzierung mit untersucht werden – evtl. gleichzeitig in ihrer Funktion als Beanspruchungsparameter. Besonders interessant wäre in diesem Zusammenhang die Messung der GSH-S-Transferase im Plasma, da dieser Parameter nicht nur als Tumormarker schlechthin Bedeutung gewinnt [21], sondern auch die Bildung vermutlich präneoplastischer Herde in der Leber als Folge der Einwirkung von Hepatokarzinogenen anzeigt [45].

Gleichzeitig im Sinne einer Beanspruchungsreaktion wichtig wäre aber auch die Aktivitätsmessung der GST im Erythrozyten, da hierdurch allgemein die inhibierende Wirkung elektrophiler Substanzen auf dieses Enzymsystem angezeigt werden kann [1], unabhängig von deren Wirkung auf das analoge System in den metabolisierenden Organen, wo die Enzymaktivität an die aktuellen Erfordernisse adaptiert werden kann [25].

Die gesamte Problematik der GST-Aktivitätsbestimmung wird insofern besonders interessant, als bei dem geplanten Forschungsprojekt ein Kollektiv untersucht werden soll, das relativ hoch mit Schwefeldioxid belastet ist. Dieses wurde als bedeutende Kombinationsnoxe für elektrophile Substanzen angezeigt, da es mit Glutathiondisulfid das Glutathion-S-sulfonat bildet, das seinerseits als potenter GTS-Inhibitor wirkt [34].

Ebenso dürfte hierbei der Einfluß anderer – inhibitorisch wirkender – Arbeitsstoffe und Pharmaka, der z.T. untersucht ist [35] zu beachten sein.

Ferner bestehen bemerkenswerte Unterschiede der GTS-Aktivität in Abhängigkeit vom Lebensalter, die eine erhöhte Suszeptibilität älterer Werktätiger gegenüber elektrophilen Noxen erwarten läßt [50], eine Angabe, die hinsichtlich der Risikoeinschätzung auf toxikokinetischer Basis berücksichtigt werden müßte.

Schließlich dürfte eine Unterscheidung des Probandenkollektivs hinsichtlich der Zuordnung zur Kategorie „conjugators" und „non-conjugators" nach einer In-vitro-Methode bedeutsam sein, die von Peter et al. [39] auf der Grundlage der Methylchloridmetabolisierung im Erythrozyten gefunden wurde. Hierdurch wurde nachgewiesen, daß 60 der Probanden über eine „Major"- und eine „Minor"form der GST im Erythrozyten verfügen, während 40% nur die „Major"form haben, die nicht die Methylchloridmetabolisierung katalysiert. Sollte diese Substratbesonderheit auch für das VC zutreffen, wäre das für die Auswertung der gleichzeitig zu erhebenden Ergebnisse einer Proteinadduktbildung und zum Einfluß auf die DNA-Reparaturkapazität ein äußerst wichtiger Faktor.

Methoden zur Risikoabschätzung aus Beanspruchungsparametern

Wegen der beschränkten Aussagefähigkeit von Verfahren zur Quantifizierung der inneren Belastung sollte den möglichen Methoden zur Messung von individuellen Beanspruchungsparametern erhöhte Aufmerksamkeit gewidmet werden.
Hierzu bieten sich folgende Möglichkeiten an:

– Enzymaktivitätsänderungen und Messung anderer paraklinischer Parameter,
– zytogenetische Analyse,
– Einfluß auf das Reparatursystem von DNA-Veränderungen,
– qualitative und quantitative Bestimmung von Proteinaddukten

Paraklinische bzw. biochemische Parameter. Seit den 70er Jahren, einer Periode intensiver Suche nach Laborparametern, deren Veränderung die schwierige Frühdiagnose der komplexen VC-Erkrankung unterstützt, hat es eine prinzipielle Erweiterung des Methodenrepertoires noch nicht gegeben. Nach übereinstimmender Meinung verschiedener Autoren ist die Thrombozytopenie sehr oft das erste Frühzeichen einer systemischen Erkrankung und damit kaum noch als reiner Beanspruchungsparameter zu bezeichnen. Nach Veltman [56] ist die VC-bedingte Thrombozytopenie von einer Störung der Thrombozytenfunktion begleitet, die er bereits mit einer Fibrosierung und Kollagenisierung des Lebergewebes in Zusammenhang bringt. Aktivitätsänderungen der Leberenzyme ALAT, ASAT, AP und GGT, die in der Reihenfolge unterschiedlich und verhalten ansprechen [40], folgen oft erst einer tastbaren oder szintigrafisch [57] bzw. ultrasonografisch [33, 60] diagnostizierbaren Splenomegalie als Ergebnis einer portalen Hypertension. Eine pathologische Koproporphyrinausscheidung [31] ist bereits Ausdruck einer Störung des Porphyrinstoffwechsels, einem Zustand, der analog einer permanenten Thrombozytopenie schon als Gesundheitsschädigung anzusehen ist. In diesem Zusammenhang ist allerdings interessant, daß im Tierexperiment schon bei geringer VC-Exposition [30–40 ppm) bereits nach 72 h eine deutliche Vergrößerung der Anzahl basophil getüpfelter Erythrozyten gefunden wurde [28], eine Erscheinung, die durch Porphyrinanreicherung im Erythrozyten bedingt sein kann. Diese Beobachtung wurde auch an VC-exponierten Arbeitern gemacht, woraus der Schluß gezogen wurde, daß dieser Parameter bei routinemäßigen Überwachungsuntersuchungen überprüft werden sollte [29].
Damit sind diese paraklinischen Untersuchungen als Beanspruchungstests für Vorsorgeuntersuchungen eigentlich ebenso wenig geeignet wie die Testverfahren zur Bestimmung der Leberparenchymleistung (Bromsulfthalein- und Glucosetoleranztest), die in den Bereich der BK-Begutachtung gehören [63]. Gleiches trifft sicherlich auch für den neuen „HEPIDA-Komplex-Test" zu, der aufgrund der sehr hohen Wahrscheinlichkeit der Ausschlußmöglichkeit einer beginnenden Leberschädigung für prophylaktische Messungen einsetzbar sein soll [52]. Aussichtsreicher erscheint die Anwendung von immunobiochemischen Testmethoden, wobei expositionsbedingte signifikante Veränderungen der Immunoglobuline (besonders IgM) und bestimmter Proteine (Coeruloplasmin, Lysozym, Transferrin u.a.) im Serum gefunden wurden – ohne gleichzeitig nachweisbare klinische Veränderun-

gen. Die Autoren [4] erklären erhöhte Werte der Immunoglobuline als Zeichen einer positiven Adaptation an die VC-Belastung, während erhöhte Proteinspiegel als Folge früher pathophysiologischer Reaktionen interpretiert werden, die ihrerseits immunosuppressive Wirkungen hervorrufen. Der Einfluß des Rauchens auf die einzelnen Parameter wurde differenziert untersucht [59]. Eine Bestätigung dieser interessanten Befunde durch andere Arbeitsgruppen hat es bisher leider nicht gegeben. Allerdings wurde bei VC-bedingter signifikanter Veränderung der Aktivität der Leberenzyme bei der Abklärung hepatotroper – und Raynaud-Syndrome von Arbeitern ein Zusammenhang auch mit Störungen der spezifischen humoralen Immunität nachgewiesen und die Steigerung der Aktivität des Immunsystems als frühes Stadium des toxischen Effektes von VC bezeichnet [32].

Obwohl die Quantifizierung spezifischer Proteine im Serum als Marker eines malignen Prozesses in situ bislang im Sinne eines Beanspruchungsparameters nur geringe Bedeutung erlangt hat, wurden hinsichtlich einer VC-Belastung positive Befunde referiert [23]. Insbesondere wurde die Eignung des karzinoembryonalen Antigens (CEA-Wert) als Marker einer VC-Exposition in zwei unabhängigen Studien an großen Kollektiven geprüft. Auch unter Berücksichtigung der bekannten Störfaktoren wurde in den belasteten Gruppen eine CEA-Wertverteilung gefunden, die sich deutlich von derjenigen der Kontrollgruppen unterschied.

Zytogenetische Analytik. Zytogenetische Untersuchungen (Chromosomenaberrationen und in geringerem Ausmaß SCE) am peripheren Lymphozyten VC-exponierter Arbeiter werden bereits seit Mitte der 70er Jahre durchgeführt. Jüngste Ergebnisse [8] haben zu dem Schluß geführt, daß die Chromosomenanalyse bei potentieller Exposition von Arbeitern gegenüber geringen Konzentrationen gentoxischer Verbindungen – u.a. VC – für die routinemäßige Überwachung nicht genügend empfindlich ist. Dies resultiert einmal aus der hohen interindividuellen Variabilität des Untergrundniveaus von Veränderungen und einer dadurch erschwerten Ergebnisinterpretation. Zum anderen wurden gerade beim VC durch verschiedene Untersucher in jeweils etwa gleichem Ausmaß positive [9, 16, 22, 27, 41, 54] und negative [8, 14, 17, 24, 44, 55] Ergebnisse gefunden, obwohl die dargestellten Expositionsverhältnisse etwa vergleichbar waren. Es zeichnet sich jedoch ab, daß bei geringen Konzentrationen im Bereich bis 2,5 mg VC/m^3 offensichtlich keine chromosomalen Veränderungen auftreten, was auf die Existenz einer Dosis-Wirkungs-Beziehung hindeutet. Außerdem wurde von mehreren Autoren [17, 44] gefunden, daß nach längeren Expositionspausen primär vorhandene Chromosomenveränderungen nicht mehr nachweisbar sind.

Nur eine Studie [27] setzt Chromosomenanalyse und SCE-Test als zwei sich ergänzende Methoden parallel ein, obwohl diese Herangehensweise zur Risikoeinschätzung einer gentoxischen Wirkung in einem niedrigen Expositionsbereich dringend erforderlich ist.

Quantifizierung des Einflusses auf das Reparatursystem von DNA-Veränderungen. Vinylchlorid wird durch mikrosomale Monooxygenasen des P 450-Systems in Chlorethylenoxid überführt [19], das nach heutiger Auffassung als das ultimale mutagene Agens anzusehen ist [62]. Dieser in vicinaler Stellung mit 2 reaktiven Zentren versehene Metabolit kann mit den Basen Adenin, Guanin und Cytosin der DNA unter Bildung von Ethenoverbindungen reagieren. Etheno-DNA-Addukte können somit ein erhöhtes Krebsrisiko bedeuten, sofern sie nicht durch Reparatursysteme entfernt werden. Es wird angenommen, daß die Reparatur dieser DNA-Läsionen durch N-Glykosylasen erfolgt und die entsprechende apurinische Stelle durch Endo- und Exonukleasen nach einem Inzisions-Exzisions-Mechanismus repariert wird. Allerdings wurde in Gegenwart von EDTA die Freisetzung von Ethenoadenosin beobachtet [43] was durch einen neuen Reparaturmechanismus erklärt werden muß. Es ist erforderlich, genauere Erkenntnisse über die Reparatur dieser DNA-Läsionen zu erhalten, um die Kaskade Exposition, DNA-Schaden, Reparatur bzw. Punktmutation und damit u.U. Transformation einer Zelle zu verstehen und evtl. durch prophylaktische Schutzmaßnahmen das individuelle bzw. kollektive Krebsrisiko zu erniedrigen. Es muß dabei angenommen werden, daß der Einfluß eines defizienten Reparatursystems für Ethenoaddukte bei Personen, die einer erhöhten VC-Belastung ausgesetzt sind, am größten ist.

Qualitative und quantitative Bestimmung von Proteinaddukten. An DNA gebundene Vinylchloridmetabolite sollten neben ihrer Fähigkeit zur Initiierung von diagnostisch erfaßbaren Reparaturvorgängen auch direkt einer Analyse zugänglich sein. Durch Quantifizierung derivatisierter DNA-Bruchstücke, die in Form von 7-(2-Oxoethyl) guanin, $N^{2,3}$-Ethenoguanin, $1,N^6$-Ethenodesoxyadenosin und $3,N^4$-Ethenodesoxycytidin auftreten können [7, 12, 13], ist vom Grundsatz her auch ein durch VC-Exposition bedingtes Krebsrisiko abzuschätzen.

Leider ist die Verfügbarkeit von DNA in Blutproben begrenzt, so daß eine routinemäßige Bestimmung von DNA-Addukten für arbeitsmedizinische Vorsorgeuntersuchungen kaum genutzt werden kann. Für ein „biological monitoring" exponierter Personen besser geeignet als die DNA-Schadstoffaddukte sind die Verbindungen der gentoxischen Schadstoffe bzw. ihrer Stoffwechselprodukte mit Hämoglobin. Mittlerweile kann es als erwiesen gelten, daß alle Substanzen, die mit DNA reagieren, auch an Hämoglobin gebunden werden [11]. Darüber hinaus ist, wie erstmals Ehrenberg et al. am Beispiel des Ethylenoxids zeigen konnten, die Menge der Hb-Addukte der an DNA gebundenen proportional [10, 37]. Jedoch hängt der quantitative Zusammenhang zwischen DNA- und Hb-Addukten von der chemischen Struktur der betreffenden toxischen Substanz ab. Er muß deshalb für jeden einzelnen Schadstoff evaluiert werden. Man kann dann aus der Konzentration der Hb-Addukte im Blut auf die Quantität der DNA-Schadstoffaddukte und damit indirekt auf die gentoxische Wirkung schließen. Weil der Hb-Adduktgehalt des Blutes die Menge des gentoxischen Prinzips wiedergibt, die in den Körper aufgenommen bzw. dort gebildet worden ist, stellt er darüber hinaus selbst ein Maß für das gentoxische Risiko dar. Es bleibt anzufügen, daß die Mengen der Hb-Schadstoffaddukte andererseits proportional ist zu der äußeren Schadstoffbelastung, der der Mensch am Arbeitsplatz ausgesetzt ist.

Gegenüber allen anderen derzeit praktizierten Möglichkeiten, die innere Schadstoffbelastung zu messen, weist die Bestimmung der Hämoglobinaddukte eine Reihe von Vorteilen auf. Hämoglobin ist leicht und in ausreichender Menge verfügbar. Außerdem verfügen die Erythrozyten mit 4 Monaten über eine relativ große Lebensdauer. Während dieser Zeit kumulieren die Hb-Addukte in den intakten Erythrozyten und können deshalb auch bei geringer äußerer Exposition sehr empfindlich bestimmt werden. Darüber hinaus sind sie nicht wie die DNA-Addukte Reparaturmechanismen unterworfen, die die aufgetretenen Veränderungen wieder rückgängig machen. Auch die Verbindungen elektrophiler Schadprinzipien mit Plasmaproteinen, z.B. dem Albumin, sind im Hinblick auf ein Biological Monitoring den Hb-Addukten unterlegen. Diese Proteine weisen eine wesentlich kürzere Lebensdauer auf.

Während im Tierversuch elektrophile Reagenzien vorzugsweise an Cystein gebunden werden, steht beim Menschen die Bindung an das N-terminale Valin bzw. an das Histidin im Vordergrund. Als das hauptsächlich entstehende Addukt des Vinylchlorids gilt das 2-Oxoethylhistidin [46]. Bei Vinylchlorid-exponierten Arbeitern wurde 2-Oxoethylhistidin als Addukt des Hämoglobins gefunden [53]. Allerdings war zwischen diesen Kontrollen und dem beruflich exponierten Kollektiv ein diesbezüglicher Unterschied nicht zu sichern.

Durchführung der Studie

Das wissenschaftliche Programm verfolgt 4 Ziele:

- Auffindung einer möglichst quantitativen Beziehung zwischen individueller äußerer und innerer Exposition gegenüber VC und Beanspruchungsreaktionen, wobei unter allen untersuchten paraklinischen und klinischen Parametern diejenigen herauszufinden sind, deren Veränderung bei dem jeweiligen Expositionsniveau statistisch gesichert werden kann;
- Versuch der Verifizierung der Hypothese, daß nachweisbare gentoxisch bedingte Veränderungen in routinemäßig zugänglichen Körperbestandteilen von der Höhe der metabolisierten Dosis abhängen;
- Optimierung des klinisch-paraklinischen Überwachungsprogrammes VC-Exponierter, bezogen auf das Expositionsniveau;
- Gewinnung größerer Datenmengen für epidemiologische Langzeituntersuchungen.

Entsprechend den vorgeschriebenen Meßstrategien wird unter Beachtung der vorhandenen Expositionsanamnese ein festgelegtes Kollektiv von VC-exponierten Werktätigen (n = 50) aus der VC-Produktion durch personendosimetrische und stationäre Messungen einer möglichst exakten Expositionsanalyse (äußere Belastung) unterzogen. Zusätzlich wird eine Arbeitzeit- und -belastungsstudie durchgeführt.

Das Kollektiv wird nach der üblichen VC-spezifischen Methodik klinisch und paraklinisch untersucht. Hierzu ist die in den Berufsgenossenschaftlichen Grundsätzen für arbeitsmedizinische Vorsorgeuntersuchungen vorgeschlagene Verfahrensweise (G 36; Vinylchlorid) zwar geeignet, jedoch in Hinsicht auf die beabsichtigte Erkennung reversibler Frühzeichen einer VC-bedingten Beeinflussung des Gesundheitszustandes ergänzungsbedürftig. Neben dem dort gegebenen Hinweis auf zwingend notwendige Anwendung eines standardisierten Thrombozytenzählungsverfahren ist bei der Anfertigung des Blutbilds die Zählung der basophil getüpfelten Erythrozyten wichtig [29]. Frühzeichen eines sich ausbildenden Raynaud-Syndroms sind nicht nur durch die aufwendigere Angiographie der Hand- und Fingerarterien erkennbar [26], sondern auch durch Anwendung nichtinvasiver Methoden. Dementsprechend wird angestrebt, sowohl eine kapillaroskopische Untersuchung des Nagelbetts [30] durchzuführen als auch eine Veränderung der normalen Durchblutungsverhältnisse der Hände mittels Infrarotphotographie anzuzeigen.

Weiterhin soll versucht werden, den Einfluß der chronischen Einwirkung von VC auf Parameter der humoralen Immunität zu untersuchen, indem vor allem IgM im Plasma bestimmt wird.

Schließlich muß die Erkenntnis genutzt werden, daß besonders bei neueingestellten Arbeitern der VC-Produktion respiratorische Veränderungen mit Ventilationsinsuffizienz und obstruktivem Syndrom sehr häufig vorkommen [38]. Deshalb ist eine Lungenfunktionsprüfung unbedingt in die Untersuchung einzubeziehen. Zusätzlich kommt ein Fragebogen zur Anwendung, der eine ausführliche Arbeits-, Freizeit- und Körperanamnese sowie Angaben zum Körperstatus beinhaltet.

Die innere Belastung wird unter Beachtung toxikokinetischer Gesichtspunkte durch Quantifizierung von VC im Blut und in der Exhalationsluft sowie gaschromatographischen Nachweis von Thiodiglycolsäure und Hydroxyethylmercaptursäure im Urin bestimmt.

An ausgewählten Probanden wird die Quantifizierung der inneren Belastung nicht nur zu einem festgelegten Probenahmezeitpunkt (z.B. am Ende der Schicht) vorgenommen, sondern in Abhängigkeit vom Expositionsprofil nach einem bestimmten Zeitplan mehrmals. Hieraus sollten Ergebnisse resultieren, die für toxikokinetische Berechnungen gemäß vorliegender Modellierungsvorstellungen [5] aus eigenen Erfahrungen an Benzenexponierten nutzbar sind. Die Auswahl dieser Probanden soll anhand von Kriterien erfolgen, die aus der Messung von Parametern der GSH-transferierenden Enzymsysteme im Erythrozyten bzw. im Plasma abgeleitet werden (Hypothese: „Conjugators" bzw. „nonconjugators"). Die GTS-Aktivität muß demzufolge an allen Exponierten gemessen werden.

Beanspruchungsreaktionen, deren Nachweisbarkeit in Abhängigkeit von der gesamten zeitintegrierten metabolisierten Dosis betrachtet werden sollen, sind im vorliegenden Falle meßbar durch Chromosomenanalyse sowie SCE und Nachweis von Mikrokernen im peripheren Lymphozyten, wobei letztere Methode offenbar zur Untersuchung von VC-Exponierten bisher noch nicht angewendet worden ist. Diese Untersuchungen sollen an 20 ausgewählten Probanden durchgeführt werden.

Radioaktiv markierte DNA, die Ethenoadenin bzw. Ethenoguanin in ihrer Sequenz enthält, soll als Substrat für die zu untersuchenden Reparaturenzyme aus Lymphozyten des peripheren Bluts dienen. Oligonukleotide, die die chemisch modifizierten Nukleotide enthalten, sollen am 5'-Terminus radioaktiv markiert und direkt bei den Inkubationen eingesetzt werden. Alternativ sollen DNA-addukttragende kurzkettige Oligonukleotide über die Methode der gezielten Mutagenese bzw. als komplementäres DNA-Doppelstrangfragment in restringierte Plasmid-DNA eingebaut werden, um als Substrat für die Reparaturenzymuntersuchungen zu fungieren. Findet Reparatur statt, wird die doppelsträngige DNA in 5'- oder 3'-Nähe des Schadens endonukleolytisch eingeschnitten und dann exonukleolytisch hydrolysiert; die Bestimmung der Reparaturkapazität kann aus dem Verhältnis der Radioaktivität der eingesetzten DNA zur Radioaktivität der entstehenden kurzkettigen DNA-Bruchstücke bzw. Monomeren erfolgen. Aufschluß über den genaueren Reparaturmechanismus erhält man durch Analyse der entstehenden Verbindungen, was durch Cochromatographie mit synthetischen Nukleotidlängenstandards erfolgen soll.

Hinsichtlich eines möglichen Direktnachweises von Proteinaddukten wäre zu klären, ob und ggf. unter welchen Bedingungen das 2-Oxoethylhistidin für ein Biological Monitoring Exponierter herangezogen werden kann. Weiterhin wäre zu prüfen, ob das Chlorethylenoxid auch an das endständige Valin oder auch an Cystein gebunden wird und in welchem Verhältnis die entstehenden Adduktmengen zu den anderen Parametern eines Biological Monitoring entstehen (z.B. DNA-Addukte, Metabolite etc.). .

Zur quantitativen Bestimmung der Verbindungen des Chlorethylenoxids mit den oben erwähnten Aminosäuren wäre mit Vorteil eine enzymatische oder auch eine saure Hydrolyse des Hämoglobins durchzuführen. Zur Auftrennung und zum Nachweis der Hydrolyseprodukte des Hämoglobins bzw. deren Derivate erscheint die Kapillargaschromatographie in Verbindung mit einem Massenspektrometer als geeignet.

Grundsätzlich ist die Bestimmung von Proteinschadstoffaddukten auch mittels immunologischer Methoden möglich. Es ist allerdings sehr schwierig und zeitaufwendig, die entsprechenden Antikörper herzustellen, so daß diese Möglichkeit derzeit ausscheidet.

Als Kontrollgruppe für alle klinischen und paraklinischen Untersuchungen dient ein Kollektiv von 50 Arbeitern aus dem gleichen Betrieb, die nicht VC-exponiert sind. Bestandteil dieses Kontrollkollektivs ist eine Gruppe von 20 Arbeitern, bei deren Zusammenstellung versucht wird, die wichtigsten „Matching"kriterien zu berücksichtigen. Diese besondere Gruppe soll als Kontrollkollektiv zur Bewertung der zytogenetischen Untersuchungen dienen.

Literatur

1. Ansari GAS, Singh SV, Gan JC, Awasthi YC (1987) Human erythrocyte glutathione S-transferase: a possible marker of chemical exposure. Toxicol Lett 37:57–62
2. Barbin A, Bartsch H, Leconte P, Radman M (1981) Studies on the miscoding properties of 1,N^6-ethenoadenine an 3,N^4ethenocytosine, DNA reaction products of vinyl chloride metabolites during in vitro DNA synthesis. Nucl Acid Res 9:375–387

3. Barbin A, Bartsch H (1986) Mutagenic an promutagenic properties of DNA adducts formed by vinyl chloride metabolites. In: IARC Scientific Publications Nr. 70, International Agency for Research on Cancer, Lyon 1986, pp 345–58
4. Bencko V, Wagner V, Wagnerova M, Batora J, Hrebacka J (1988) Immunobiochemical profiles of workers differing in the degree of occupational exposure to vinyl chloride. J Hyg Epidemiol Microbiol Immunol 32:375–84
5. Chen CW, Blancato JN (1989) Incorporation of biological information in cancer risk assessment: example-VC. Cell Biol Toxicol 5:417–44
6. Chen ZY, Gu XR, Cui MZ, Hu XX (1983) Sensitive flame-photometric-detector analysis of thiodiglycolic acid in urine as a biological monitor of vinyl chloride. Int Arch Occup Environ Health 52:281–4
7. Ciroussel F, Barbin A, Eberle G, Bartsch H (1990) Investigations on the relationship between DNA ethenobase adduct levels in several organs of vinyl chloride-exposed rats an cancer susceptibility. Biochem Pharmacol 39:1109–13
8. De Jong G, Van Sittert NJ, Natarajan AT (1988) Cytogenetic monitoring of industrial populations potentially exposed to genetic chemicals an of control populations. Mutat Res 204:451–64
9. Ducatman A, Hirschhorn K, Selikoff IJ (1975) Vinylchloride exposure an human chromosome aberrations. Mutat Res 31:163–8
10. Ehrenberg L, Osterman-Golkar S, Segerbäck D, Svensson K, Calleman CJ (1977) Evaluation of genetic risks of alkylating agents. III. Alkylation of haemoglobin after metabolic conversion of ethene to ethene oxide in vivo. Mutat Res 45:175–184
11. Farmer PB, Neumann H-G, Henschler D (1987) Estimation of exposure of man to substances reacting covalently with macromolecules. Arch Toxicol 60:251–260
12. Fedtke N, Boucheron JA, Turner MJ, Swenberg JA (1990) Vinyl chloride-induced DNA adducts. I: Quantitative determination of N^2,3-ethenoguanine based on electrophore labeling. Carcinogensis 11:1279–85
13. Fedtke N, Boucheron JA, Walker VE, Swenberg JA (1990) Vinyl chloride-induced DNA-adducts. II: Formation and persistence of 7-(2'-oxoethyl)guanine and N^2,3-ethenoguanine in rat tissue DNA. Carcinogensis 11:1287–92
14. Fleig I, Thiess AM (1974) Chromosomenuntersuchungen bei Vinylchlorid-Exposition. Arbeitsmed Sozialmed Präventivmed 9:280–3
15. Forman D; Bennett B, Stafford J, Doll R (1986) Exposure to vinyl chloride and angiosarcoma of the liver – a report of the register of cases. Br J Ind Med 42:750–3
16. Funes-Cravioto F, Lambert B, Lundstein J, Ehrenberg L, Natarajan AT, Osterman-Golkar S (1975) Chromosome aberrations in workers exposed to vinyl chloride. Lancet 1:459
17. Hansteen I-L, Hillestad L, Thiis-Evensen E, Heldas SS (1978) Effect of vinyl chloride in man: a cytogenetic follow-up study. Mutat Res 51:271–8
18. Heger M, Müller G, Norpoth K (1982) Untersuchungen zur Beziehung zwischen VCM-Aufnahme und Metabolitenausscheidung bei 15 VCM-Exponierten. Int Arch Occup Environ Health 50:187–96
19. Henschler D (1977) Metabolismus von Vinylchlorid. In: Gutacker H, Lelbach WK (Hrsg) Leberschäden durch Vinylchlorid. Witzstrock, Baden-Baden Brüssel Köln, S 27–31
20. Hohmann P (1990) Kanalrohre aus Alt-PVC. Umweltmagazin 4:78
21. Howie AF, Douglas JG, Fergusson RJ, Beckett GJ (1990) Measurement of GSH-S-transferase pi isoenzyme in plasma, a possible marker for adenocarcinoma of the lung. Clin Chem 36:453–6
22. Hrivanak L, Rozinova Z, Korony S, Fabianova E (1990) Cytogenetic analysis of peripheral blood lymphocytes in workers exposed to vinyl chloride. Mutat Res 240:83–5
23. Järvisalo JO, Stenman UH (1984) Body fluid proteins and peptides as tumor markers in clinical cancer research and in monitoring exposure to carcinogens. In: IARC Scientific

Publications No. 59, International Agency for Research on Cancer, Lyon 1984, pp 403–11
24. Kilian DJ, Picciano J (1979) Monitoring for chromosomal damage in exposed industrial populations. In: Berg K (ed) Genetic damage in man caused by environmental agents. Academic Press, London, pp 101–15
25. Kilpikari I, Savolainen H (1984) Decreased glutathione-S-transferase activity in rubber workers. Int Arch Occup Environ Health 53:299–302
26. Koischwitz D, Marsteller HJ, Lackner K, Brecht G, Brecht TH (1980) Veränderungen der Hand- und Fingerarterien bei der Vinylchloridkrankheit. Fortschr Röntgenstr 132:62–8
27. Kucerova M, Polivkova Z, Batora J (1979) Comperative evaluation of the frequency of chromosomal aberrations and the SCE numbers in peripheral lymphocytes of workers occupationally exposed to vinyl chloride monomer. Mutat Res 67:97–100
28. Kudo Y (1985) An experimental study on the changes in peripheral red cells in mice exposed to VCM. Jikeikai Med J 32:431–8
29. Kudo Y (1985) On changes in red cells in the peripheral blood of workers engaged in VC processing. Jikeikai Med J 32:439–44
30. Langauer-Lewowicka H, Kalemba K, Gaber-Garlinska J (1985) Evolution of the capillaroscopic picture of blood capillaries in the nail bed in subjects chronically exposed to VC. Pol Tyg Lek 39:389–92; Chem Abstr 102–137 071 t
31. Lange C-E, Bloch H, Veltman G, Doss M (1975) Urinporphyrine bei PVC-Arbeitern (Beitrag zur Überwachungsuntersuchung). 15. Jahrestagung der Deutschen Gesellschaft für Arbeitsmedizin. 24.–26.4.1975 München. Jahresbericht. Gentner, Stuttgart, S 311–19
32. Lazarova K, Denchev V, Spasovski M, Zlatev Z, Punchev T, Stanchev S (1985) Study of the liver enzyme function and humoral immunity of workers exposed to vinyl chloride. Probl Khig 10:74–80
33. Lee FI, Harry DS, Adams WGF, Litchfield M (1977) Screening for liver disease in vinyl chlorid workers. Br J Ind Med 34:142–7
34. Leung K-H, Post GB, Menzel DB (1985) Glutathione S-sulfonate, a sulfur dioxide metabolite, as a competitive inhibitor of glutathione S-transferase, and its reduction by glutathione reductase. Toxicol Appl Pharmacol 77:388–94
35. Mannervik B, Danielson UH (1988) Glutathione transferase-structure and catalytic activity. CRC Crit Rev Biochem 23:283–337
36. Manns H, Dahmann D (1985) Vierter Ringversuch Vinylchlorid. Staub-Reinhalt Luft 45:472–4
37. Osterman-Golkar S, Ehrenberg L, Segerbäck D, Hallström I (1976) Evaluation of genetic risks of alkylating agents. II. Haemoglobin as a dose monitor. Mutat Res 34:1–10
38. Peneva M, Krusteva P, Subeva P (1986) Functional study of respiration in workers engaged in the production of VC and PVC. Probl Khig 10:66–73; Chem Abstr 104:212 407 d
39. Peter H, Deutschmann S, Reichel C, Hallier E (1989) Metabolism of methylchloride by human erythrocytes. Arch Toxicol 63:351–5
40. Przybylowski J, Podelicki A, Laks L, Biskupek K, Pietrzycki M (1984) Evaluation of the health status of PVC processing workers. Med Pracy 35:13–20
41. Purchase IFH, Richardson CR, Anderson D, Paddler GM, Adams WGF (1978) Chromosomal analysis in vinyl chloride exposed workers. Mutat Res 57:325–34
42. Purchase IFH, Stafford J, Paddler GM (1987) Vinyl chloride: an assessment of the risk of occupational exposure. Food Chem Toxic 25:187–202
43. Rieser S (1989) Untersuchungen zur Reparatur der zyklischen Vinylchlorid-DNA-Addukte 1,N^6-Ethenoadenin und N^2,3-Ethenoguanin in Zellkultur, Beschreibung, Charakterisierung und Versuche zur Modulation eines Reparaturenzymsystems. Dissertation; FB Biochemie, Pharmazie und Lebensmittelchemie, Universität Frankfurt 1989

44. Rössner P, Sram RJ, Navakova J, Lambl V (1980) Cytogenetic analysis in workers occupationally exposed to vinyl chloride. Mutat Res 73:425–7
45. Sato K (1988) Glutathione S-transferase and hepatocarcinogenesis. Jpn J Cancer Res (Gann) 79:556–72
46. Scherer E, Van der Laken CJ, Gwinner Lm, Laid RJ, Emmelot P (1981) Modification of deoxyguanosine by chloroethylene oxide. Carcinogenesis 2:671–677
47. Scutaru B, Raileanu V, Scutaru D (1987) Determination of hydroxyethylmercapturic acid by TLC. Rev Med Chir 91:553–6
48. Singer B, Spengler SJ, Chavez F, Kusmierek JT (1987) The vinyl chloride derived nucleoside N^2,3-ethenoguanosine is a highly efficient mutagen in transcription. Carcinogenesis 8:745–747
49. Smulevich VB, Fedotova IV, Filatova VS (1988) Increasing evidence of cancer in workers exposed to vinylchloride. Br J Ind Med 45:93–7
50. Stohs SJ, Lawson T (1986) The role of glutathione and its metabolism in aging. Liver and aging – 1986, Proc Tokyo Symp 3rd. Elsevier, Amsterdam, pp 59–74
51. Stokinger HE (1977) Toxicology and drinking water contaminants. J Am Water Works Assm 69:399–402
52. Studniarek M, Durski K, Liniecki J, Brykalski D, Posnanska A, Gluszcz M (1989) Effects of vinyl chloride on liver function of exposed workers, evaluated by measurements of plasma clearance of the ^{99m}Tc-N-2,4-dimethylacetanilido-imino-diacetate-complex. J Appl Toxicol 9:213–8
53. Svensson K, Osterman-Golkar S (1987) In vivo 2-oxoethyl adducts in hemoglobin and their possible origin. In: Milton SI (ed) Short-term bioassays in the analysis of complex environmental mixtures. Plenum Press, New York London
54. Szentesi I, Hornyak E, Ungvary G, Czeizel A, Bognar Z, Timar M (1976) High rate if chromosomal aberrations in PVC workers. Mutat Res 37:313–6
55. Van Sittert NJ, De Jong G (1985) Biomonitoring of exposure to potential mutagens and carcinogens in industrial populations. Fd Cosmet Toxic 23:23–31
56. Veltman G (1980) Klinische Befunde und arbeitsmedizinische Aspekte der Vinylchloridkrankheit. Therapiewoche 30:5351–8
57. Veltman G (1980) Klinische Befunde und arbeitsmedizinische Aspekte der Vinylchloridkrankheit. Dermatol Monatsschr 166:705–12
58. Vermeulen NPE, De Jong J, Van Bergen EJC, Van Welie RTH (1989) N-Acety-S-(2-hydroxyethyl)-L-cysteine as a potential tool in biological monitoring studies? Arch Toxicol 63:173–84
59. Wagnerova M, Wagner V, Znojemska S, Hrebacka J (1988) Factors of humoral resistance in workers exposed to vinyl chloride with a view to smoking habits. J Hyg Epidemiol Microbiol Immunol 32:265–72
60. Williams DMJ, Smith PM, Taylor KJW, Crossley IR, Duck BW (1976) Monitoring liver disorders in vinyl chloride monomer workers using greyscale ultrasonography. Br J Ind Med 33:152–7
61. Wu W, Steenland K, Brown D, Wells V, Jones J, Schulte P, Halperin W (1989) Cohort and case-control analysis of workers exposed to vinyl chloride: an update. J Occup Med 31:518–23
62. ECETOC (1989) European Chemical Industry Ecology & Toxicology Centre: DNA and Protein adducts: evaluation of their use in exposure monitoring and risk assessment. Monograph No. 13 Brussels
63. Jahresbericht des Landes Nordrhein-Westfalen (1974) Erkrankungen durch Vinylchlorid, (Hrsg.: Minister für Arbeit, Gesundheit und Soziales, Düsseldorf), S NW 217–52
64. Senatskommission zur Prüfung gesundheitsschädlicher Arbeitsstoffe der DFG (1989) Vinylchlorid. In: Henschler D (Hrsg) Biologische Arbeitsstoff-Toleranz-Werte, 4. Lfrg. VCH, Weinheim

Krebsrisiken am Arbeitsplatz –
Aufgabe und Herausforderung
für das überbetriebliche Arbeitsschutzsystem

Expositionsermittlung und Meßdatendokumentation: Grundsteine für Prävention, Epidemiologie und Rehabilitation

H. Blome und W. Coenen

Ermittlungs- und Überwachungspflicht beim Umgang mit Gefahrstoffen

Erfordernis und Rechtsgrundlagen von Messungen

Die Berufsgenossenschaften haben den vorrangigen Auftrag, mit allen geeigneten Mitteln die arbeitenden Menschen vor Unfallgefahren und vor Gesundheitsgefahren am Arbeitsplatz zu bewahren. Maschinen, Betriebseinrichtungen und Arbeitsmethoden müssen so gestaltet sein, daß Unfälle oder Berufskrankheiten erst gar nicht auftreten können. Der Gesundheitsschutz umfaßt insbesondere auch die Beschäftigten, die einer Einwirkung durch Gefahrstoffe ausgesetzt sein können. Bei einer Exposition gegenüber Gefahrstoffen kann das Risiko einer Erkrankung nur durch Messungen der Gefahrstoffkonzentration oder -exposition abgeschätzt werden. Messungen sind also ein geeignetes Mittel des Gesundheitsschutzes, das von den gewerblichen Berufsgenossenschaften in vielen Einzelfällen wie in Form umfassender Meßprogramme zur Anwendung kommt und dabei der Technischen Aufsicht wie auch den Betrieben zugute kommt. Diese Meßaktivitäten der Berufsgenossenschaften sind im rechtlichen Sinne und von der Aufgabenstellung her mit der Meßverpflichtung der Unternehmer nicht gleichzusetzen, die sich aus § 18 Gefahrstoffverordnung [12] sowie der Unfallverhütungsvorschrift VBG 113 für krebserzeugende Stoffe [10] ableitet. Diese verpflichtet ihn, die Einhaltung der MAK- und TRK-Werte zu kontrollieren, die Gefährdungssituation zu beurteilen und die sich aus der Beurteilung ergebenden Schutzmaßnahmen festzulegen.

Ziel der Berufsgenossenschaften ist es, die nach einheitlichen Vorgaben von ihnen in vielen Betrieben erhobenen Betriebs- und Expositionsdaten zu dokumentieren, um sie über die Präventionsfunktion hinaus, für die Anerkennungsverfahren von Berufskrankheiten und für die wissenschaftlich epidemiologische Forschung nutzbar zu machen.

Probleme der Unternehmen bei der Umsetzung der Ermittlungs- und Überwachungspflicht

Unternehmen sind bei der Umsetzung der Überwachungspflicht mit Schwierigkeiten konfrontiert. Die wesentlichen Gründe sind:

1. Es fehlen vielfach hinreichende Informationen über die verwendeten und entstehenden Gefahrstoffe.
2. Die Sachkunde und apparative Ausstattung für die Durchführung von Messungen ist in den Betrieben überwiegend nicht vorhanden bzw. nicht ausreichend. Selbst Großbetriebe sind z.T. noch dabei, Konzeptionen zur Erfüllung der Ermittlungs- und Überwachungspflicht aufzubauen. Klein- und Mittelbetriebe sind hier in der Regel überfordert bzw. können das Problem nur eingeschränkt lösen.
3. Aufwand und die Kosten für die meßtechnische Überwachung sind z.T. beträchtlich.
4. Probleme ergeben sich besonders bei der Überwachung sog. „mobiler Arbeitsplätze", also von Arbeitsplätzen mit ständig wechselnder Exposition (z.B. Baustellen, Reparaturarbeiten) sowie an Arbeitsplätzen mit häufig wechselnden Stoffen (z.B. Laboratorien, Chemikalienherstellung in kleinen Mengen).
5. Für die zahlreichen Arbeitsbereiche, an denen Stoffgemische auftreten, müssen besondere Lösungen gefunden werden, um die Expositionsbeurteilung bei vertretbarem Meßaufwand überhaupt durchführen zu können. Hier bietet sich z.B. die Möglichkeit der Auswahl von wissenschaftlich begründeten Leitkomponenten an.

Vor dem Hintergrund der rechtlichen Situation und mit Kenntnis der Probleme vor Ort beraten die Berufsgenossenschaften die Betriebe nicht nur, sondern unterstützen sie durch ein eigenes Meß- und Dokumentationssystem, mit dem sie sowohl praktische Hilfestellung geben als auch über eigene Informationsquellen in Ausübung ihres Auftrages verfügen. Die Beschreibung des Systems (s. unten) verdeutlicht dessen Möglichkeiten und diejenigen von Systemen vergleichbaren Zuschnitts für die Nutzung von Expositionsmeßdaten im Rahmen von Prävention, Epidemiologie und Rehabilitation.

Aktivitäten und Programme der Berufsgenossenschaften

Übersicht ausgewählter Schwerpunkte der gewerblichen Berufsgenossenschaften auf dem Sachgebiet „Gefahrstoffe"

Im Jahre 1972 wurde die Zentrale Erfassungsstelle asbestgefährdeter Arbeitnehmer (ZAs) des Hauptverbandes der gewerblichen Berufsgenossenschaften bei der Textil- und Bekleidungsberufsgenossenschaft eingerichtet. Die ZAs hat ebenso wie der in den letzten Jahren bei der Berufsgenossenschaft der chemischen Industrie aufgebaute „Organisationsdienst für nachgehende Untersuchungen (ODIN)" vornehmlich die Aufgabe, die medizinischen Nachuntersuchungen bzw. die nachgehenden Untersuchungen von solchen Arbeitnehmern zu organisieren, die gegenüber Asbest (ZAs) bzw. sonstigen krebserzeugenden Gefahrstoffen (ODIN) exponiert sind oder waren. Gleichzeitig bedeutet dies den Aufbau entsprechender Datensammlungen über exponierte Versicherte. In der ZAs werden z.Z. mehr als

100000 Versicherte geführt, darin ist der Bestand der ehemaligen DDR noch nicht berücksichtigt.

Im Jahre 1975 wurde die Berufskrankheitendokumentation (BK-DOK) beim Hauptverband der gewerblichen Berufsgenossenschaften eingerichtet. Hier wird seit diesem Zeitpunkt jede eingegangene Anzeige auf Verdacht einer Berufskrankheit mit sämtlichen folgenden versicherungsrechtlichen Entscheidungen zum Fall dokumentiert. Soweit es sich um anerkannte Berufskrankheiten handelt, erfolgt die Dokumentation bis hin zu Rentenwegfall bzw. bis zum Tode des Erkrankten.

Bereits 1977 begründete die Berufsgenossenschaft der chemischen Industrie ihr „Programm zur Verhütung von Gesundheitsschädigungen durch Arbeitsstoffe", das ein Jahr später durch Beschluß der Mitgliederversammlung des Hauptverbandes zum gemeinsamen Programm aller gewerblichen Berufsgenossenschaften wurde. Dieses Programm hat 2 Schwerpunkte:

Im 1. Schwerpunkt geht es darum, alle Betriebe, Arbeitsplätze und Personen möglichst lückenlos zu erfassen, die mit gesundheitsgefährdenden, insbesondere krebserzeugenden Arbeitsstoffen umgehen, dort die Sicherheitsvorkehrungen zu überprüfen und, falls erforderlich, auf deren Verbesserung hinzuwirken. Diesen Schwerpunkt des Programms kann man kurz mit dem Stichwort „Erfassung" umschreiben. Die meisten Informationen liegen bei der Berufsgenossenschaft der chemischen Industrie vor, die 1984–1985 bereits ihr 5. Erfassungsprogramm durchgeführt hatte und z.Z. eine weitere Erfassung durchführt. Auch aus dem Bereich der Eisen- und Metallberufsgenossenschaften liegt ein weitgehend umfassender Überblick über den Stand des Umgangs mit krebserzeugenden Gefahrstoffen vor.

In der letzten Zeit widmen sich insbesondere auch die Bau-Berufsgenossenschaften sehr intensiv diesem Thema. Einige Berufsgenossenschaften, bei denen krebserzeugende Gefahrstoffe nur an bestimmten, den technischen Aufsichtsdiensten bekannten Arbeitsplätzen verwendet werden, haben wegen des im Grundsatz guten Überblicks der technischen Aufsichtsbeamten keine gesonderten Erfassungsaktionen durchgeführt.

Die EG-Richtlinie über den Schutz der Arbeitnehmer gegen Gefährdung durch Karzinogene am Arbeitsplatz (Richtlinie 90/304/EWG von 28. Juni 1990) verlangt in Artikel 6c, daß die Zahl der Arbeitnehmer, die mit krebserzeugenden Gefahrstoffen umgehen, zu erfassen ist. Dies bedeutet, daß auch die Unfallversicherungsträger, die bisher den Umgang mit krebserzeugenden Gefahrstoffen noch nicht systematisch erfaßt haben, nach Umsetzung dieser Richtlinie solche Erfassungsaktionen flächendeckend werden durchführen müssen.

Im 2. Schwerpunkt des Programms zur Verhütung von Gesundheitsschädigungen durch Arbeitsstoffe – kurz „Stoffliste" genannt – nimmt sich die Berufsgenossenschaft der chemischen Industrie der Arbeitsstoffe an, bei denen es möglich erscheint, daß sie gesundheitsschädliche, insbesondere chronisch schädigende Eigenschaften besitzen. In Zusammenarbeit mit Fachleuten aus Wissenschaft und Praxis klärt sie, ob eine Gefährdung – insbesondere bei längerer Einwirkung – besteht, damit frühzeitig entsprechende Schutzmaßnahmen angeordnet und durchgesetzt werden können.

Diese Aktivitäten der BG Chemie sind heute integrierter Bestandteil des „Altstoffprogramms" der Bundesregierung.

Im Rahmen ihres Programms hat die BG Chemie nach einer Vorprüfung von etwa 3800 Stoffen 237 Stoffe in ihre „Stoffliste" aufgenommen, in der solche Stoffe aufgeführt sind, die einer näheren Überprüfung bedürfen. Für 150 dieser Stoffe wurden inzwischen Literaturrecherchen erarbeitet, 143 Stoffe wurden vom Wissenschaftlichen Beratergremium erörtert, für 88 Stoffe wurden die Erörterungen vorläufig abgeschlossen.

Für die Stoffe der Stoffliste werden „toxikologische Bewertungen" [9] erarbeitet und seit 1987 in einer Loseblattsammlung veröffentlicht. Diese Sammlung liegt nunmehr in der 3. Ergänzungslieferung vor und enthält z.Z. insgesamt 57 toxikologische Bewertungen.

Berufsgenossenschaftliches Meßsystem „Gefahrstoffe"

Aufgrund ihres gesetzlichen Auftrages obliegt den Berufsgenossenschaften u.a. die Überwachung hinsichtlich des Einhaltens der gesetzlichen Arbeitsschutzbestimmungen, wie auch die notwendige Beratung der Betriebe zur Vermeidung oder Reduzierung gesundheitsschädigender Gefahrstoffeinwirkungen. Um diesem Auftrag nachzukommen, betreiben die Berufsgenossenschaften ein „Meßsystem Gefahrstoffe". Das Berufsgenossenschaftliche Meßsystem Gefahrstoff wird gebildet aus den meßtechnischen Diensten der Berufsgenossenschaften, soweit sie sich am System beteiligen und dem Berufsgenossenschaftlichen Institut für Arbeitssicherheit – BIA –. Sinnvollerweise ist diese Kooperation arbeitsteilig organisiert, wobei den meßtechnischen Diensten der Berufsgenossenschaften im wesentlichen der unmittelbare Kontakt zu den Mitgliedsbetrieben und alle damit zusammenhängenden Aufgaben der Expositionsbeurteilung zukommen. Die Meßingenieure und technischen Aufsichtsbeamten ermitteln vor Ort im Betrieb die eingesetzten Produkte und Gefahrstoffe und entscheiden in Kenntnis der vorliegenden Produktionsverfahren, ob und an welchen Arbeitsplätzen Expositionsmessungen durchgeführt werden. Die Expositionsmessungen werden nach standardisierten Verfahren unter Anwendung einheitlicher Meßstrategien durchgeführt. Die mit der Messung erhobene Luftprobe, ggf. auch zugehörige Materialproben werden dem Berufsgenossenschaftlichen Institut für Arbeitssicherheit übersandt.

Im BIA werden die Proben zentral erfaßt, dokumentiert und analysiert. Die erhobenen Daten zu den Probenahmebedingungen werden mit den Analyseergebnissen zu einer Beurteilungsempfehlung zusammengefaßt und an die auftraggebende Berufsgenossenschaft übersandt. Dem BIA obliegt die zentrale Organisation und Koordination des Gesamtsystems, insbesondere auch die zentrale Qualitätssicherung sowie die Durchführung von Schulung und Erfahrungsaustausch aller am System Beteiligten. An diesem arbeitsteiligen Berufsgenossenschaftlichen Meßsystem Gefahrstoffe beteiligen sich derzeit 41 Unfallversicherungsträger, die insgesamt etwa 260 Meßingenieure in den Betrieben einsetzen.

Gefahrstoffinformationssystem „Gestis" und Meßdatendokumentation „Mega"

Im Jahre 1988 beschlossen die gewerblichen Berufsgenossenschaften die Einrichtung eines Gefahrstoffinformationssystems (GESTIS). Hintergrund dieser Entscheidung war zum einen die Umsetzung der Gefahrstoffverordnung und die damit verbundene Erkenntnis, daß der Informationsbedarf bei den Berufsgenossenschaften und ihren Mitgliedsbetrieben nicht mehr mit den klassischen Nachschlage- und Regelwerken adäquat zu befriedigen war. Zum anderen war die Erwartungshaltung, was die Informationsbereitstellung und die logisch/dv-technische Verknüpfung der vorhandenen Datenbanken zu Gefahrstoffen betrifft, stark gestiegen. Bis zu diesem Zeitpunkt war zwar im berufsgenossenschaftlichen Raum eine ganze Reihe von Datenbanken zum Gefahrstoffbereich (Stoffe, Produkte, Expositionsmeßdaten, Exponierte, beruflich Erkrankte und dergleichen) aufgebaut worden, eine optimale Nutzung für die Prävention und Rehabilitation war jedoch nicht möglich. Erst die übergreifende Verknüpfung dieser Daten versprach eine wesentliche Erweiterung der Nutzungsmöglichkeiten.

So ist GESTIS heute, als ein Gemeinschaftsprojekt der gewerblichen Berufsgenossenschaften, ein Verbund zentraler und dezentraler Dokumentation zu Stoffen und Produkten, angezeigten Berufskrankheiten, Berufskrankheitenfälle, Expositionsmeßdaten und weiterer spezieller Informationssysteme und Dateien. Es stellt die Grundlage eines Auskunftssystems dar, das die Berufsgenossenschaften und ihre Mitgliedsbetriebe bei der Wahrnehmung ihrer präventiven Aufgaben zur Förderung des Gesundheitsschutzes beim Umgang mit Gefahrstoffen am Arbeitsplatz unterstützt.

Zu den Kerndatenbanken von GESTIS gehören:

- die Zentrale Stoff- und Produktdatenbank (ZESP),
- die Datenbank zu Expositionsdaten an Arbeitsplätzen (MEGA) und
- die Berufskrankheitendokumentation (BK-DOK).

Diese Datenbanken sind (oder werden) über logische Schlüssel zu Stoffen, Produkten und Tätigkeiten miteinander verknüpft. Abbildung 1 zeigt die derzeit im System GESTIS integrierten zentralen und dezentralen Datenbanken sowie die logische Verknüpfung durch geeignete Schlüssel.

Wie die in GESTIS integrierten Datenbanken zukünftig übergreifend genutzt werden können, sei beispielhaft aufgezeigt:

- In der Verknüpfung mit der Berufskrankheitendokumentation können belastete Arbeitsplätze sowie der Umgang mit bestimmten Produkten anhand angezeigter Berufskrankheitsfälle erkannt und geeignete Präventionsmaßnahmen eingeleitet werden.
- Bei epidemiologischen Projekten können beispielsweise für die Konzeptionsphase Erkenntnisse gewonnen werden durch Vergleich von Berufskrankheitsfällen mit tätigkeitsbezogenen (nicht individuellen) Expositionen.
- Bei berufsgenossenschaftlichen Berichten zur Expositionssituation in Betrieben, die im Rahmen der Überwachung notwendig werden, können automatisch

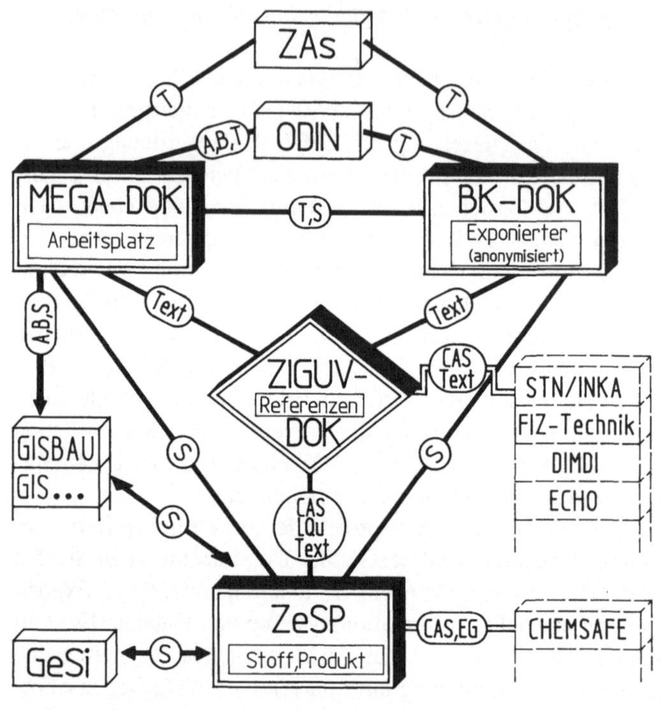

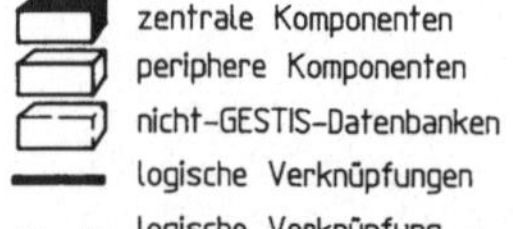

Abb. 1. GESTIS-Struktur *BK-DOK* Berufskrankheitendokumentation; *MEGA-DOK* Dokumentation „Meßdaten von Gefahrstoffen am Arbeitsplatz"; *ZeSP* Zentrale Stoff- und Produktdatenbank; *ZIGUV-DOK* Zentrales Informationssystem der gesetzlichen Unfallversicherung, Literaturreferenzen zu Gefahrstoffen, Berufskrankheiten, Gefahrstoffexposition; *GeSi* Informationssystem „Gefahrstoffe und Sicherheit" der Berufsgenossenschaft Glas-Keramik; *GISBAU* Gefahrstoffinformationssystem der Bauberufsgenossenschaften; *ODIN* Organisationsdienst für nachgehende Untersuchungen (bei Exposition gegenüber krebserzeugenden Gefahrstoffen); *ZAs* Zentrale Erfassungsstelle asbeststaubgefährdeter Arbeitnehmer; *TN/INKA* Science and Technology Network/Fachinformationszentrum Karlsruhe; *FIZ-Technik* Fachinformationszentrum Technik, Frankfurt a.M; *DIMDI* Deutsches Institut für Medizinische Dokumentation und Information, Köln; *ECHO* European Commission Host Organisation, Luxembourg; *CHEMSAFE* Datenbank für sicherheitstechnische Kenngrößen, DECHEMA, Frankfurt a.M.

relevante Informationen zum eingesetzten Produkt/Stoff mitgeliefert werden, z.B. zu Schutzmaßnahmen, zum Umgang oder zur Lagerung.

Eine besondere Rolle für die Prävention und zunehmend auch für die Entscheidung in BK-Fällen spielt die Dokumentation von Meßdaten über Gefahrstoffe am Arbeitsplatz (MEGA). Die hier inzwischen vorliegenden 400000 Expositionsdaten, teilweise zurückreichend bis 1972, werden vom Umfang und Zeitraum her zunehmend für Auswertungen ergiebiger. Neben den bisher schon praktizierten Nutzungen, wie die Auswertung nach speziellen Fragestellungen, z.B. nach Stoffen und Konzentrationshöhen unter dem Einfluß bestimmter Parameter auf die Exposition, treten Schwerpunkt- und Trendanalysen sowie das Anlegen von Katastern zur Expositionssituation in bestimmten Arbeitsbereichen hinzu. Zusätzlich bietet sich das Datenmaterial für epidemiologische Untersuchungen sowie als mögliche Entscheidungsgrundlage für angezeigte Berufskrankheiten an.

Berufskrankheitendokumentation „BK-DOK"

Im Jahr 1975 haben die gewerblichen Berufsgenossenschaften eine Statistik über das Berufskrankheitengeschehen eingeführt, die BK-DOK.

Hintergrund für die Einrichtung dieser Dokumentation war die Erkenntnis, daß dem Berufskrankheitensektor ein immer größeres Gewicht beizumessen ist und damit die Notwendigkeit besteht, umfassende wie auch detaillierte Fragestellungen auch von der statistischen Seite her beleuchten zu können.

Das Erhebungsprogramm der BK-DOK zeichnet die Bearbeitungsschritte in der Berufskrankheiten-Sachbearbeitung nach, d.h. es werden, beginnend mit der Anzeige auf Verdacht einer Berufskrankheit, fallbezogen

— die versicherungsrechtlichen Aspekte wie Anerkennung, Ablehnung, Minderung der Erwerbsfähigkeit,
— die medizinischen Angaben (insbesondere Diagnose),
— die Arbeitsanamnese

festgehalten und unter Einsatz der Datenverarbeitung für Auswertungen zur Verfügung gestellt.

Die Präsentation der erhobenen Daten erfolgt regelmäßig in Übersichtsarbeiten [3, 4] und in auf Einzelfragen bezogenen Veröffentlichungen (z.B. „Beruflich verursachte Krebserkrankungen") [7], die seitens des Hauptverbandes der gewerblichen Berufsgenossenschaften kostenlos interessierten Stellen überlassen werden.

Daneben wird die BK-DOK für gezielte Aktionen der Berufsgenossenschaften auf dem Sachgebiet Berufskrankheiten für die Beantwortung von Anfragen aus dem berufsgenossenschaftlichen, dem sozialpolitischen und dem wissenschaftlichen Raum erfolgreich eingesetzt.

Im Jahr 1986 wurde die BK-DOK ergänzt um eine zusätzliche, ebenfalls fallbezogene Erhebung der Kosten, die den Berufsgenossenschaften im BK-Bereich entstehen.

Nutzung von Meßergebnissen über die Gefahrstoffexposition

Ermittlung von Expositionsdaten und betrieblichen Randbedingungen

Für die Ermittlung der Exposition durch einatembare Gefahrstoffe – d.h. der auf die Person bezogenen Konzentration der Gefahrstoffe in der Atemluft – stehen Meßverfahren für eine ständige und umfassende Personenmessung praktisch nicht zur Verfügung bzw. sind nicht praktizierbar. Deshalb müssen geeignete Stichprobenverfahren und Abschätzungen unter Berücksichtigung der Expositions- und Aufenthaltszeit der Personen angewendet werden. Dabei sind allerdings 2 verschiedene Zielvorstellungen zu unterscheiden, nämlich zum einen die Entscheidung, ob im Einzelfall ein bestehender Expositionsgrenzwert eingehalten wird, und zum anderen die möglichst exakte Ermittlung der Exposition, unabhängig von deren Höhe.

Die von den meßtechnischen Diensten der Berufsgenossenschaften ermittelten Meßwerte werden im BIA in einer Meßdatendokumentation erfaßt und sind einem Arbeitsbereich zugeordnet. Die Zuordnung von Expositionsmeßwerten zu den exponierten Personen erfolgt aufgrund von Datenschutzbestimmungen nur in Ausnahmefällen.

Grundlage der Ermittlung von Gefahrstoffen in der Luft am Arbeitsplatz ist das Meßverfahren. Dieses besteht aus den Grundeinheiten Probenahme – Entnahme einer Luftprobe vor Ort – und der analytischen Bestimmung der Gefahrstoffkonzentration [1]. Für die Messung werden vorrangig anerkannte oder empfohlene Meßverfahren eingesetzt. Diese werden durch die hierfür zuständigen Stellen veröffentlicht [6, 8, 13]. Die bei der meßtechnischen Überwachung von Arbeitsplätzen durch die Berufsgenossenschaften eingesetzten und vom BIA entwickelten Verfahren sind aufgrund der häufigen Anwendung in einer Vielzahl von Arbeitsbereichen besonders praxiserprobt.

Bei der Messung der Konzentration von Gefahrstoffen ist der Ermittlung der korrespondierenden betrieblichen Randbedingungen besondere Beachtung zu schenken, weil sie die Höhe des Meßergebnisses entscheidend beeinflussen können und deshalb auch für die Durchführung von Arbeitsbereichsanalysen und die Dokumentation der Ergebnisse von besonderem Belang sind. Hierzu gehören insbesondere:

– Art des Arbeitsbereichs,
– Arbeitsverfahren,
– Einsatzstoffe,
– Arbeitsweise,
– Betriebs- und Expositionszeiten pro Schicht,
– Arbeitsvorgänge,
– Produktionsparameter,
– räumliche Verhältnisse,
– Schutzeinrichtungen,
– Lüftung,

– klimatische Bedingungen,
– Strömungsrichtung und -geschwindigkeit.

Besondere Bedeutung hat dabei auch die Ermittlung von Expositionsspitzen neben
der durchschnittlichen schichtbezogenen Exposition, so daß den Probenahme- und
Meßzeiten bereits bei der Meßplanung besondere Aufmerksamkeit zu widmen
und die diesbezüglichen Daten exakt zu ermitteln sind.

Nutzung für die Prävention

Messungen von Gefahrstoffen selber stellen noch keine Arbeitsschutzmaßnahme
dar, sie sind jedoch für die Erfassung und Beurteilung von Gefährdungssituatio-
nen unentbehrlich. Das Vorliegen entsprechender Meßdaten im Betrieb – wobei
die Meßdaten vom Betrieb selber, von außerbetrieblichen Meßstellen oder von
Aufsichtsdiensten der Berufsgenossenschaften oder der staatlichen Aufsicht
stammen können – stellt die Grundlage für präventive Maßnahmen dar.

Art und Umfang der Prävention sind von den betrieblich technologischen
Möglichkeiten und dem Grad ihrer Realisierbarkeit abhängig. Die Feststellung der
Beziehung zwischen gefahrauslösenden Faktoren und den gefährdeten Objekten
bestimmt auch die Konkretisierung der Präventionsmaßnahmen.

Präventive Maßnahmen orientieren sich an den Prioritätsvorgaben, wie im § 19
der Gefahrstoffverordnung festgelegt:

1. Vermeidung der Entstehung von Gefahrstoffen,
2. Absaugung der Gefahrstoffe an der Entstehungs- oder Austrittsstelle und deren
   gefahrlose Beseitigung,
3. Maßnahmen zur Raumlüftung.

Die unterschiedlichsten Möglichkeiten, die Entstehung von Gefahrstoffen zu vermeiden (Stoffauswahl, Stoffsubstitution, Änderungen an Be- und Verarbeitungs-
verfahren usw.) müssen meßtechnisch bewertet werden.

Bei der Entwicklung und Optimierung von Absauganlagen müssen zur Beurteilung der Wirksamkeit Gefahrstoffmessungen durchgeführt werden. Der Umgang der Raumluftung läßt sich anhand vorliegender Konzentrationsmeßergebnis-
se abschätzen. Für die Bewertung und die Entwicklung praxisorientierter Präventionsmaßnahmen sind Messungen von Gefahrstoffen unentbehrlich.

Eine präventive Maßnahme stellt auch die arbeitsmedizinische Überwachung
Exponierter dar. Durch Auswertung von medizinischen Befunden (BK-DOK) und
Expositionsdaten (ZAS) bei Asbestexponierten [2] konnte gezeigt werden, daß es
möglich ist, Personenkollektive auszuweisen, für die ein erhöhtes Risiko einer asbestbedingten Erkrankung besteht. Mit diesem Ansatz ist es möglich, die medizinischen Vorsorgemaßnahmen dem Risiko entsprechend zu differenzieren und
dadurch effizienter zu gestalten. Voraussetzung für eine sachgerechte Inanspruch-
nahme von Expositionsmeßdaten sowohl bei der Prävention, der Rehabilitation
wie auch für die Anwendung in der Epidemiologie ist die Sachkunde und die Beteiligung der Stellen, die für die Ermittlung der Daten verantwortlich sind oder

waren. Dabei stehen die Ermittlung der Arbeitsplatz- und Expositionsverhältnisse, die Anwendung geeigneter und ausreichend beschriebener Meß- und Analyseverfahren sowie die Verfahren der Verschlüsselung, Organisation und der Datenverarbeitung bei der Nutzung dokumentierter Daten für die vergleichende Beurteilung von Arbeitsbereichen im Vordergrund. Als weitere Anforderungen müssen erfüllt sein:

- die Erfassung der betrieblichen und persönlichen Einflußfaktoren (Randbedingungen) auf die Exposition bzw. auf den Meßwert,
- ein genügender Umfang der Meßdaten sowie
- Gewährleistung des Aussagewerts von Meßdaten über zurückliegende Expositionsverhältnisse, auch wenn sie den heutigen Anforderungen an eine moderne Meßtechnik nicht in vollem Umfang entsprechen sollten.

Nutzung im Zusammenhang mit epidemiologischen Fragestellungen

In der Berufskrebsforschung besteht neben dem Bedarf nach pathologischer und toxikologischer Klärung von Ursachen und Verlauf von Erkrankungen die Aufgabe, in epidemiologischen Studien präzise Berufe, Arbeitsbereiche und Tätigkeiten zu erfassen und zu differenzieren [8].

Die epidemiologische Forschung unterscheidet grundsätzlich zwischen retrospektiven Fallkontrollstudien und prospektiven Kohortenstudien. Bei ersteren geht man von einem festgestellten Effekt aus, d.h. man bildet eine Fallgruppe aus Personen mit bestimmten Krankheiten und versucht, rückblickend den gemeinsamen Ursachenfaktor aufzuspüren. Derartige retrospektive Studien haben neben einer Reihe von Vorteilen v.a. den Nachteil, daß die Recherchen über den zurückliegenden Ursachenfaktor in aller Regel nur orientierende Ergebnisse erbringen. Eine exakte Quantifizierung des Ursachenfaktors, wie dies z.B zur Ermittlung einer Dosis-Wirkungs-Beziehung bei der Gefahrstoffexposition erforderlich ist, läßt sich durch retrospektive Studien nur erreichen, wenn man valide Meßdaten aus einem hinreichend lang zurückliegenden Zeitraum zur Verfügung hat. In diesem Zusammenhang kommt den Meßwerten im Rahmen einer entsprechend aufgebauten und gepflegten Meßdatendokumentation eine besondere Bedeutung zu.

Bei einer Kohortenstudie bildet man z.B. eine Personengruppe mit gleicher Gefahrstoffexposition und verfolgt die Gruppe parallel zu einer Vergleichsgruppe, die nicht oder wesentlich geringer exponiert ist. Bei diesem prospektiven Forschungsansatz steht also der Ursachenfaktor im Vordergrund der Betrachtung. Das bedeutet natürlich, daß dieser (d.h. entsprechende Meßergebnisse) möglichst genau bekannt sein muß.

Geeignete Meßdatendokumentationen können grundsätzlich wesentliche Daten zu folgenden zentralen Fragestellungen beisteuern:

- An welchen Arbeitsbereichen, bei welchen Tätigkeiten sind kanzerogene Expositionen lokalisierbar?
- Wo und im welchem Umfang liegen multifaktorielle Expositionen vor?

– Wie hoch ist die kumulative Dosis einer Exposition an bestimmten Arbeitsplätzen über eine gegebene Zeitspanne?

Über die Ermittlung kumulativer Epositionshöhen sind Beiträge nicht nur zur Epidemiologie zu erwarten, hier wird auch eine Brücke zum pathologisch-toxikologischen Ansatz geschlagen bei der Aufklärung von Dosis-Wirkungs-Beziehungen und der Wirkung möglicher Promotoren.

Die deskriptive, besonders aber die analytische Epidemiologie ist ohne Ermittlung zumindest halbquantitativer Expositionshöhen und kumulierter Dosen kaum noch denkbar. Das Design sog. „Linkage"systeme, die Berufsexpositionen arbeitsplatzbezogen erfassen, erfordert eine differenzierte Erhebung und Analyse von Parametern zur Tätigkeit, zum Arbeitsverfahren, zum verarbeiteten Material und schließt Dosis-Wirkungs-Betrachtungen in der Regel mit ein. Besonders hochentwickelt ist letzteres im „Serial Additive Dose Model" SAED, bei der die Expositionsdosis tätigkeitsbezogen nach kategorisierten Expositionsgraden für jedes Studienjahr separat dokumentiert und kumuliert wird. Insbesondere für die Berufskrebserkrankungen sind genaue Kenntnis des Expositionsverlaufes sowie der zeitlichen Expositionsschwerpunkte aufgrund der oft langen Latenzzeiten von Bedeutung.

Die BIA-Meßdatendokumentation kann auch hierzu, jedoch mit gewissen Einschränkungen, Beiträge leisten:

– Auf der Grundlage von Arbeitsbereichen und unter Berücksichtigung von Arbeitsverfahren, Verarbeitungsmaterialien und sonstigen relevanten Parametern (Absaugung, Lüftung) können Expositionsgrade ermittelt werden, jedoch ohne individuelle Zuordnung zu Exponierten.
– Für einen Zeitraum von maximal 20 Jahren vor heute liegen Expositionswerte vor, eine Kumulierung ist nur sinnvoll, wenn Meßserien über längere Zeiträume existieren.
– Die volle Datenbreite mit Angaben zu Verfahren, Materialien etc. liegt erst seit 1989 vor.
– Gerade für krebsepidemiologische Fragestellungen wären Extrapolationen in länger zurückliegende Zeiträume – mit allen Unsicherheiten – erforderlich.

Erste Erfahrungen mit epidemiologischen Fragestellungen zeigen, daß zumindest zur halbquantitativen Abschätzung arbeitsplatzbezogener Expositionshöhen bereits heute Anhaltspunkte gewonnen werden können, die bei der Konzipierung von Studien eine gute Grundlage liefern.

Der epidemiologische Nutzen der Meßdatendokumentation liegt allerdings hauptsächlich in der Zukunft.

Nutzung im Rahmen von Berufskrankheitenfeststellungsverfahren

In den letzten Jahren haben sich bei der Begutachtung von Krebserkrankungen als Berufskrankheit eine Reihe von Punkten als bedeutend herausgestellt, die anläßlich des Kolloquiums „Krebserkrankungen und berufliche Tätigkeit" der Süddeutschen Eisen- und Stahlberufsgenossenschaft in 10 Punkten konzentriert wurden [11]. Die Bedeutung von Expositionsdaten wird dabei durch folgende Aussagen hervorgehoben:

Bei der retrospektiven Beurteilung der Exposition an Arbeitsplätzen im Rahmen von BK-Verfahren stößt man aus technischer Sicht häufig auf unüberwindliche Hindernisse, insbesondere dann, wenn örtliche oder zeitliche Aspekte der Einwirkung nicht erbracht werden können oder keinerlei Informationen über die angeschuldigte Noxe im Produktionsgang bzw. Arbeitsablauf vorliegen oder der Nachweis der krankmachenden Noxe nicht quantitativ belegt werden kann. Um den Zusammenhang zwischen angeschuldigter Noxe und bösartiger Erkrankung wahrscheinlich zu machen, haben sich unterschiedliche Vorgehensweisen bewährt:

1. Gründliche Recherchen der Literatur der letzten 80–100 Jahre. Dabei sind nicht nur Informationen aus wissenschaftlichen Veröffentlichungen zu berücksichtigen, sondern insbesondere auch Informationen über firmenspezifische Produkte und ihre Zusammensetzung aus Monographien, Sammelwerken, Patentschriften und Firmenschriften usw.
2. Modellrechnungen zur Abschätzung der mutmaßlichen Expositionssituation möglichst unter Berücksichtigung der früher angewandten Verfahrenstechnik.
3. Technische Nachstellung eines angeschuldigten Arbeitsprozesses unter Bedingungen, die der wahrscheinlichen Exponierung des Erkrankten am Arbeitsplatz vergleichbar sind bzw. aus denen Vergleichbarkeit abgeleitet werden kann.

Derartige Recherchen führen in vielen Einzelfällen, trotz aufwendiger Bemühungen, dennoch nicht zu befriedigenden Ergebnissen. Wünschenswert wäre deshalb das Vorhandensein von Expositionsmeßdaten aus den in Frage kommenden oder vergleichbaren Arbeitsbereichen, um diese unmittelbar mit dem vorliegenden BK-Fall oder in Verbindung mit Recherchen nach 1–3 zusätzlich einbeziehen zu können.

Leider sind systematische Messungen der Gefahrstoffexposition mit Ausnahme der Ermittlung von Meßdaten über die Quarz- und Feinstaubkonzentration v.a. im Bergbau erst Mitte der 70er Jahre begonnen worden. Meßkapazitäten über eine breitere Gefahrstoffpalette stehen erst seit etwa 1980 zur Verfügung [5]. Weit zurückreichende Meßdaten sind deshalb insbesondere bei Erkrankungen mit großen Latenzzeiten von hoher Bedeutung, auch wenn sie vielfach nicht dem heute zu Recht geforderten Validitätsstand aufweisen. Ein weiteres Problem besteht darin, daß frühere Messungen vielfach nach anderen meßtechnischen Definitionen und Konventionen ermittelt wurden und mit den heutigen geltenden Kriterien nur in Bezug zu setzen sind, wenn begründete Umrechnungen möglich sind. Zurückliegende Meßdaten sind häufig nur in unsystematischer Weise mit Tätigkeiten, Arbeitsbereichen und Arbeitsverfahren verbunden, so daß für ihre Inbezugnahme bei heute manifest werdenden Erfahrungen die Übertragbarkeitskriterien fehlen. Gerade bei der Bedeutung, die den Expositionsmeßdaten bei der Abklärung der Kausalität zwischen angeschuldigter Noxe und bösartiger Erkrankung zukommt, ist deshalb der geordneten und systematischen Dokumentation solcher Daten und ihrer Bezugsgrundlagen besondere Beachtung beizumessen.

Ein Beispiel für ein solches Dokumentationssystem ist die heute unter dem Namen MEGA geführte Datenbank (s. oben). Es ist vorgesehen, diese Datenbank zur Unterstützung der BK-Begutachtung den gewerblichen Berufsgenossenschaften zunehmend nutzbar zu machen.

Rehabilitationsmaßnahmen im Zusammenhang mit stofflichen Einwirkungen setzen überwiegend nach einer Erkrankung ein. Grundlage für die Entscheidung für Rehabilitationsmaßnahmen im Verlauf von Berufskrankheitsfällen sind häufig Meßdaten über die zurückliegende Exposition oder Meßdaten aus speziell nachgestellten Betriebssituationen.

Zusammenfassung und Ausblick

Meßdaten über die Gefahrstoffexposition haben sich als wertvolle Grundlage für alle geeigneten Präventionsmaßnahmen etabliert. Ihr Beitrag zur Gefährdungsbeurteilung hängt allerdings von der Existenz zuverlässiger Grenzwerte ab. Bei Gefahrstoffen mit großen Latenzzeiten, wie z.B. Karzinogenen, kommt der kausalen Beziehung zwischen Ursache (Exposition) und Wirkung (Erkrankung) sowohl in der epidemiologischen Forschung wie auch für die Anerkennung von Berufskrankheiten eine große Bedeutung zu. Auch hier können Expositionsmeßdaten eine wertvolle Brückenfunktion darstellen, wenn sie langfristig dokumentiert und mit dem gebotenen Informationsgehalt retrospektiv bereitgestellt werden können.

Weiterentwicklungen in der Nutzung von Meßergebnissen und Meßdatendokumentation ergeben sich nicht nur in der Verbreiterung und Verbesserung der Gefahrstoffmeßtechnik und dem qualitativen und quantitativen Ausbau der Dokumentationen. Vielmehr muß ein wesentlicher Ansatz darin gesehen werden, zukünftig komplexe Belastungskataster aufzubauen bzw. entsprechende Gefährdungsanalysen zu erstellen, in denen die Vielfalt der Einwirkungen beschrieben oder dokumentiert wird. In diesem mehr ganzheitlichen Ansatz sollten neben den chemischen u.a. auch die physikalischen Einwirkungen berücksichtigt werden.

Ferner sind zur Lösung von Problemen zunehmend interdisziplinäre Ansätze notwendig, z.B. zur Beurteilung von Arbeitsplätzen bei Umgang mit Epoxidharzen, bei der die Frage der Hautresorption in der Gesamtbeurteilung eine wesentliche Rolle spielt. Hier sowie bei komplizierten Vielstoffgemischen, z.B. Kühlschmierstoffen, in der Gummiindustrie, in der Deponie-/Abfallwirtschaft ist in Hinblick auf eine Gefährdungsanalyse, zur Festlegung einer Beurteilungsgrundlage und zur Anwendung späterer Grenzwerte entscheidend, daß Analytiker, Toxikologen, Mediziner, Epidemiologen, Betriebstechniker und Hygieniker zusammenarbeiten. Die Meßtechnik steht vor einer doppelten Herausforderung:

Auf der einen Seite muß sie für ein ständig größer werdendes Spektrum von Einwirkungen zuverlässige, aber auch praktikable Meßmöglichkeiten zur Verfügung stellen. Auf der anderen Seite muß im Zusammenwirken mit anderen Fachdisziplinen die Möglichkeit eröffnet werden, daß auf der Basis der Meßergebnisse wirksame präventive Maßnahmen ergriffen werden können, die darüber hinaus auch für die Rehabilitation, die Epidemiologie und die Anerkennung von Berufskrankheiten zu nutzen sind.

Danksagung. Unser herzlicher Dank für die Mithilfe bei der Erstellung dieses Beitrages gilt Herrn Dr. Butz, Herrn Dr. Meffert, Herrn Dr. Pflaumbaum, Herrn Dr. Stamm, Frau Stückrath und Herrn Dr. Wolf.

Literatur

1. BIA-Arbeitsmappe „Messung von Gefahrstoffen". Schmidt, Bielefeld
2. BIA-Report 1/91. Berufsgenossenschaftliches Institut für Arbeitssicherheit, BIA, Sankt Augustin (Hrsg)
3. BK-DOK 78 (1980) Dokumentation des Berufskrankheitengeschehens in der Bundesrepublik Deutschland. Hauptverband der gewerblichen Berufsgenossenschaften (Hrsg)
4. BK-DOK 81 (1983) Dokumentation des Berufskrankheitengeschehens in der Bundesrepublik Deutschland. Hauptverband der gewerblichen Berufsgenossenschaften (Hrsg)
5. Coenen W (1987) Berufsgenossenschaftliches System der meßtechnischen Überwachung: Konzeption – Erfahrungen – Ergebnisse Fachtagung „Gefahrstoffe am Arbeitsplatz". Berufsgenossenschaftliches Institut für Arbeitssicherheit, BIA
6. DFG: „Luftanalysen"; Deutsche Forschungsgemeinschaft. Verlag Chemie, Weinheim
7. Eine Darstellung der im Zeitraum 1978–1989 anerkannten Fälle. (1990) Hauptverband der gewerblichen Berufsgenossenschaften (Hrsg)
8. Gaußmann et al (1983) Bilanzierung epidemiologischer Berufskrebsforschungsprojekte, Bundesanstalt für Arbeitsschutz, Forschungsbericht Nr. 347, Bd IV
9. Toxikologische Bewertungen, Berufsgenossenschaft der Chemischen Industrie, Heidelberg
10. Unfallverhütungsvorschriften der gewerblichen Berufsgenossenschaften (VBG-Vorschriften), Schutzmaßnahmen beim Umgang mit krebserzeugenden Arbeitsstoffen (VBG 113). Heymanns, Köln
11. Valentin H, Hartung M, Raithel HI (1988) Die arbeitsmedizinische Beurteilung von Ursache und Wirkung. Kolloquium-Krebserkrankungen und berufliche Tätigkeit – Süddeutsche Eisen und Stahl-Berufsgenossenschaft, Mainz
12. Verordnung über gefährliche Stoffe (Gefahrstoffverordnung – GefStoffV) vom 26.08.1986 in der Fassung vom 05. Juni 1991. Heymanns, Köln
13. ZH1/120: Von den Berufsgenossenschaften anerkannte Analysenverfahren zur Feststellung der Konzentrationen krebserzeugender Gefahrstoffe in der Luft in Arbeitsbereichen. Heymanns, Köln

Beiträge der Bundesanstalt für Arbeitsschutz zur Verringerung der Krebsrisiken am Arbeitsplatz

H. Kollmeier und U. Wölcke

Im Aufgabenkatalog der Bundesanstalt für Arbeitsschutz (BAU) ist die Ausschaltung oder mindestens Verringerung von Krebsrisiken am Arbeitsplatz eines der vorrangigen Themen. Dazu werden in Abhängigkeit von Notwendigkeit und Dringlichkeit eigene Untersuchungen angestellt oder externe Forschungsprojekte veranlaßt; letzteres schließt Finanzierung und sachliche Mitverantwortung ein. Problemspezifisch werden der aktuelle Wissensstand und die Realität der mit dem Arbeitsplatz verbundenen Belastungen und Beanspruchungen ermittelt und vorgehalten, auch für die Informationsvermittlung nach draußen (s. unten). Zu diesem Zweck verfügt die BAU über spezielle Datenbanken (Meßdaten, Merkmalsdatensätze), wie sie auch Zugriff zu den einschlägigen nationalen und internationalen Literatur- und Informationsbanken hat. Im Rahmen der Umsetzung und Anwendung neuer Erkenntnisse oder bei Implementationsdefiziten erfolgen betriebliche Stichproben und Kontrollmessungen. Die BAU arbeitet in regelsetzenden Gremien mit. Sie ist nationale Anmeldestelle nach dem Chemikaliengesetz (ChemG) [5]; damit sind Bewertungsfunktionen verbunden.

Für Personen und Institutionen, die mit Fragen der Krebsgefährdung am Arbeitsplatz befaßt oder davon betroffen sind, gibt die BAU Informationen und Handlungshinweise, die von einfachen fachlichen Tatbeständen und Grundkenntnissen über differenzierte und komplexe Sachverhalte bis zu zusammenfassenden Darstellungen zu bestimmten Themen reichen. So sind beispielsweise wesentliche Teile mehrerer sog. großer Anfragen der Fraktionen des Bundes- und der Länderparlamente von hier aus beantwortet worden [4]. Entsprechend umfaßt die Gruppe der Fragesteller neben Parlament und Ministerien betroffene Einzelpersonen, Betriebsärzte, Sicherheits-/Arbeitsschutzausschüsse, Betriebs-/Personalräte, Geschäftsleitung, Kliniken u.a. Desgleichen fungiert die BAU als spezielle Sachverständige in Stellungnahmen, Gutachten, Vorträgen, Ausbildungs- und Lehrtätigkeit.

Abgesehen von Beiträgen zum technischen Strahlenschutz (z.B. Schutz vor ultravioletter Strahlung [15]), auf die hier nicht näher eingegangen werden soll, konzentriert sich die Arbeit der BAU auf stoffliche Krebsrisiken. Dies gilt für das gesamte Stoffspektrum, also für die bewerteten und hinsichtlich ihrer Wirkungsqualität eingestuften Stoffe (TRGS 900 [20], GefStoffV [9]) wie für die Altstoffe und für die neuen Stoffe (ChemG [5]).

Verbleibende Defizite und neu entstehender Handlungsbedarf erfordern die theoretische und empirische, qualitative und quantitative Ermittlung krebserzeugender Stoffe am Arbeitsplatz, und zwar technologie- und verfahrensspezifisch. Dazu finden auf der Basis eines evaluierten Vorwissens Betriebsbegehungen und gezielte Stichprobenmessungen unter teils komplexen und übergreifenden Fragestellungen statt:

- Identifikation expositionsintensiver Arbeitsplätze;
- Expositionsabschätzung, insbesondere auch bei Altstoffen;
- Abschätzung der Größe der exponierten Kollektive;
- Aufstellung einer Rangliste von Intensität und Umfang der Exposition zur Prioritätensetzung für präventive Interventionen;
- Darstellung stoffspezifischer Expositionen sowie branchen- und arbeitsbereichsspezifischer Expositionsprofile;
- Erfassung und Identifikation verfahrensbedingter Zersetzungsprodukte;
- Erfassung des Standes der Technik;
- Überprüfung der Praktikabilität von Analysenverfahren.

Der Expositionsabschätzung werden insbesondere auch verdächtige Altstoffe unterzogen. In Anbetracht des immensen Altstoffbestandes (das European Inventory of Existing Commercial Chemical Substances [7] enthält inzwischen ca. 100000 Stoffe – dem schätzungsweise 1 Mio. Zubereitungen entsprechen –, von denen ca. 20000 häufigere Verwendung am Arbeitsplatz finden) setzt dies die Orientierung entlang einer Prioritätenliste mit Stoffen hoher Risikovermutung voraus, für die Expositions- und Wirkungskriterien ausschlaggebend sind. Der Verband der chemischen Industrie (VCI) gibt dazu die Altstoffe an, die eine bestimmte Mengengrenze überschreiten. Die BAU trifft eine aus Sicht des Arbeitsschutzes systematische Auswahl der prioritär zu prüfenden Stoffe und nennt diese zur weiteren Bearbeitung einem Beratergremium der Berufsgenossenschaft der chemischen Industrie, in dem die BAU Mitglied ist. Parallel hierzu wird zukünftig die Auswahl und die Prüfung von Altstoffen auf der Grundlage einer EG-Altstoffverordnung erfolgen. Weiterhin enthält die Aufgabenstellung der BAU die Einstufung und Kennzeichnung gefährlicher Altstoffe sowie die epikritische Festlegung ihrer chronischen Toxizität mit sich daraus ergebenden Beschränkungen und Verboten auf dem Verordnungsweg, woran der AGS (s. unten) beteiligt wird.

Anhand von Materialien des Statistischen Bundesamtes und der Bundesanstalt für Arbeit wird versucht, die Größe der exponierten Kollektive zu ermitteln. Erklärlicherweise ist dies mit großen Schwierigkeiten verbunden, gleichwohl offensichtlich notwendig (beispielsweise wird eine solche Expositionseinschätzung in einem Land wie den USA mit viel Aufwand betrieben: Aufgrund des Toxic Substances Control Act sammelt die U.S. Environmental Protection Agency (EPA) die entsprechenden Daten und Centers of Disease Control/National Institute of Occupational Safety and Health (CdC/NIOSH) geben einen National Occupational Exposure Survey heraus [22]).

Die Bilanzierung von stoff-, branchen- und arbeitsbereichsspezifischen Expositionen auf der Basis des evaluierten Vorwissens und eigener oder veranlaßter Erhebungen und Messungen wird im Wege der landläufigen Informationsvermittlung umgesetzt, explizit aber auch in Form der BAU-Schriftenreihe „Gefährliche

Arbeitsstoffe", die besonders auf den alltäglichen Handlungsbedarf des betrieblichen Gesundheitsschutzes zugeschnitten ist. Als Beispiele seien hier genannt: Messung der beruflichen Exposition gegenüber Dieselabgas [12], Sanierung asbesthaltiger Bauteile [16], Ersatzstoffe für Antimontrioxid [2] und Vorkommen krebserzeugender und fruchtschädigender Stoffe in der Grundausbildung von Diplom-Chemikern und Lehramtskandidaten [19].

Im technischen Recht finden sich die unbestimmten Rechtsbegriffe „Anerkannte Regeln der Technik", „Stand der Technik" und „Stand von Wissenschaft und Technik", die ein jeweils unterschiedliches technisches Niveau zum Ausdruck bringen. Damit dient die Erfassung der betrieblichen Wirklichkeit einem doppelten Zweck: Zum einen liefert sie eine Vorgabe, deren Einhaltung im allgemeinen den Vorwurf ausschließt, fahrlässig gehandelt zu haben. Zum anderen erlaubt sie eine Orientierung an den technischen Gegebenheiten und den Möglichkeiten der technischen Prophylaxe, die neben arbeitsmedizinischen Erfahrungen und toxikologischen Erkenntnissen der Festsetzung Technischer Richtkonzentrationen (TRK-Werte) für krebserzeugende Stoffe zugrunde gelegt werden.

Die nötigen Messungen zur Feststellung und Kontrolle krebserzeugender Stoffe am Arbeitsplatz stellen erhebliche Ansprüche an die apparative Ausstattung und personelle Qualifikation der Meßstellen, die diese nachzuweisen haben, indem sie vom beim AGS eingerichteten Arbeitskreis „Meßstellen" geprüft werden und in ein vom BMA im Bundesarbeitsblatt veröffentlichtes Verzeichnis [13] aufgenommen sind (GefStoffV, § 18). Rigorose, z.T. vorgeschriebene Qualitätskontrollen sind hier unabdingbar. Ringversuche sind vorgesehen und finden bereits statt. Die Prüfung der Eignung von Meßverfahren erfolgt durch Arbeitsgruppen der Kommission zur Prüfung gesundheitsschädlicher Arbeitsstoffe der DFG und der Berufsgenossenschaft der chemischen Industrie, die von Staubmeßverfahren durch das Berufsgenossenschaftliche Institut für Arbeitssicherheit (BIA) des Hauptverbandes der gewerblichen Berufsgenossenschaften, Bonn, und das Institut für Gefahrstoff-Forschung (früher: Silikose-Forschungsinstitut), Bochum. Geprüfte Meßverfahren werden veröffentlicht. Die Zuverlässigkeit der Meßergebnisse hängt in der Regel von einem hohen Meßaufwand ab, was zur Folge hat, daß ständig nach einfacheren Meßverfahren verlangt wird. Deswegen fahndet die BAU sowohl nach Möglichkeiten der Vereinfachung der Meßtechnik als sie auch die Praktikabilität der angewandten Analysenverfahren prüft. Die Ergebnisse werden in die oben genannten Arbeitsgruppen eingespeist.

Gemäß § 44 GefStoffV werden der Bundesminister für Arbeit und Sozialordnung (BMA) und der Bundesminister für Umwelt, Naturschutz und Reaktorsicherheit (BMU) durch den Ausschuß für Gefahrstoffe (AGS) beraten. Der AGS ermittelt Regeln und Erkenntnisse und formuliert Verfahrensregeln zur Erfüllung der von der GefStoffV gestellten Anforderungen über das Inverkehrbringen gefährlicher Stoffe und Zubereitungen sowie den Umgang mit Gefahrstoffen. Die BAU führt die Geschäfte des AGS und ist darüber hinaus im Hauptausschuß mit Sitz und Stimme vertreten. Sie beteiligt sich an der inhaltlichen Arbeit in 6 der 8 Unterausschüsse (UA) und in mehreren Arbeitskreisen; z.B. nimmt sie als Mitglied im UA V (TRK-Werte, Anwendung von Grenzwerten) an der Festsetzung

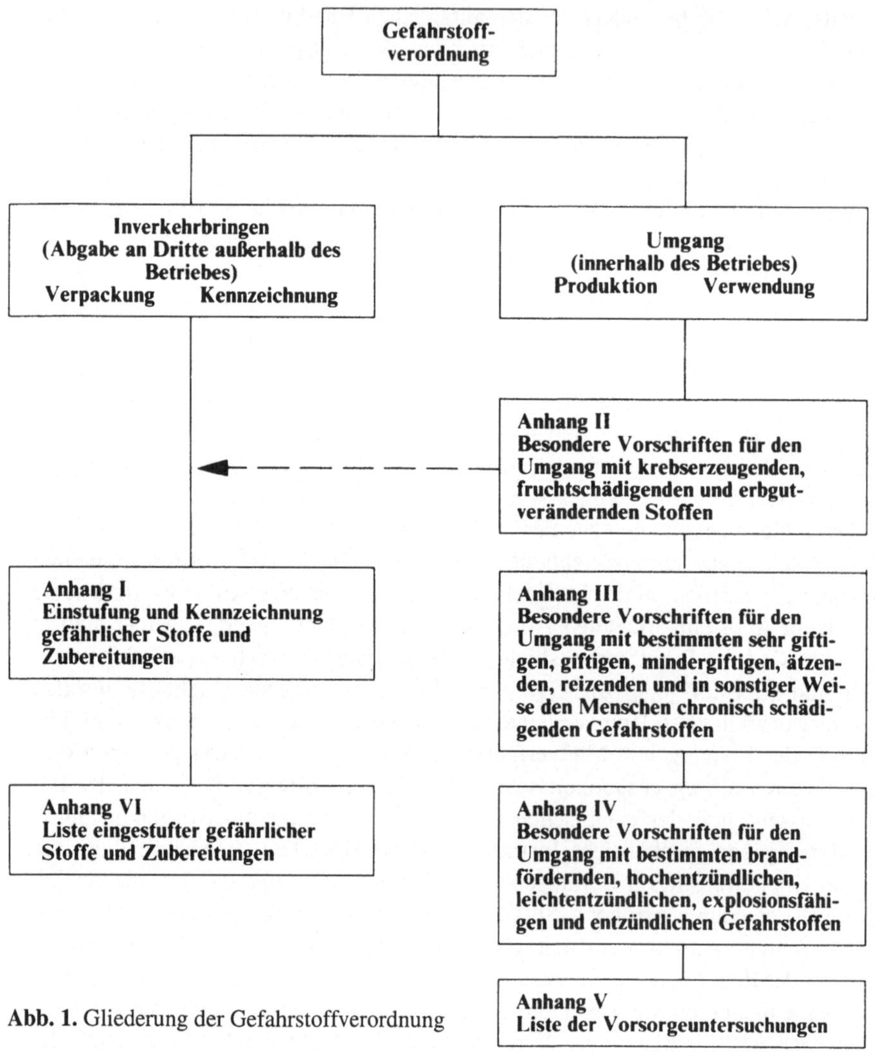

Abb. 1. Gliederung der Gefahrstoffverordnung

von TRK-Werten teil und ist in den Arbeitskreisen Meßstellen (s. oben) und Toxikologie vertreten.

Die Mitarbeit bei der Einstufung krebserzeugender Stoffe im Arbeitskreis „Toxikologie" des AGS betrifft die Kategorisierung nach Wirkungsstärke, die Risikoabschätzung, Dosis-Häufigkeits-Beziehungen sowie die toxikologische Beurteilung möglicher Ersatzstoffe. Offene Fragen werden durch Planung und Vergabe analoger Projekte beantwortet; in jüngerer Zeit waren dies u.a. Untersuchungen über die lokale genotoxische Wirkung von Formaldehyd in vivo, über die Bioverfügbarkeit von Azopigmenten mit karzinogener Arylaminkomponente, über die Löslichkeit von MMMF sowie vergleichende langzeitliche Karzinogenisierungsstudien.

Die BAU ist Bewertungsstelle für neue Stoffe im Sinne des Chemikaliengesetzes (ChemG). Die neuen Stoffe werden einer toxikologischen Beurteilung und Gefährdungsabschätzung („hazard assessment") unterzogen. Dies beinhaltet die Gegenüberstellung von experimentell ermittelten Wirkungen mit Expositionsvorhersagen und schließt Prioritätensetzungen bzw. Dringlichkeitsaussagen für Handlungserfordernisse bis hin zu Verbotsvorschlägen ein. Im Bedarfsfall kann die Veranlassung von Gutachten zu einzelnen Stoffen notwendig werden. In diesem Rahmen werden insbesondere auch generalisierende Feststellungen getroffen, z.B. über den Effekt unterschiedlicher Applikationswege und der sich daraus ergebenden Stoffkinetik. Die BAU bringt in die Bewertungen u.a. langjährige Erfahrungen mit Kurzzeittests auf Mutagenität und Karzinogenität ein.

Der sachgerechte Umgang mit Chemikalien auf der Grundlage des Standes der Technik und unter Implementation der Regelwerke und Schutzvorschriften ist nicht ohne weiteres realisierbar noch genügend selbstverständlich. Die BAU hält es für vordringlich, diese Defizite systematisch abzubauen. Hierzu werden vorrangig Ersatzstoffe und -lösungen zu Gefahrstoffen beigetragen, desgleichen alternative stoffliche Verwendungsformen geringeren Risikos (z.B. anstelle staubförmiger Stoffe Lösungen, Suspensionen, Pasten oder staubarme Granulate). Die Erhebungen wie der Transfer in eine optimierte Risikominderung orientieren sich branchenspezifisch. Für bestimmte Arbeitsplätze und -bereiche (z.B. Anleitung zum sachgerechten Umgang mit Narkosegasen in Operationssälen) werden auf der Grundlage der GefStoffV geeignete Einzelmaßnahmen zu Maßnahmenpaketen gebündelt. Im Rahmen der Überprüfung der Maßnahmenvorschläge in den Anmeldeunterlagen von Neustoffen können solche Maßnahmenpakete als Maßstab dienen. Abhängig von ihrer Relevanz und Aktualität werden diese handlungsanleitenden Informationen zum Umgang mit Gefahrstoffen in bestimmten Arbeitsbereichen in Form praxisnaher Texte der BAU-Schriftenreihe „Gefährliche Arbeitsstoffe" (s. oben) vermittelt (z.B. Stoffbelastung in der Mikroelektronik [14]).

Die BAU ist in das „Gesamtprogramm zur Krebsbekämpfung" der Bundesregierung [3] eingebunden. Eine der Arbeitsgruppen dieses Programms, „Krebsgefährdung am Arbeitsplatz", hat sich am 2.10.80 in der BAU und mit deren Geschäftsführung konstituiert. Das Programm dieser Arbeitsgruppe umfaßt u.a. die interdisziplinäre und interinstitutionelle Zusammenarbeit sowie den Austausch wissenschaftlicher Erkenntnisse zu aktuellen Themen der arbeitsmedizinischen Onkologie, die Verbesserung der epidemiologischen Infrastrukturen und der betrieblichen Epidemologie sowie die Fortentwicklung von Richtlinien und Grundsätzen für Vorsorgeuntersuchungen, Stellungnahmen zum Forschungsbedarf und schließlich Anstöße zur Optimierung der speziellen Fortbildung. Die Arbeitsgruppe publiziert zu den arbeitsmedizinisch relevanten Krebsarten handlungsbezogene Informationen in Form von Anleitungen zur ärztlichen Erhebung tätigkeitsspezifischer Krebsrisiken.

Die BAU unterhält am Register für onkologische Nachsorge im Institut für Pathologie an der Universität Münster ein Kompartiment für tätigkeitsspezifische Daten, das Dauerbestand haben soll [11]. Träger des Registers, das 1974 gegründet wurde, ist die Gesellschaft zur Bekämpfung der Krebskrankheiten NW, die seit 1985 für den Regierungsbezirk Münster ein bevölkerungsbezogenes (epidemiologisches) Krebsregister betreibt. Ungeachtet der Bedeutung, die solche Registern für die organisatorische Betreuung der Krebskranken, für gesundheitspolitische Interventionen und Budgetierungen sowie schließlich insbesondere auch für die Ursachenfindung beigemessen wird, stößt die Weiterentwicklung des Datensatzes der beruflichen Tätigkeiten und Expositionen bzw. deren zuverlässige Erfassung auf bisher nicht oder nur unzureichend abbaubare Hindernisse, nämlich auf Kollisionen mit dem Datenschutz und auf die allgemeine Empfindlichkeit gegenüber der Nutzung persönlicher und betrieblicher Daten. Die individuelle Verknüpfung von Belastung- und Erkrankungsdaten, für die durchaus nutzbare, allerdings getrennte Datenquellen vorhanden sind (Gewerbeaufsicht, ODIN [8], regionale/areale Krebsmortalitätsstatistik [1] u.a.) ist dieserhalb vorerst nicht oder nur unzureichend realisierbar.

Das spurenmetallanalytische Labor der BAU arbeitet auf der Basis von Atomabsorptionsspektrometrie. Insbesondere werden karzinogene und andere toxische Metalle (Cr, Ni, As, Cd, Pb u.a.) in Humangewebe gemessen [17, 18] und mit Belastungs- (Arbeitsplatz, Region) und Krankheitsdaten korreliert. Vorrangige Untersuchungsobjekte sind Lunge und Tumoren des Atemtrakts [10], die hinsichtlich ihrer Häufigkeit den ersten Rang der beruflich bedingten Krebslokalisationen belegen und schätzungsweise ca. 3% der Gesamtkrebsmortalität ausmachen [6]. Offensichtlich stellen viele der spurenmetallanalytischen Meßwerte einen brauchbaren Indikator für langfristige inhalative Belastungssituationen dar, auch dort, wo entsprechende berufliche Belastungen bisher weder angenommen wurden noch epidemiologisch untersucht oder ohne weiteres zugänglich sind. Auf diese Weise wurden bestimmte Arbeitsbereiche als gefährlich erkannt, deren Risiken bisher unterschätzt oder vernachlässigt wurden. Bekanntermaßen stehen Kausalzusammenhangsfragen häufig vor kaum überwindbaren Schwierigkeiten in der Bewertung der beruflichen Belastungssituation durch Beweisnotstände in der Amtsermittlung bei industriellen Latenzschäden. Dieserhalb sind v.a. Lungengewebsproben untersucht worden, bei denen begründeter Verdacht bestand, daß berufliche Expositionen gegenüber karzinogenen Metallverbindungen ein Bronchialkarzinom verursacht hatten. Ein guter Teil dieser Untersuchungen deckte beachtliche Übereinstimmungen zwischen den vermuteten beruflichen Risikosituationen und der Zunahme des analogen geweblichen Metallgehalts auf. Unbeschadet der prinzipiellen Priorität einer primären Prävention, ist der Wert und die Nutzung derartiger Untersuchungsergebnisse für den medizinischen Arbeitsschutz unverzichtbar. Im übrigen scheint sich mit derartigen geweblichen Rückstandsbestimmungen auch ein Zugang zur besseren Abschätzung von Kombinationseffekten zu eröffnen.

In der Senatskommission zur Prüfung gesundheitsschädlicher Arbeitsstoffe wirkt die BAU bei der Einstufung von Karzinogenen mit.

In Verbindung mit EG-Richtlinien, ChemG und GefStoffV wirkt die BAU in den nationalen und europäischen Gremien, in Bonn und Brüssel, z.B. bei der Formulierung der Vorschriften für die Legaleinstufung und -kennzeichnung der Gefahrstoffe mit; zunehmend schließt dies auf europäischer Ebene auch Beschränkungen und Verbote sowie Schutzmaßnahmen ein.

Seit 1982 ist die BAU Anmeldestelle nach dem Chemikaliengesetz. Zweck des ChemG ist es, den Menschen und die Umwelt vor gefährlichen Stoffen zu schützen, indem diese geprüft und angemeldet werden müssen; damit ist die Einstufung, Kennzeichnung und Verpackung gefährlicher Stoffe und Zubereitungen verbunden; ggf. schließen sich Verbote und Beschränkungen sowie besondere giftrechtliche und arbeitsschutzrechtliche Regelungen an. Die Zielsetzung des ChemG stellt also ein vorrangiges Instrument der primären Prävention auch im Hinblick auf Krebsrisiken dar.

Die Anmeldestelle dient der Informationsbeschaffung und Qualitätskontrolle von Daten über neue Stoffe. Die Bewertung dieser Daten erfolgt durch die nationalen Bewertungsstellen: Umweltbundesamt, Bundesgesundheitsamt und BAU. Eine entsprechende Datenbank bei der Anmeldestelle basiert auf standardisierten Systemen der Datenerfassung und ihres Transfers. Das Datenmaterial wird für fachlich zuständige Stellen vorgehalten und an diese weitergegeben, neben den Bewertungsstellen z.B. an die Landesbehörden in Form von Stoffdatenblättern und Bewertungsergebnissen. Mit der EG-Kommission und den anderen Mitgliedstaaten besteht eine Kooperation zur Abstimmung von Prüfstrategien, Bewertungs- und Überwachungskonzepten u.a. Die Anmeldestelle ist zuständig für den Vollzug von EG-Verordnungen, die Sachbereiche des ChemG betreffen. Sie setzt als nationale UNEP-Kontaktstelle die Amended London Guidelines [21] zum Austausch von Informationen über international gehandelte gefährliche Chemikalien um. Schließlich gehen bei der Anmeldestelle die Meldungen der amerikanischen Umweltbehörde, der EPA, ein, die unter bestimmten Voraussetzungen verpflichtet ist, aus USA exportierte Stoffe dem Importland zu notifizieren. Die EG wiederum arbeitet mit der EPA über die Anwendung von Struktur-Wirkungs-Beziehungen zusammen.

Literatur

1. Becker N, Frentzel-Beyme R, Wagner G (1984) Atlas of cancer mortality in the Federal Republic of Germany. Springer, Berlin Heidelberg New York Tokyo
2. Bestermann HM (1986) Ersatzstoffe für Antimontrioxid. Wirtschaftsverlag NW, Bremerhaven (BAU GA 24)
3. Bundesminister für Jugend, Familie, Frauen und Gesundheit (BMJFFG) (1990) (Hrsg) Die 4. Große Krebskonferenz im Europäischen Jahr der Krebsinformation 1989. Kohlhammer, Stuttgart Berlin Köln (Schriftenreihe des BMJFFG, Bd 258)
4. Bundesregierung (1986) Krebsrisiken am Arbeitsplatz. Antwort der Bundesregierung auf die Große Anfrage der Abgeordneten Müller et al. und der Fraktion der SPD. Verlag Dr. Hans Heger, Bonn (Deutscher Bundestag, 10. Wahlperiode, Drucksache 10/5767)
5. Chemikaliengesetz (ChemG), Neufassung vom 14.3.1990. BGBl 1990/I, S 522–538
6. Doll R, Peto J (1981) The causes of cancer: quantitative estimates of avoidable risks of cancer in the United States. J Natl Cancer Inst 66:1191–1308
7. European Inventory of Existing Commercial Chemical Substances (EINECS). Entscheidung 81/437/EWG der Kommission zur Festlegung der Kriterien, nach denen die

Mitgliedsstaaten der Kommission Auskünfte für das Verzeichnis der chemischen Stoffe erteilen. ABl L 167 vom 24.6.81, S 31

8. Friedel HP (1990) Organisationsdienst für nachgehende Untersuchungen (ODIN) – erste Erfahrungen bei der Auswahl des zu untersuchenden und an ODIN zu meldenden Personenkreises. In: Meyer-Falcke A, Jansen G (Hrsg) Verhandlungen der Deutschen Gesellschaft für Arbeitsmedizin e.V. 29. Jahrestagung in Düsseldorf vom 26. bis 29. April 1989. Gentner, Stuttgart (Arbeitsmedizinisches Kolloquium der gewerblichen Berufsgenossenschaften, S 33–42

9. Gefahrstoffverordnung (GefStoffV) vom 26.8.1986. BGBl 1986/I, S 1470–1487
   – geändert durch V vom 16.12.1987. BGBl 1987/I, S 2721–2743
   – geändert durch § 5 V 80-6-7 vom 12.12.1989. BGBl 1989/I, S 2236

10. Kollmeier H, Seemann J, Rothe G, Müller KM, Wittig P (1990) Age, sex, and region adjusted concentrations of chromium and nickel in lung tissue. Br J Ind Med 47:682–687

11. Krieg V (1990) Grundlagen für ein tätigkeitsspezifisches Tumorregister, Registerstrukturen und Entwicklungsmöglichkeiten. Bundesanstalt für Arbeitsschutz, Dortmund (BAU Gründruck)

12. Lehmann E, Reutel KH, Allescher W, Hohmann R (1989) Messung der beruflichen Exposition gegenüber Dieselabgas. Wirtschaftsverlag NW, Bremerhaven (BAU GA 33)

13. Meßstellenverzeichnis. Verzeichnis geeigneter außerbetrieblicher Meßstellen zur Durchführung von Messungen gefährlicher Stoffe in der Luft am Arbeitsplatz (Stand: 1.3.1990). BArbBl 1990/Heft 6, S 51–56

14. Sartori P, Pahlmann W (1990) Stoffbelastung in der Mikroelektronik. Wirtschaftsverlag NW, Bremerhaven (BAU GA 36)

15. Schreiber P, Ott G (1986) Schutz vor ultravioletter Strahlung. Wirtschaftsverlag NW, Bremerhaven (BAU S 14)

16. Schumm HP, Häberl K, Neubert B, Eichler W (1987) Sanierung asbesthaltiger Bauteile. Wirtschaftsverlag NW, Bremerhaven (BAU GA 26, 3. überarb. Aufl. im Druck)

17. Seemann J, Wittig P, Kollmeier H, Müller KM, Schejbal V (1990) Trace metal analysis of chromium and nickel in lung tissue fixed and stored in formalin. Pathol Res Pract 186:197–201

18. Seemann, J, Wittig P, Kollmeier H, Rothe G (1985) Analytische Bestimmung von Cd, Pb, Zn, Cr, und Ni in Humangeweben. Lab Med 9:294–299

19. Seidenstücker R (1988) Vorkommen krebserzeugender und fruchtschädigender Stoffe in der Grundausbildung von Diplom-Chemikern und Lehramtskandidaten. Wirtschaftsverlag NW, Bremerhaven (BAU GA 29)

20. Technische Regeln für Gefahrstoffe, TRGS 900 (1990) MAK-Werte 1990. BArbBl, Heft 12, S 35–102 (Bek des BMA vom 8.11.1990 – IIIb4 – 35125-5-)

21. United Nations Environment Programme (UNEP) London Guidelines for the Exchange of Information of Chemicals in International Trade. Amended 1989. UNEP (Decision 15/30 of the Governing Council of UNEP, of 25 May 1989)

22. U.S. Department of Health and Human Services (DHHS) (ed) Annual report on carcinogens. DHHS (PB 85-134663)

Krebsrisiken in der Arbeitsumwelt –
Forderungen der Gewerkschaften
an die Arbeitsschutzpolitik und -praxis

H. Partikel und R. Müller

Der Anspruch auf körperliche Unversehrtheit und Leben

Die Gesundheit ist das höchste Gut des Menschen.

Deshalb gewährt das Grundgesetz den Menschen das Recht auf körperliche Unversehrtheit – auch den Arbeitnehmern. Es gibt keinen Rechtsanspruch darauf, daß arbeitsbedingte Gesundheitsrisiken mit anderen Maßstäben gemessen und bewertet werden dürfen, als im allgemeinen Leben.

Dennoch wird im „Sozialen Rechtsstaat" – Bundesrepublik Deutschland die Gesundheit mit zweierlei Maß gemessen, wenn es um die Bewertung der gesundheitsschädigenden Auswirkungen von Schadstoffbelastungen in der Arbeitsumwelt und der allgemeinen Umwelt geht.

Der Skandalfall „Chemische Fabrik – Marktredwitz" hat sehr beeindruckend und bedrückend, aber anschaulich belegt, in welch einem hohen Maße Schadstoffbelastungen aus der Arbeitsumwelt in die allgemeine Umwelt gelangen können, ohne daß die Aufsichtsorgane dies bemerken oder abstellen.[1]

Daß bei den damit zusammenhängenden Arbeiten zunächst immer Arbeitnehmer der Einwirkung dieser gesundheitsschädigenden Stoffe ausgesetzt waren, wurde ebenso „übersehen" und in den Berufskrankheitenverfahren von „wissenschaftlichen" Gutachtern verharmlost.

In dem gegen die für den Betrieb Verantwortlichen durchgeführten Strafverfahren wurden die Gesundheitsschäden der Arbeitnehmer nicht als strafwürdiger Tatbestand gewertet, weil sich die Belastungen im Rahmen der von den zuständigen Stellen „zugelassenen" Grenzwerte hielten (!).

Festzustellen bleibt ganz allgemein, daß die sich aus industriellen Produktionsprozessen ergebenden Umweltbelastungen zu allererst in der unmittelbaren Arbeitsumwelt schädigend auf die dort Beschäftigten auswirken. Es kann somit keine wirksame Umweltschutzpolitik betrieben werden, wenn die Schadstoffbelastungen am Arbeitsplatz unter ein Ausnahmerecht fallen.

Zudem hat niemand ein Recht darauf (also auch nicht die Gesellschaft), daß bestimmte Arbeitnehmergruppen sozusagen im Interesse der Gemeinschaft einem höheren Gesundheitsrisiko ausgesetzt werden.

In diesem Zusammenhang muß mit aller Eindeutigkeit kritisiert werden, daß die sog. „Grenzwerte", die für maximal zulässige Umwelt- und Arbeitsplatzbela-

---

[1] Bericht des Untersuchungsausschusses des Bayrischen Landtages „Chemische Fabrik Marktredwitz", Drucksache 11/17677/ vom 18.07.90.

stungen festgelegt worden sind, den Arbeitnehmern in der Regel um ein Vielfaches höhere gesundheitliche Risiken aufbürden. Ganz besonders deutlich wird dies hinsichtlich der tödlichen Asbestgefährdung.

Wie soll es einem betroffenen Arbeitnehmer begreiflich gemacht werden, daß öffentliche Gebäude und Schulen geschlossen werden müssen, weil dort Asbestbelastungen von 1000 Fasern auf den m^3 gemessen wurden, während Arbeitnehmern z.B. bei Kurzzeitbelastungen am Arbeitsplatz nach geltendem Recht, also in zulässiger Weise, das Einatmen von 2 Mio Fasern zugemutet wird?

Risikoeinschätzung und Berufskrankheitendunkelziffer

Das arbeitsbedingte Krebsrisiko ist nach wie vor eine unbekannte Größe.[2] Bisher gibt es in der BRD keine wissenschaftlich begründete Einschätzung dafür, in welchem Maße die Arbeitsbedingungen an den in der Regel tödlich verlaufenden Krebserkrankungen ursächlich beteiligt sind. Soweit hierfür von gewerkschaftlicher Seite Schätzungen vorgenommen wurden, lösten diese immer wieder in der interessierten Öffentlichkeit höchst unterschiedliche Reaktionen aus.

Im Juni 1980 wurde in der Funktionärzeitschrift der IG Metall folgendes ausgeführt:

> „Etwa 150 000 Menschen sterben jährlich in der Bundesrepublik Deutschland an den Folgen einer Krebserkrankung. Die Frage, wieviele der tödlich verlaufenden Krebserkrankungen davon arbeitsbedingte Ursachen haben, kann heute noch immer nur vermutet oder geschätzt werden.
> Legt man die Ergebnisse einer im Auftrag der amerikanischen Regierung durchgeführten Untersuchung zugrunde und rechnet man die dort ermittelten Werte für die Bundesrepublik hoch, dann kann zumindestens begründet davon ausgegangen werden, daß ein verhältnismäßig hoher Anteil der Krebstoten Opfer von Arbeitsbedingungen sind.
> Man spricht von 20–30%, also ca. 30 000 bis 40 000 Krebstoten.
> Dagegen weist die Berufskrankenstatistik der Berufsgenossenschaften, in der die anerkannten Fälle aufgeführt sind, jährlich ca. 50 Fälle mit Krebs als Todesursache aus.
> Dies ist allem Anschein nach nur die sichtbare „Spitze des Eisberges“. Alleine der Nachweis von 15 Asbesttodesfällen in einem Mühlheimer Kleinbetrieb[3, 4] läßt befürchten, daß das tatsächliche Krebsrisiko durch die Zahlen der Berufskrankheitenstatistik bagatellisiert wird.“

Diese vor nunmehr 10 Jahren vorgenommene Einschätzung des arbeitsbedingten Krebsrisikos ist aus heutiger Sicht nach wie vor aufrecht zu erhalten.

Bemerkenswert ist, daß die Kritiker solche gewerkschaftlichen Bewertungen meistens für übertrieben halten, ohne – und auch dies wird meisten übersehen –

---

[2] IAO – Nachrichten vom 17.1.1989: „Volle 40 Prozent aller Krebserkrankungen sind möglicherweise berufsbedingt.“

[3] Bis zum jetzigen Zeitpunkt hat sich die Zahl der Asbesttoten in diesem Unternehmen mit Stand vom 31.12.90 auf 21 erhöht. Die Zahl der anerkannten Berufskrankheiten durch Asbesteinwirkung beträgt insgesamt 73.

[4] Nach der Statistik der gewerblichen Berufsgenossenschaften wurden 1985 237 Krebstodesfälle als Berufskrankheit anerkannt; das sind 7,3% der tödlich verlaufenen anerkannten Todesfälle.

ihre bagatellisierenden Positionen nicht einmal plausibel zu begründen. Ob sie dazu überhaupt in der Lage wären, ist sehr zweifelhaft. Deshalb sei folgende Anmerkung erlaubt: Wenn Wissenschaftler die Risikoeinschätzungen von Laien in Frage stellen, ohne ihre eigenen Bewertungen schlüssig begründen zu können, sind ihre Aussagen keine wissenschaftlich begründeten Positionen, sondern nicht mehr als persönliche Bewertungen, aber keine wissenschaftlichen Erkenntnisse.

Diese Anmerkung gilt gleichermaßen für manche Gutachter und deren „Urteile" in Berufskrankheitenverfahren. Beim Lesen entsprechender Gutachten sucht man in der Regel vergebens nach wissenschaftlich fundierten Beweisführungen für die in der Sache ablehnenden Schlußfolgerungen.

Für die Präventionsarbeit, wie für die Frage, ob ein gesundheitlicher Schaden durch die Arbeit verursacht worden ist, kommt es einzig und alleine darauf an, ob die Einwirkung krebserzeugender Stoffe vorliegt und wie diese in ihrer quantitativen Ausmaßen zu bewerten ist. Für das bestehende Gefährdungspotential dagegen ist die Zahl der anerkannten[5] und angezeigten Berufskrankheiten kein verläßlicher Maßstab. Die entscheidende Frage ist vielmehr, in welchem Umfang und mit welcher Intensität und Dauer wieviele Arbeitnehmer in ihrem Arbeitsleben den Einwirkungen krebserzeugender Stoffe ausgesetzt wurden und werden.

Allgemeine und spezielle Produktions- und Verwendungsverbote

Im Zusammenhang mit dem Umgang mit krebserzeugenden Stoffen ist zu allererst immer die Frage zu stellen, ob die Produktion oder Verwendung des jeweiligen Stoffes bzw. Stoffgemisches überhaupt notwendig ist.

Der Verordnungsgeber sollte sich bei der Beurteilung dieser Frage an *die* Grundprinzipien halten, die er selbst in der Gefahrstoffverordnung für die Rangordnung der Schutzmaßnahmen festgelegt hat.

Soweit wie machbar sollten generelle Verwendungsverbote erlassen werden. Soweit dies dagegen z.B. aus produktionstechnischen Gründen (noch) nicht möglich ist, sollten spezielle Verwendungsverbote für bestimmte Verwendungszwecke bestehen.

Der Ausnahmefall darf nicht zum Regelfall gemacht werden. Unumgängliche Verwendungszwecke, z.B. bei unverzichtbaren Forschungsarbeiten, sollten einer Genehmigungspflicht unterliegen.

Dabei ist auch zu prüfen, ob die „unumgänglichen" Gründe für den Einsatz bestimmter Stoffe wirklich technischer Art sind, – also tatsächliche und nicht vorgeschobene Zwangsläufigkeiten – oder in Wirklichkeit doch eine Frage der Kosten.

Folglich ist die Regelung der Gefahrstoffverordnung hinsichtlich der Kompetenzen der staatlichen Gewerbeaufsicht für die Untersagung der Verwendung von asbesthaltigen Stoffen nach den Intentionen der Gefahrstoffverordnung keine konsequente und damit auch keine für die Gewerkschaften akzeptable Regelung, weil sie die Prüfung der wirtschaftlichen Zumutbarkeit vorschreibt.

---

[5] Siehe Fußnote 4.

Greift die Meßverpflichtung nach dem Gefahrstoffrecht?

Auf Grund der bisherigen Erfahrungen mit der Anwendung des sehr komplizierten Gefahrstoffrechtes stellt sich durchaus die berechtigte Frage, ob die vom Gesetzgeber zur Bekämpfung des arbeitsbedingten Krebsrisikos vorgesehenen Instrumente in einem Teil der Betriebe überhaupt handhabbar sind.

Das Konzept der Gefahrstoffverordnung berücksichtigt im Grunde die Bedürfnisse und Verhältnisse der chemischen Industrie und besonders großer Unternehmen der anderen Wirtschaftsbereiche, in denen sowohl das erforderliche Wissen wie die apparativen und personellen Voraussetzungen zur Bewältigung der sehr komplexen Gefährdungsproblematik vorhanden sind.

Für die meisten Arbeitgeber in Klein- und Mittelbetrieben dagegen ist die Gefahrstoffverordnung, sofern keine Spezialisten zur Verfügung stehen, nach wie vor ein Buch mit sieben Siegeln. Alleine aus diesem Grunde greift diese Vorschrift in vielen Betrieben überhaupt nicht.

Unberücksichtigt geblieben ist auch, daß die Beherrschung der Gefahrstoffrisiken bei der Verarbeitung von chemischen Stoffen in der Produktion auf Grund anderer Produktions- und Arbeitsbedingungen wesentlich schwieriger ist, als bei der Herstellung der Gefahrstoffe.

Schließlich muß bei der Rechtsetzung auch bedacht werden, daß die Überwachung durch Staat und Berufsgenossenschaften in diesem Bereich immer nur stichprobenartig möglich ist, so daß die überbetrieblichen Institutionen des Arbeitsschutzes ebenfalls keine durchgreifende und flächendeckende Wirkung erzielen bzw. erzielen können.

Die Aufsichtsbehörden sind gerade auf diesem Feld der Gefahrenbekämpfung hoffnungslos überfordert. Ihre Situation ist durchaus vergleichbar mit der der Polizei hinsichtlich der Verbrechensbekämpfung. Das Personal ist zahlenmäßig wie von der Ausbildung und der apparativen Ausstattung her für viele Aufgaben in keiner Weise dazu in der Lage, den gesetzlichen Auftrag zu erfüllen.

Der Gesetzgeber muß sich im Zusammenhang mit der Rechtsetzung auch die Frage stellen, *ob die Rechtsvorschriften überhaupt praktikabel sind.* Ist dies nämlich nicht der Fall, dann sind viele vorgeschriebenen Schutzmaßnahmen nicht einmal das Papier wert, auf dem sie veröffentlicht werden.

Im Zusammenhang mit der Bekämpfung des Krebsrisikos bei der Arbeit muß man sich dessen bewußt werden, daß die vorgeschriebenen Grenzwerte an der Mehrzahl der Arbeitsplätze mit Krebsrisiko überhaupt nicht *überwacht werden bzw. aus unterschiedlichsten Gründen nicht ständig überwacht* werden können.

Aus diesem Sachverhalt müssen arbeitschutzpolitische Konsequenzen gezogen werden. Dies ist z.B. im Zusammenhang mit der Auslöseschwelle zu berücksichtigen. So werden bestimmte Maßnahmen zur Vorbeugung an die Übertretung der Auslöseschwelle geknüpft, z.B. in bezug auf vorgeschriebene arbeitsmedizinische Vorsorgeuntersuchungen. In der Praxis ist das vielfach nicht zu realisieren, weil der erforderliche Meßaufwand in den Betrieben nicht betrieben werden kann. Hier könnte der die Maßnahme auslösender Faktor eine definierte Arbeitssituation sein. Beispielsweise genau beschriebene Tätigkeiten z.B. des Schweißers, des Malers oder der Modellbauer, bei denen üblicherweise bestimmte Stoffe mit erheblichen Gesundheitsrisiken verarbeitet werden.

Soweit dagegen in Betrieben die Schadstoffbelastungen tatsächlich durch Messungen ermittelt werden, könnten für diese Betriebe bei Unterschreitung der vorgeschriebenen Grenzwerte entsprechende Ausnahmebestimmungen gelten.

Beachtet werden muß in bezug auf die Arbeitsstrategie auch, daß andere Gesundheitsrisiken in gleicher Weise zu beachten sind. Das Krebsrisiko ist nur ein spezieller Aspekt der Gesundheitszerstörung, der bei den Maßnahmen zur Vorbeugung nicht isoliert betrachtet werden darf.

Die Tätigkeiten sind zum Ansatzpunkt für Vorsorgemaßnahmen zu machen und nicht abstrakte Sachverhalte, die in der Praxis zu erheblichen Fehleinschätzungen führen mit der Konsequenz, daß überhaupt nichts getan wird.

Durch exemplarische Messungen sollten für typische Arbeitssituationen die zu erwartenden Gefahrstoffbelastungen ermittelt werden, so daß Messungen für den Einzelfall nur bei Vorliegen besonderer Gründe notwendig wären.

Die Meßverpflichtung nach der Gefahrstoffverordnung kann zudem deshalb nicht greifen, weil bei ca. 100 000 eingesetzten Stoffen nur rund 500 Grenzwerte vorhanden sind. Dies Defizit betrifft auch die krebserzeugenden Stoffe, denn für etwa die Hälfte dieser Stoffe gibt es bisher auch keine TRK-Grenzwerte.

Hinzukommt, daß die Schere zwischen Zahl der Grenzwerte und der Zahl der Gefahrstoffe immer mehr auseinanderklafft.

Grenzen der arbeitsmedizinischen Vorsorge bei Krebsrisiken

Nach den Arbeitsschutzvorschriften hat der Arbeitnehmer den Anspruch auf umfassende Information über das bestehende Gesundheitsrisiko und mögliche Schutzmaßnahmen.

Dennoch vertreten manche Betriebsärzte die Ansicht, daß den Arbeitnehmern nicht alles gesagt werden sollte, weil diese sonst unnötig beunruhigt würden und auch Angst bekämen, so daß sie möglicherweise nicht mehr bereit wären, die gesundheitszerstörenden Arbeitsbedingungen zu akzeptieren.

Solche Grundpositionen von Arbeitgebern wie Betriebsärzten sind nicht akzeptabel.[6]

Darüber hinaus stellt sich in diesem Zusammenhang die noch grundsätzlichere Frage, ob ein Gesundheitsrisiko, welches eine lebenslängliche arbeitsmedizinische Überwachung erfordert, noch ein zumutbares Risiko ist?

Und zu fragen ist auch, warum es keinen Aufschrei unter den Betroffenen gibt? Warum Arbeitnehmer solche tödlichen gesundheitlichen Belastungen akzeptieren?

Liegt das vielleicht doch daran, daß weder Arbeitgeber noch Betriebsärzte ihrer Informationspflicht nachkommen?[7]

---

6 Siehe: Cordt Schnibben „Das war der Tod persönlich", Der Spiegel, Nr. 31/45. Jahrgang, 29.7.1991, S. 106/107.
7 Ebenda.

Oder wissen die betroffenen Arbeitnehmer um die tödlichen Gesundheitsgefahren und verdrängen ihre Angst oder Besorgnis, weil sie ihre Arbeit nicht verlieren wollen?

Alle diese Fragestellungen müßten durch fundierte Untersuchungen erhellt werden, um Grundlagen für eine wirksame Arbeitsschutzpolitik zu erhalten.

Die mit krebserzeugenden Stoffen umgehenden Arbeitnehmer glauben zudem oder vertrauen darauf, daß ihnen die regelmäßig durchgeführte arbeitsmedizinischen „Vorsorge"untersuchungen Schutz geben.

Welchen Wert aber haben die Überwachungsuntersuchungen, bei denen der Arzt mit der *„Stange im Nebel"* sucht?

Oder dienen sie tatsächlich nur zur Beruhigung der gesundheitlich gefährdeten Arbeitnehmer und geben diesen ein unbegründetes Sicherheitsbewußtsein?

Viele Arbeitsmediziner beurteilen diese Überwachungsuntersuchungen sehr skeptisch.

Die Gewerkschaften konnten aber solche Maßnahmen zur Gesundheitsüberwachung nicht grundsätzlich ablehnen, wenn sie von der Mehrzahl (?) der Arbeitsmediziner für erforderlich gehalten werden.

Die Arbeitgeber und Betriebsärzte haben auf jeden Fall die Pflicht, den Arbeitnehmern ohne Einschränkung die Wahrheit über das bestehende Gesundheits- und Lebensrisiko zu offenbaren. Einen Datenschutz kann es hier doch ganz sicher nicht geben. Mit welchem Recht und mit welcher Begründung könnten den Arbeitnehmern Informationen über bestehende Gesundheitsrisiken vorenthalten werden?

Wissensdefizite und Ansätze für die Präventionsarbeit

Die Erforschung der bestehenden Gesundheitsrisiken die durch die Produktion und Verarbeitung bzw. Verwendung von Stoffen entstehen, ist eine gesellschaftliche Aufgabe mit hoher Priorität.

Die staatliche Forschungspolitik muß deshalb alle geeigneten Mittel einsetzen und Wege gehen, um Gesundheitsrisiken zu identifizieren, aber auch erforschen, wie erkannte Gesundheitsrisiken vermieden werden können.

In diesem Zusammenhang ist eine Anmerkung zur „Datenschutzproblematik" notwendig. Es kann nicht akzeptiert werden, daß die Erforschung des Krebsrisikos durch einen falsch verstandenen Schutz der Daten verhindert wird. Schließlich ist es nicht das eigentliche Ziel des Datenschutzes bestimmte Daten zu schützen, sondern sicherzustellen, daß die mißbräuchliche Verwendung sensibler Daten ausgeschlossen wird.

Ohne Schaffung eines Krebsregisters werden ganz sicher wichtige Erkenntnisquellen auch für die Erforschung des arbeitsbedingten Krebsrisikos verschüttet. Ist es gegenüber den Krebstoten der Zukunft zu verantworten, daß mit einem falsch verstandenen „Daten"schutz in der Bundesrepublik Deutschland in Bezug auf die tödlichen Krebsrisiken keine grundlegende epidemiologische Forschung mehr möglich ist?

Wer die Schaffung eines Krebsregisters aus Gründen des „Daten"schutzes ablehnt, ist auch dafür mitverantwortlich, daß die Erforschung des den Menschen existentiell bedrohenden Krebsrisikos erheblich behindert wird. Die Alternative darf doch nicht heißen: Datenschutz vor Gesundheitsschutz. Beide Ziele müssen gleichrangig bewertet werden.

Darüber hinaus muß die Präventionsforschung auch die Frage einschließen, auf welche Weise erreicht werden kann, daß Stoffe mit Krebsrisiko nicht mehr Verwendung finden.

Zu untersuchen wäre auch, inwieweit derartige Gesundheitsrisiken bisher aus kurzsichtigen betriebswirtschaftlichen Gründen in Kauf genommen werden. Die gesellschaftlichen Kosten müßten den vermeintlichen Vorteilen, die sich aus der Verwendung krebserzeugender Stoffe ergeben, gegenübergestellt werden. Dies würde auch einen Druck auf die staatliche Rechtsetzung ausüben, die immer noch sehr zögerlich ist, wenn es darum geht durchaus machbare Verwendungsverbote für krebserzeugende Stoffe gegen wirtschaftliche Interessen von wichtigen Industriezweigen durchzusetzen.

Ganz besonders wichtig ist die Erforschung und Entwicklung von „einfach" handhabbaren Instrumenten zur Identifikation von kritischen Gefahrstoffpotentialen in der Atemluft (Arbeitsumwelt) und im biologischen Material (Blut, Urin, Speichel), um eine größere Effektivität der arbeitsmedizinischen Vorsorgeuntersuchungen zu ermöglichen. Benötigt werden insbesondere Indikatoren, die rechtzeitig Warnsignale für gesundheitliche Langzeitschäden geben.

Dabei darf nicht außer acht bleiben, daß in der betrieblichen Praxis meistens Stoffgemische verwendet werden, so daß es immer unbefriedigend sein wird, nur nach den Belastungen durch einen einzelnen Stoff zu suchen.

Zudem ist in den Betrieben nicht einmal ausreichend bekannt und teilweise nur mit einem erheblichen Arbeitsaufwand zu ermitteln, welche Gefahrstoffe und welche verschiedenen Stoffe in Gemischen im Betrieb eingesetzt werden.

Zusammenfassend sind insbesondere folgende Ansatzpunkte zur konsequenten Beseitigung und Reduzierung des arbeitsbedingten Krebsrisikos zu fördern und zu bearbeiten:
- erforschen, welche Stoffe bei welchen Verwendungszwecken ein Krebsrisiko auslösen;
- Bewertung des Risikopotentials, um besonders aggressive Stoffe bzw. risikoreiche Arbeitssituationen zu erkennen;
- erforschen, wie hoch das Krebsrisiko bestimmter Stoffe bei speziellen Verwendungs- bzw. Verarbeitungsarten ist;
- ermitteln, wodurch auf die Verwendung krebserzeugender Stoffe für bestimmte Produkte bzw. Produktionsverfahren verzichtet werden kann;
- Entwicklung von Maßnahmen und Vorgehensweisen zur Identifizierung bestehender Krebsrisiken bei der Arbeit;
- Ausbau der Kapazitäten zur Information, Ausbildung, Beratung und Aufsicht, um Arbeitsplätze mit Krebsrisiko zu ermitteln, um eine wirksame gesundheitliche Überwachung zu gewährleisten und um durchzusetzen, daß erkannte arbeitsbedingte Krebsrisiken planmäßig abgebaut werden.

Untersucht werden sollten auch durch repräsentative Forschung die Vollzugsdefizite in bezug auf die Umsetzung der Vorschriften der Gefahrstoffverordnung und der Unfallverhütungsvorschriften über den Umgang mit krebserzeugenden Stoffen.

Besonders wichtig wäre die Untersuchung der Vollzugsdefizite in nicht stationären Betrieben (Klein- wie Großbaustellen), aber ebenso in solchen Betrieben, in denen verschiedene selbständige Unternehmen zur gleichen Zeit tätig sind und dadurch gegenseitige Gefährdungen produziert werden, z.B. im Bereich der Werftindustrie.

Untersuchenswert wäre schließlich auch, ob und inwieweit die überbetrieblichen Institutionen des Arbeitsschutzes dazu in der Lage sind, bei den vorhandenen Personalkapazitäten und Arbeitsweisen ihren Beratungs- und Überwachungsauftrag in diesen Bereichen der Wirtschaft zu erfüllen.

Forschungspolitik – Verantwortung für die Erforschung arbeitsbedingter Gesundheitsrisiken

In der Bundesrepublik Deutschland sind die Einrichtungen zur Forschung und Lehre als unabhängige Institutionen nicht den Weisungen staatlicher Organe unterworfen.

Somit ergibt sich die Frage, ob der sich Staat auf diesem Gebiet zurückhalten darf oder sich selbst engagieren muß, falls die freien Forschungsträger gesellschaftlich relevante Wissensdefizite nicht ausreichend bearbeiten, weil sie deren Bedeutung nicht erkennen, in ihrer Bedeutung unterschätzen oder aus anderen Gründen vernachlässigen. Als sozialer Rechtsstaat sind und bleiben die staatlichen Organe in der Verantwortung. Deshalb fordern die Gewerkschaften eine aktive Forschungspolitik zur Humanisierung der Arbeitsbedingungen; insbesondere zur Ermittlung und Beseitigung arbeitsbedingter Gesundheitsrisiken.

Aus diesem Grunde sollte auch in dem neu zu schaffenden Arbeitsschutzrecht die umfassende Verpflichtung des Staates zur Erforschung von Arbeitsschutzdefiziten einschließlich der Entwicklung von Schutzmaßnahmen verankert werden.

Es reicht auch keinesfalls aus, für entsprechende Forschungsaufgaben Förderschwerpunkte auszuschreiben und Projekte mit öffentlichen Mitteln zu fördern. Die staatlichen Organe müssen auch über eigene Forschungsträger initiativ tätig werden, sofern freie Forschungsträger notwendige Fragestellungen nicht aufgreifen bzw. nicht qualifiziert bearbeiten.

Die Problematik arbeitsbedingter Krebserkrankungen aus gewerkschaftlicher Sicht

R. Konstanty

Gewerkschaftspolitische Bedeutung der Thematik

Das Thema „Krebs durch Arbeit" nimmt seit 15 Jahren in den arbeitsschutzpolitischen Aktivitäten des DGB eine führende Rolle ein. Der DGB war maßgeblich an der Erarbeitung der Vorschriften zur Verhütung von Krebsrisiken in der Arbeitsumwelt auf nationaler Ebene und bei der EG beteiligt. Dabei plädierte der DGB stets für ein integriertes Vorgehen bei der Problemlösung in der Arbeitsumwelt und der allgemeinen Umwelt.

Krebserzeugende Agenzien gefährden wegen ihrer reproduktionstoxischen Wirkung langfristig die Existenz der Menschheit schlechthin. Die Lösung dieser Problematik ist daher von geradezu existentieller nationaler und internationaler Bedeutung. Dies veranlaßte den DGB, anläßlich des 12. Weltkongresses für Arbeitsschutz in Hamburg Vorschläge für ein Weltprogramm der UNO zur Bekämpfung gesundheitlicher Risiken durch Gefahrstoffe vorzulegen.

Die vom DGB 1979 bundesweit in Gang gesetzte Antiasbestkampagne ist das exemplarische Modell einer thematisch umfassenden und erfolgreichen gewerkschaftlichen Offensive im Bündnis mit der Umweltbewegung, Wissenschaftlern und Herstellern alternativer Produkte. Diese Kampagne hat besonders deutlich die vielfältigen Verbindungslinien zwischen der Verhütung von Krebsrisiken und der Entschädigung von Krebserkrankungen aufgezeigt.

Neben dem Thema Asbest konzentrierten sich der DGB und seine Gewerkschaften v.a. auf folgende krebserzeugenden Agenzien: polyzyklische aromatische Kohlenwasserstoffe, Dieselabgase, künstliche Mineralfasern, Dioxine und Furane, Holzstaub, Nitrosamine, Kühlschmierstoffe, Azofarben, Benzol, Formaldehyd, Per und Trichlorethylen, Passivrauchen, ionisierende Strahlen und elektromagnetische Felder.

Die Vorstöße des DGB waren innergewerkschaftlich vielfach von Auseinandersetzungen begleitet, weil die Etikettierung von Substanzen, Produkten oder technischen Verfahren als krebserzeugend das Konsumverhalten der sensibilisierten Öffentlichkeit beeinflussen und so zu Marktzusammenbrüchen führen kann, auch wenn der Gesetzgeber noch keine den Vermarktungsspielraum einengenden Vorschriften erlassen hat. Das klassische Beispiel hierfür ist das Sterben des größten Teiles der Asbestindustrie. Die Arbeitnehmer der betroffenen Betriebe und Branchen sind durch drohenden Arbeitsplatzverlust stärker von solchen arbeitsökologischen und allgemeinökologischen Maßnahmen betroffen als die übrige Bevölkerung. Dies gilt v.a. für Regionen, in denen es keine entsprechenden alternativen Arbeitsplatzangebote gibt. Der DGB hat die Devise „lieber tot als arbeitslos" abgelehnt und sich in den letzten 15 Jahren auf die Seite der Gesundheit der Arbeitnehmer und der allgemeinen Bevölkerung gestellt.

Obwohl die Beschlüsse des DGB und seiner Mitgliedsgewerkschaften den Schutz von Leben und Gesundheit der Arbeitnehmer als zentrales Ziel der gewerkschaftlichen Politik einstufen, gelang den Gewerkschaften bisher allerdings keine breite Mobilisierung der Arbeitnehmer – von Teilerfolgen wie beim Asbest abgesehen.

Lohn- und Lohnfortzahlung im Krankheitsfall, Urlaub, Arbeitszeitverkürzung und die Höhe der Rente betreffen jeden Arbeitnehmer und sind für jeden faßbar. Demgegenüber vollziehen sich arbeitsbedingte Krebserkrankungen – wie auch die meisten anderen Berufserkrankungen – meistens als langjährige verborgene Prozesse mit „Zeitbombenmechanismus", so daß die nach langer Zeit hervorbrechenden Erkrankungen meistens weder von den Arbeitnehmern selbst noch ihren Angehörigen, Ärzten oder Betriebs- und Personalräten mit dem Geschehen in der Arbeitsumwelt in Verbindung gebracht werden. Hinzu kommt, daß die meisten Berufskrebserkrankungen oberhalb des 55. Lebensjahres eintreten, so daß mangels ausreichender Information die Verursachung durch Arbeitsumwelteinflüsse verdrängt und die Erkrankungen als altersbedingt oder als seltenes Ereignis empfunden werden.

Es bedarf einer höheren Stufe gewerkschaftlicher Solidarität, um den Verlust von Lebensjahren durch arbeitsbedingte Erkrankungen erfolgreicher bekämpfen zu können.

Entstehung und Ausmaß von kanzerogenen Risiken in der Industriegesellschaft ist nicht nur in die Entscheidungsprozesse der Betriebe, sondern auch in die technologie-, gesundheits-, arbeitsmarkt- und wissenschaftspolitischen Wertvorstellungen und Entscheidungen der gesamten Gesellschaft eingebunden. Die Nähe der Gewerkschaften zu den Betrieben als dem „Tatort" des Geschehens und zu den Arbeitnehmern als den „Tatopfern" versetzt die Gewerkschaften in die Lage und verpflichtet sie, einen eigenständigen und entscheidenden Beitrag zur Verhütung von Krebsrisiken in der Industriegesellschaft zu leisten. Dies wird von Wissenschaftlern und Industrievertretern zunehmend akzeptiert.

Ausmaß arbeitsbedingter Krebserkrankungen

1978 wurden von den gewerblichen Berufsgenossenschaften 90 Krebserkrankungen als Berufskrankheit anerkannt, 1989 waren es 521 [1]. Dieser Anstieg ist v.a. auf den Abbau der Dunkelziffer – also der nicht erkannten und deswegen auch nicht anerkannten Fälle – zurückzuführen. Etwa ebenso viele Fälle, nämlich 500–600, wurden in der ehemaligen DDR 1989 als Berufskrankheit registriert. Inzwischen besteht in der Fachwelt Einigkeit darüber, daß die tatsächliche Zahl aller arbeitsbedingten Krebserkrankungen ein vielfaches der offiziellen Statistik beträgt.

Da ein System zur Erfassung arbeitsbedingter Krebserkrankungen in der Bundesrepublik nicht besteht, sind die Gewerkschaften angesichts dieses gesundheits- und technologiepolitischen Defizits geradezu verpflichtet, im Interesse der Arbeitnehmer Schätzungen vorzunehmen.

Anläßlich des arbeitsmedizinischen Kolloquiums des Hauptverbandes der gewerblichen Berufsgenossenschaften im Jahre 1979 in Münster vertrat der damalige Hauptgeschäftsführer der Berufsgenossenschaft der chemischen Industrie Dr. Versen die Auffassung, daß es keine zuverlässigen Unterlagen gäbe, die die Annahme rechtfertigen könnten, mehr als 1% aller Krebserkrankungen seien berufsbedingt [10]. Doll u. Peto schätzen den Anteil der Arbeitsumwelt am Krebsgeschehen auf etwa 4% [3], ebenso Henschler [4].

Die nationalen Institute der USA für Krebsfragen, umweltbezogene Umweltwissenschaften und Arbeitsschutz gelangen in ihrer Schätzung vom September 1978 zum Ergebnis, daß 23–38% aller Krebserkrankungen durch berufliche Faktoren bedingt seien [8]. Der DGB ist zu einem ähnlichen Ergebnis gelangt. Danach stehen über 50000 Krebstodesfälle jährlich in der Bundesrepublik im Zusammenhang mit der Arbeitsumwelt. Einbezogen sind diejenigen Fälle, in denen krebserzeugende Einwirkungen die Bedeutung einer wesentlichen Teilursache – etwa neben dem Rauchen – für die Entstehung der Erkrankung haben [6]. Wir stützen uns dabei auf die Erhebungen des statistischen Bundesamtes [9], den Krebsatlas für die Bundesrepublik Deutschland von 1984 [7], die Kenntnis der Expositionsverhältnisse in den verschiedenen Branchen und Betrieben, die Zahl der gegenüber krebserzeugenden Substanzen exponierten Arbeitnehmer und Kenntnisse aus Verfahren auf Anerkennung von Berufskrebserkrankungen.

Entscheidender Mangel der meisten Schätzungen über den arbeitsbedingten Anteil der Krebserkrankungen ist, so auch bei Doll u. Peto, die mangelnde Berücksichtigung der tatsächlichen Expositionsverhältnisse und der exponierten Arbeitnehmer. Die Folge ist eine Unterschätzung beruflicher und eine Überschätzung außerberuflicher Faktoren bei der Krebsverursachung. In besonderem Maße gilt dies für den Lungenkrebs, der nach herrschender Meinung zu 85–90% auf das Rauchen und nur zu 5–15% auf Arbeitseinflüsse zurückgeführt wird.

Analysen des DGB zeigen, daß in den alten Bundesländern eine frappierende Parallelität zwischen der regionalen Häufigkeit der tödlichen Lungenkrebsfälle von Männern und der regionalen Industriestruktur besteht [5]. Die erheblichen regionalen Abweichungen in der Lungenkrebssterblichkeit der Männer resultieren nicht aus der allgemeinen regionalen Umweltbelastung, da ansonsten sowohl in wenig als auch in besonders stark belasteten Regionen die Häufigkeit der Lungenkrebsfälle von Männern und Frauen hiermit parallel korrelieren müßte. Für die dominierende Rolle der Arbeitsumwelt spricht auch die Tatsache, daß z.B. in den Landkreisen Osterholz und Wesermarsch die Lungenkrebsrate der Männer um etwa das 12fache über denjenigen der Frauen liegt. Dieses Phänomen in bestimmten ländlichen Gebieten ist darauf zurückzuführen, daß ein großer Teil der Männer in städtischen Industriebetrieben arbeitet, wie dies z.B. an den norddeutschen Flußmündungen bei den Werften der Fall ist. 80% aller Lungenkrebstodesfälle der Männer, nämlich etwa 17000 jährlich, werden nach den gewerkschaftlichen Berechnungen durch krebserzeugende Stoffe in der Arbeitsumwelt und der allgemeinen Umwelt verursacht. Etwa 16000 dieser Todesfälle sind der Arbeitsumwelt zuzurechnen. Ähnliche Ergebnisse lassen sich bei den Männern für Krebserkrankungen des Kehlkopfs und der Blase ableiten. Vor allem beim Lungen- und Kehlkopfkrebs ist die Zahl der Fälle sehr hoch, in denen das Rauchen neben krebserzeugenden Arbeitsstoffen die Bedeutung einer wesentlichen Teilursache hat. Die Verursachung bösartiger Neubildungen durch mehrere Krebserzeuger dürfte eher die Regel als die Ausnahme sein. Deswegen sollten in die Berechnung alle potentiellen Verursacher einbezogen werden, gleichsam das „Gesamtkonto" krebserzeugender Noxen berücksichtigt werden [2].

Erwartungen an die Forschung

Die Gewerkschaften plädieren für einen umfassenden Forschungsansatz. Die Forschung darf nicht nur auf die Aufklärung der Verursachung von Krebserkrankungen durch bestimmte Agenzien beschränkt sein, sondern muß die Erfassung, Bewertung und Verhütung von Krebsrisiken sowie die Entwicklung von Heilbehandlungsverfahren einbeziehen. Für komplexe Fragestellungen kann dies nur mit multidisziplinärer Forschung und der Beteiligung der Betroffenen und der Gewerkschaften verwirklicht werden. Die Forschung muß daher ihre isolationistische Verengung überwinden und sich um eine breite gesellschaftliche Diskussion bemühen, wie dies auch die übrigen Beteiligten im Verhältnis zu den Forschern tun sollten.

Forschung muß viel stärker als bisher in der betrieblichen Ebene als dem Ort des Geschehens stattfinden. Ohne entsprechende gesetzliche Grundlagen wird dies allerdings nur unzulänglich möglich sein, weil betriebsbezogene Forschung gegenwärtig von der Zustimmung des Unternehmers abhängt.

Schon bei den Grunddaten kanzerogener Eigenschaften von Stoffen bestehen große Defizite. Bisher ist nur ein geringer Teil der etwa 102000 in der EG registrierten Substanzen auf krebserzeugende Wirkung überprüft worden. Noch größer ist das Wissensdefizit bei der synenergetischen Wirkung mehrerer krebserzeugender Stoffe, wovon die meisten gewerblich-industriellen Arbeitnehmer betroffen sind, so Kraftfahrzeugmechaniker, die täglich mindestens 7 krebserzeugenden Arbeitsstoffen in relevanten Konzentrationen ausgesetzt sind. Ebenso große Defizite bestehen auch in der Frage der systemischen Wirkung von kanzerogenen Substanzen; gegenwärtig ist vielfach noch die wissenschaftlich nicht zu rechtfertigende Einengung auf „anerkannte Zielorgane" krebserzeugender Substanzen üblich, wie beim Asbest, obwohl bekannt ist, daß Asbestfasern durch den gesamten menschlichen Körper wandern. Auch die Frage der Wirkung von Spitzenkonzentrationen ist weitgehend ungeklärt.

Gerade wegen der prinzipiell noch immer für richtig befundenen Formel exogener Krebsverursachung, wonach sich das Risiko aus dem Produkt von Dosis und Zeitdauer der Aufnahme ergibt, ist eine streng expositionsorientierte Forschung anzustreben. Die allgemein üblichen grob orientierenden Fragebögen der epidemiologischen Forschung werden diesen Anforderungen nicht gerecht. Trotz der für den außerbetrieblichen Beobachter gleichartig erscheinenden Exposition von Arbeitnehmern eines Betriebsteils gibt es dennoch wegen der Verschiedenartigkeit der Tätigkeiten bei den einzelnen Arbeitnehmern z.T. erhebliche Abweichungen der Belastung durch krebserzeugende Substanzen. Das „Übersehen" dieser unterschiedlichen Expositionen führt zwangsläufig zu einer Überbewertung der persönlichen Disposition und außerberuflicher Faktoren. Entsprechendes gilt für die unterschiedliche Höhe bei der Einwirkung mehrerer krebserzeugender Substanzen im Hinblick auf deren synergetische Wirkung.

Auch die Gesamtgewichtung der Verursachungsanteile exogener Faktoren der Krebsentstehung in der Arbeitsumwelt, der Wohnumwelt, der allgemeinen Umwelt und über Ernährungs- und Genußgewohnheiten spricht ebenfalls für einen breiten und die schmalen Spuren des Ressortdenkens überschreitenden Forschungsansatz. Deswegen wäre es nachteilig für die gesundheitlichen Schutzinteressen der Arbeitnehmer, wenn innerhalb des Forschungsprogramms Arbeit und Technik der Bundesregierung die ressortübergreifende Forschung aufgeben würde. Weder die neu geschaffene Bundesanstalt für Arbeitsmedizin noch andere Institutionen des Arbeitsschutzes können einen derartigen ressortübergreifenden Forschungsansatz ersetzen.

Forschung wird dann am erfolgreichsten sein, wenn sie Hochrisikogruppen mit nicht oder nur schwach exponierten Kollektiven vergleicht. Deswegen sollten Arbeiter nicht mit Arbeitern verglichen werden, weil Arbeiter meistens krebserzeugenden Agenzien ausgesetzt sind.

Für die künftige Forschungsentwicklung ist es von geradezu strategischer Bedeutung, daß die Arbeitnehmer und die Gewerkschaften als ihre Vertretung einen einklagbaren Anspruch auf Erforschung der kanzerogenen Wirkung von Agenzien in der Arbeitsumwelt erhalten. Dies wäre sicherlich ein wirksames Mittel, Industrie und Staat zu zwingen, leistungsfähigere Kapazitäten als bisher auf dem Gebiet der Erforschung von Krebsrisiken zu schaffen.

Erfassung und Bewertung von Krebsrisiken

Jede Industriegesellschaft ist auch eine „Hochrisikogesellschaft". Es ist weder unter arbeitsökologischen noch unter allgemeinen gesundheits- und umweltpolitischen Gesichtspunkten verantwortbar, Risiken zu produzieren, ohne ihre gesundheits- und umweltgefährlichen Wirkungen zu erforschen, zu erfassen und zu bewerten. Dies gilt in besonderem Maße für krebserzeugende Substanzen einschließlich ihrer reproduktionstoxischen Potenz.

Alle hochentwickelten Industriestaaten haben insoweit grundlegende Defizite, weil das große Ausmaß exogener Krebserkrankungen aufgrund der meistens leidensfreien langzeitigen Schädigungsprozesse von den Wissenschaftlern, den „Experten" des Arbeitsschutzsystems, der Ärzteschaft, den Politikern, den Betrieben und selbst von den Betroffenen und ihren Gewerkschaften verdrängt wird.

Einen bruchstückhaften Ansatz für ein solches Erfassungssystem stellt die Zentrale Erfassungsstelle für asbeststaubgefährdete Arbeitnehmer (ZAs) bei der Textil- und Bekleidungs-Berufsgenossenschaft in Augsburg dar. 102000 Arbeitnehmer sind dort inzwischen erfaßt, 52000 werden nachgehend untersucht. Die tatsächliche Zahl der Arbeitnehmer bei den gewerblichen Berufsgenossenschaften mit erfolgter massiver Asbeststaubexposition dürfte jedoch in den alten Bundesländern bei über 4 Mio. liegen. Außerdem beschränkt sich die ZAs nur auf den Aspekt der „Vorsorgeuntersuchung", während wesentliche Daten wie betriebliche Expositionsverhältnisse und Mehrfachbelastungen überhaupt nicht gesammelt werden. Noch fragmentarischer als die ZAs ist der für die gewerblichen Berufsgenossenschaften eingerichtete Organisationsdienst für nachgehende Untersuchungen (ODIN) bei der Berufsgenossenschaft der chemischen Industrie in Heidelberg. Dort sind nur 6157 Arbeitnehmer gemeldet, die einem krebserzeugenden Stoff ausgesetzt waren oder es noch sind (Stand 17. Januar 1992). Vermutlich wird ODIN noch lange Zeit ein Dokument der unzureichenden Erfassung krebsgefährdeter Arbeitnehmer bleiben. Die Zahl von Arbeitnehmern, die einem solchen Erfassungssystem unter präventiven, rehabilitativen und entschädigungsrechtlichen Gesichtspunkten zugeführt werden müßten, liegt in der Bundesrepublik schätzungsweise bei 8–10 Mio.

Für den Aufbau eines leistungsfähigen Systems zur Erfassung und Bewertung von Krebsrisiken sind folgende Maßnahmen unerläßlich:

- Verpflichtung der Arbeitgeber zur Führung eines betrieblichen Verzeichnisses über die eingesetzten Gefahrstoffe, die technischen Verfahren sowie Art, Höhe und Dauer der Exposition von Arbeitnehmern gegenüber einzelnen Stoffen und Stoffgemischen;
- Bewertung der Krebsrisiken;
- Aufbau von Registern, die Zusammenhänge zwischen Gefahrstoffexpositionen auf betrieblicher und regionaler Ebene und Erkrankungen offenlegen;
- Einleitung von Berufskrankheitenverfahren von Amts wegen bei Vorliegen bestimmter Indizien;
- bundesweite Inventarisierung von Gefahrstoffen, Gefahrstoffströmen und Gefahrstoffballungen in der Arbeitsumwelt und der allgemeinen Umwelt.

Anhang II der Gefahrstoffverordnung, der besondere Vorschriften für den Umgang mit krebserzeugenden, fruchtschädigenden und erbgutverändernden Gefahrstoffen vorsieht, verpflichtet die Unternehmen schon jetzt zu bestimmten Meldepflichten gegenüber der zuständigen Behörde.

Verhütung arbeitsbedingter Krebserkrankungen

Der DGB fordert seit über einem Jahrzehnt das schrittweise Verbot krebserzeugender Stoffe. Doch bisher sind bei der Umsetzung dieses Zieles nur wenige Teilerfolge erzielt worden, so beim Asbest, dessen Verbrauch in den letzten 13 Jahren um etwa 98% zurückgegangen ist.

Die politische Umsetzbarkeit von Verbotsforderungen hängt v.a. von 2 Faktoren ab: Der Entwicklung ungefährlicher oder weniger gefährlicher Ersatzstoffe bzw. -verfahren und der Sensibilisierung der betroffenen Arbeitnehmer und der übrigen Bevölkerung. Beides ist voneinander abhängig, was sich bei der Zurückdrängung des Asbests besonders deutlich herausstellte. Ein kurzfristiges Verwendungsverbot aller krebserzeugenden Stoffe würde zum Zusammenbruch ganzer Industriebranchen führen, deswegen erscheint nur ein schrittweises Tempo realistisch. Um so mehr ist es von allerhöchster arbeitsschutz- und auch umweltpolitischer Bedeutung, daß die Emission krebserzeugender Substanzen durch den Einsatz geschlossener Verfahren oder anderer sicherheitstechnischer Mittel drastisch minimiert wird.

Rechtsvorschriften und die überbetriebliche sowie betriebliche Verhütungsstrategie sollten folgende Rangfolge der Schutzmaßnahmen anstreben und durchsetzen:

- Verbot und Verwendungsbeschränkungen von Stoffen, Produkten und Verfahren;
- Ersatz gefährlicher Arbeitsstoffe, Geräte und Arbeitsverfahren durch ungefährliche bzw. weniger gefährliche;
- technische Maßnahmen im Stadium der Planung, Entwicklung und Konstruktion und bei bestehenden Anlagen und Verfahren;
- Festsetzung von Grenzwerten für chemische und physikalische Risiken und Minimierung biologischer bzw. gentechnologischer Gefahren;
- organisatorische Maßnahmen einschließlich Aus- und Fortbildung, Unterweisung und Verhaltensanweisungen;
- persönliche Schutzausrüstungen und hygienische Maßnahmen;
- personenbezogene Maßnahmen, z.B. Umsetzung auf einen anderen Arbeitsplatz.

Nur durch den Vorrang der Vermeidung bzw. Minimierung von Krebsrisiken kann die herrschende Praxis der Selektion von Arbeitnehmern aufgebrochen werden. Deswegen fordert der DGB ein Verbot der Genomanalyse im Rahmen arbeitsvertraglicher Beziehungen. Allerdings sollten gentechnische Analyseverfahren genutzt werden, um bereits stattgefundene Veränderungen des biologischen Zustandes – etwa Chromosomenveränderungen durch ionisierende Strahlen – nachzuweisen.

Alle Betriebe sollten verpflichtet werden, Programme zur Bekämpfung von Krebsrisiken schriftlich niederzulegen, die folgende Stufen enthalten:

- Erfassung der Krebsrisiken nach Art und Ausmaß und der betroffenen Arbeitnehmer;
- Aufstellen eines betrieblichen Maßnahmenkataloges;
- Durchführung der Maßnahmen;
- Regelmäßige betriebliche Berichterstattung über die Verhütung der Risiken.

Nach den Erfahrungen des DGB sind bei der Bekämpfung von Krebsgefahren in einigen Großbetrieben gewisse Erfolge erzielt worden.

Im allgemeinen liegt der Gesundheitsschutz aber noch im argen. Auch Großbetriebe setzen für besonders gesundheitsschädliche Arbeiten wie das Schweißen zunehmend Fremdbetriebe ein, in denen der Verstoß gegen Arbeitsschutzvorschriften eher die Regel ist.

Eine wesentliche Ursache für die großen Defizite bei der Bekämpfung von Krebsrisiken in den Betrieben ist der niedrige Informationsstand der Arbeitnehmer. Werden die Arbeitnehmer über die Risiken aufgeklärt und werden v.a. Krebserkrankungen von Kolleginnen und Kollegen als berufsbedingt anerkannt, so bildet sich das notwendige Problembewußtsein, das erforderlich ist, um den notwendigen Druck zur Ergreifung präventiver Maßnahmen auf den Arbeitgeber und die überbetrieblichen Arbeitsschutzstellen auszuüben.

Arbeitnehmer müssen den gleichen Anspruch auf den Schutz ihrer Gesundheit vor gefährlichen Stoffen erhalten wie die allgemeine Bevölkerung. Es ist nicht zu akzeptieren, daß Arbeitnehmern Grenzwerte zugemutet werden, die weit über denjenigen für die allgemeine Bevölkerung liegen. So liegt die Technische Richtkonzentration beim arbeitsbedingten Umgang mit Asbest bei 250000 Fasern pro Kubikmeter, während die Sanierung öffentlicher Gebäude schon bei drohender Asbestemission erfolgt, spätestens aber bei 400–1000 Fasern pro Kubikmeter Luft.

Entschädigung arbeitsbedingter Krebserkrankungen

Ein wesentlicher Grund für die Defizite bei der Verhütung von Krebsrisiken in der Arbeitsumwelt ist der geradezu fossile Charakter des geltenden Berufskrankheitenrechts. Die überhöhten Beweisanforderungen und ihre zusätzliche Verschärfung bei der Rechtsanwendung durch die Unfallversicherungsträger und die Sozialgerichte führen dazu, daß arbeitsbedingte Krebserkrankungen meistens nicht als Berufskrankheit anerkannt werden. Folglich wird von den Akteuren des Arbeitsschutzsystems, Ärzten, Wissenschaftlern und Politikern der Schluß gezogen, das Krebsrisiko in der Arbeitsumwelt sei relativ gering, so daß der notwendige präventive Handlungsdruck auf die Unternehmen und die politischen Entscheidungsträger gar nicht erst entsteht.

Der DGB fordert seit 1976, daß bei erfolgter Exposition gegenüber krebserzeugenden Einwirkungen in der Arbeitsumwelt eine Rechtsvermutung zugunsten des Arbeitnehmers zum Zuge kommen muß, die den Zusammenhang zwischen Einwirkung am Arbeitsplatz und der Krebserkrankung unterstellt, falls nicht das Gegenteil erwiesen wird. Der 14. Ordentliche Bundeskongreß des DGB hat diese Kausalvermutung dahingehend konkretisiert, daß entschädigungsrechtlich für die Annahme der krebserzeugenden Wirkung eines Stoffes beim Menschen das Ergebnis des Tierversuchs bzw. anderer toxikologischer Verfahren genügen muß. Gegenwärtig läßt man den Tierversuchen ein Stadium oft jahrzehntelanger Einwirkung auf den Menschen in der Arbeitsumwelt folgen, was im Ergebnis „Menschenversuchen" entspricht [11].

Durch Leitlinien zur Feststellung und Bewertung der Exposition und Parameter für die medizinische Begutachtung könnte ein praktikables und den Belastungen der Arbeitnehmer in der Arbeitsumwelt gerecht werdendes Entschädigungsverfahren entwickelt werden.

Literatur

1. Beruflich verursachte Krebserkrankungen, eine Darstellung der im Zeitraum 1978 bis 1989 anerkannten Fälle, Hauptverband der gewerblichen Berufsgenossenschaften, 3. ergänzte Auflage, Oktober 1990, St. Augustin
2. Beschluß Nr. 136 des 14. Ordentlichen Bundeskongresses des DGB, Mai 1990
3. Doll R, Peto R (1981) The causes of cancer: quantitative estimates of avoidable risks of cancer in the United Stated today. J Natl Cancer Inst 66:1193
4. Henschner G (1991) Die Zeit Nr. 38 – 12.09.1991, S 81
5. Konstanty R (1988) Berufsgenossenschaft 2:76–78
6. Konstanty R (1991) Forderungen für ein „Gesetz zur Förderung und zum Schutz der Gesundheit in der Arbeitsumwelt", WSI-Mitteilungen 9:576
7. Becker N, Frentzel-Beyme R, Wagner D (1984) Krebsatlas der Bundesrepublik Deutschland 2. Aufl (Hrsg) Springer, Berlin Heidelberg New York Tokyo
8. National Cancer Institute, National Institute of Environmental Health Sciences and National Institute of Occupational Safety and Health (1978) Estimates of the fraction of cancer in the Untited States related to occupational factors. Report submitted to the US Occupational Safety and Health Administration, OSHA, Washington, DC, September 15, 1978
9. Statistisches Bundesamt (1990) Gesundheitswesen, Fachserie 12, Reihe 4 Todesursachen 1989. Wiesbaden, S 36
10. Versen P (1979) Arbeitsmedizinisches Kolloquium des Hauptverbandes der gewerblichen Berufsgenossenschaften e.V. am 04. Mai 1979 in Münster. Bonn, S 27

**Wissenschaftliche Erkenntnisse
zur Risikoabschätzung**

Grundlagen der epidemiologischen Erforschung von Berufskrankheiten[*]

H.-E. Wichmann

Einleitung

In dieser Übersicht soll ein Einblick in die Grundzüge epidemiologischer Arbeit gegeben werden. Zunächst werden die wichtigsten Studientypen erläutert, danach Probleme und Fallstricke bei der Interpretation unzulänglicher epidemiologischer Daten angesprochen und schließlich wird diskutiert, wie eine moderne Berufsepidemiologie aussehen sollte.

Klassische Verfahren der Epidemiologie

Die Epidemiologie befaßt sich nach der Definition der Weltgesundheitsorganisation mit der Untersuchung der Verteilung von Krankheiten, physiologischen Variablen und sozialen Krankheitsfolgen in menschlichen Bevölkerungsgruppen sowie mit den Faktoren, die diese Verteilung beeinflussen. Die Berufsepidemiologie hat entsprechend die Untersuchung von Krankheiten, Symptomen und Indikatoren für eine Belastung oder Beanspruchung durch Schadstoffe oder physikalische Einflüsse am Arbeitsplatz zum Gegenstand.

Zusammenhänge zwischen derartigen Expositionen und deren Auswirkungen auf den Menschen lassen sich mit Verfahren der sog. analytischen Epidemiologie untersuchen [1–5, 7]. Die günstigsten Beobachtungsbedingungen bieten dabei *Kohortenstudien*, und deshalb seien diese als erste genannt. Kohortenstudien beginnen mit einer Referenzpopulation oder einer Stichprobe daraus, wobei einige Personen den interessierenden Risikofaktor aufweisen und andere nicht. Am Anfang der Studie sollten beide Gruppen frei sein von der Krankheit, auf die untersucht wird. Die beteiligten Personen werden periodisch überwacht, und am Ende der Studie wird die Erkrankungshäufigkeit in beiden Gruppen verglichen.

Ein in der Arbeitsmedizin besonders wichtiger Spezialfall sind Kohortenstudien mit zurückverlegtem Beginn (historische Kohortenstudien). Diese können durchgeführt werden, wenn Daten aus der Vergangenheit vorhanden sind, die es gestatten, ab einem bestimmten Zeitpunkt eine Kohorte zu rekonstruieren, in der einige Personen den Risikofaktor aufweisen und einige nicht. Diese Personen

---

[*] Überarbeitete Fassung des Vortrages „Schadstoffepidemiologie – ein Instrument der Risikoerkennung" auf dem 1. Weltkongreß für Sicherheitswissenschaft 1990 in Köln.

werden über eine Zeitdauer verfolgt, um das relative Erkrankungsrisiko zwischen den derart rekonstruierten Gruppen zu ermitteln.

Kohortenstudien besitzen mehrere Vorteile:

- Sie sind repräsentativ, d.h. die Resultate können auf eine Population bezogen werden,
- der Risikofaktor liegt zuerst vor und die Krankheit ist eine Folgeerscheinung,
- das Risiko kann quantifiziert werden,
- Verzerrungen werden auf ein Minimum beschränkt.

Kohortenstudien sind in ihrer praktischen Durchführbarkeit begrenzt, da sie über eine lange Zeitdauer laufen, mit hohen Kosten verbunden sind und die Zahl der Teilnehmer während der Dauer der Studie reduziert werden kann (durch Todesfälle, Umzug, durch das Verweigern der weiteren Teilnahme, durch das Wechseln von einer Gruppe in die andere).

Der zweite Studientyp, den ich nennen will, sind *Fallkontrollstudien*. Diese Studien beginnen mit erkrankten Personen, die nachträglich auf das Vorhandensein oder Nichtvorhandensein der interessierenden Risikofaktoren untersucht werden. Eine Kontrollgruppe, die nicht an dieser Krankheit leidet, wird in ähnlicher Weise untersucht.

Die Vorteile von Fallkontrollstudien im Vergleich zu Kohortenstudien sind:

- kurze Studiendauer,
- geringerer Kostenaufwand und kleinerer personeller Aufwand,
- Benötigung kleinerer Stichproben,
- Eignung für seltene Krankheiten,
- Eignung für Krankheiten mit langer Latenzzeit.

Das Ausscheiden von Teilnehmern und Untersuchern, das bei einer Kohortenstudie ein großes Problem darstellt, spielt hier kaum eine Rolle.

Die wichtigsten Nachteile der Fallkontrollstudie sind die folgenden:

- Die Referenzpopulation ist unbekannt, daher kann man von der Stichprobe keine Verallgemeinerung auf die Grundgesamtheit vornehmen.
- Es ist oft auch nicht möglich, zu bestimmen, ob der Faktor der Krankheit vorausgeht oder umgekehrt.
- Es besteht ferner eine größere Gefahr von Verzerrungen, bedingt durch selektive Erinnerung und selektives Überleben.

Querschnittstudien haben gegenüber Fallkontrollstudien den großen Vorteil, daß sie mit einer Referenzpopulation beginnen, aus der eine Stichprobe gezogen und auf Risikofaktoren und Erkrankungen gleichzeitig untersucht wird. Aus diesem Grund kann man von der Stichprobe auf die Population verallgemeinern und die Bedeutung der Risikofaktoren ermitteln. Die Studiendauer ist kurz und die Untersuchungen sind mit wenig Kostenaufwand verbunden. Das Problem der Verzerrung muß auch hier beachtet werden, es kann aber durch umsichtige Planung auf ein Minimum reduziert werden.

Bei der Querschnittstudie ist es oft nicht möglich zu entscheiden, ob der Faktor vor der Krankheit vorhanden war oder umgekehrt.

Bei *„ökologischen Korrelationen"* handelt es sich um Studien, bei denen als Einheit nicht Individuen sondern Populationen dienen. Beziehungen, die dabei gefunden werden, sind nicht ohne weiteres für die einzelnen Mitglieder dieser Populationen gültig. Es sei darauf hingewiesen, daß der Begriff „ökologisch" nichts mit „Ökologie" im Sinne von Umwelt zu tun hat, sondern allein das Arbeiten mit aggregierten Daten bezeichnet.

Der letzte Studientyp, der angesprochen werden soll, sind *Interventionsstudien.* Diese sind durch eine aktive Reduktion von Risikofaktoren charakterisiert, wobei der Einfluß dieser Veränderung auf die Erkrankungshäufigkeit bestimmt wird. Dieser „experimentelle" Ansatz unterscheidet sich grundlegend von den bisher aufgeführten Beobachtungsstudien, ansonsten haben Interventionsstudien von ihrer Anlage her große Ähnlichkeit mit Kohortenstudien.

Die aufgeführten Studientypen werden in Abb. 1 an einem einfachen Beispiel erläutert, nämlich der altersabhängigen Abnahme der Lungenfunktion bei Rauchern und Nichtrauchern. Während die Lungenfunktion (gemessen als Einsekundenkapazität FEV_1) beim Nichtraucher mit zunehmendem Lebensalter allmählich abnimmt, tritt dieser Leistungsabfall beim Raucher sehr viel früher ein. Dadurch leidet dieser im Mittel ab dem 60. Lebensjahr zunehmend unter gesundheitlichen Beschwerden, und seine Lebenserwartung ist deutlich verkürzt.

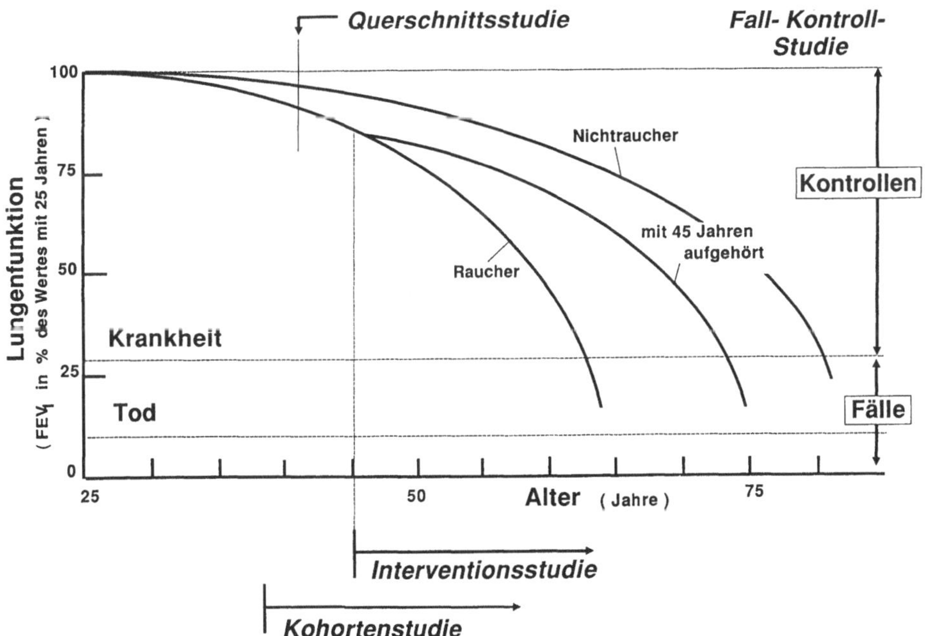

Abb. 1. Erläuterung epidemiologischer Studientypen am Beispiel der altersabhängigen Veränderung der Lungenfunktion bei Rauchern und Nichtrauchern

Wenn man diesen Sachverhalt epidemiologisch untersuchen will, kann man z.B. eine Querschnittstudie durchführen. Diese liefert sozusagen eine Augenblicksaufnahme: Zu einem festen Zeitpunkt wird in der untersuchten Population festgestellt, wie der Anteil der Raucher und Nichtraucher aussieht, und gleichzeitig, wie die Lungenfunktion sich bei Rauchern und Nichtrauchern unterscheidet.

Im Gegensatz dazu beobachtet man bei einer Kohortenstudie die Gruppe der Raucher und die Gruppe der Nichtraucher über einen längeren Zeitraum. Man stellt dann fest, ob die Lungenfunktion sich in diesen beiden Gruppen unterschiedlich entwickelt, oder ob in der einen Gruppe mehr Erkrankungs- und Todesfälle auftreten als in der anderen.

Bei einer Fallkontrollstudie handelt es sich sozusagen um eine inverse Kohortenstudie: Die Erkrankungen sind bereits eingetreten, und man schaut nun nach, wie hoch der Anteil der Raucher und Nichtraucher bei den erkrankten Personen ist. Das gleiche tut man für eine Gruppe von nicht (an der gleichen Krankheit) erkrankten Kontrollpersonen. Durch Bestimmung des Anteils der Raucher bei Fällen und Kontrollen läßt sich eine Aussage über den Zusammenhang zwischen Rauchen und Atemwegserkrankungen treffen.

Eine Interventionsstudie schließlich liegt vor, wenn man mit Rauchern arbeitet, von denen eine Gruppe weiter raucht und eine andere Gruppe das Rauchen aufgibt, und den Erfolg dieser Intervention bewertet.

Wenn Sie mich fragen würden, was ist die wichtigste Maßzahl in der Epidemiologie, dann würde ich antworten: Das *relative Risiko*.

Hierunter versteht man das Verhältnis des Risikos bei den Exponierten zum Risiko bei den Nichtexponierten, wobei als Risiko die Wahrscheinlichkeit des Eintretens eines bestimmten Effekts (z.B. einer Krankheit) bei bestimmten Expositionsbedingungen verstanden wird. Das relative Risiko wird dabei aus den in Tabelle 1 angegebenen relativen Häufigkeiten geschätzt.

Tabelle 1. Das relative Risiko

	Exposition gegenüber Risikofaktor	
	+	−
erkrankt	a	b
nicht erkrankt	c	d
insgesamt	n+	n−

$$\text{Relatives Risiko} = \frac{\text{erkrankt + exponiert}}{\text{exponiert}} \bigg/ \frac{\text{erkrankt + nicht exponiert}}{\text{nicht exponiert}}$$

$$RR = \frac{a}{n+} \bigg/ \frac{b}{n-}$$

Bemerkenswert ist nun, daß dieses relative Risiko in allen genannten Studientypen entweder unmittelbar oder zumindest näherungsweise berechnet werden kann. Dadurch wird die Grundstruktur der analytischen Epidemiologie einfach und übersichtlich. Daneben gibt es natürlich noch eine Vielzahl anderer epidemiologischer Kenngrößen wie Odds Ratio SMR, PMR, attributables Risiko, Prävalenz, Inzidenz etc., die in der epidemiologischen Literatur eine wichtige Rolle spielen [1, 3], auf die aber hier nicht eingegangen werden kann.

Wenn Tabelle 1 suggerieren sollte, daß die statistische Auswertung epidemiologischer Studien besonders einfach sei, so ist dieser Eindruck allerdings falsch. Grundsätzlich liegt nämlich eine komplexe statistische Fragestellung vor, bei der 3 Gruppen von Variablen miteinander in Beziehung zu setzen sind: Zielvariablen, Einflußvariablen und Störvariablen.

Unter *Zielvariablen* versteht man Parameter, welche die zu untersuchende Wirkung der Einflußvariablen schreiben, z.B. ob ein Symptom vorhanden oder nicht vorhanden ist.

Die *Einflußvariablen* sind Parameter, welche die Höhe und Dauer der zu untersuchenden Exposition angeben.

Störvariablen („confounder") schließlich sind Parameter, die auch auf die Zielvariable wirken, aber nicht Ziel der Untersuchung sind.

In der *statistischen Analyse* ist nun der Zusammenhang zwischen Zielvariablen und Einflußvariablen und Ausschaltung möglicher Verzerrungen durch die Störvariablen zu berechnen. Dies ist entweder dadurch möglich, daß Untergruppen betrachtet werden, die bezüglich der Störvariablen homogen sind (sog. Stratifizierung) oder daß multiple Regressionsverfahren verwendet werden, welche die Abgrenzung der genannten Einflüsse ermöglichen.

Schließlich ist noch ein Wort zur *Interpretation der Ergebnisse* epidemiologischer Studien erforderlich. Grundsätzlich ist die Epidemiologie zunächst nur in der Lage, Zusammenhänge zwischen Einflußgrößen und Zielgrößen aufzuzeigen. Kausalität im strengen Sinne ist dadurch nicht beweisbar. Der Kausalitätsbegriff der Epidemiologie ist ein eher gradueller im Sinne von zunehmender Evidenz durch das Zusammentragen von Indizien. Hierzu zählt z.B., daß die Stärke des Zusammenhangs mit der Höhe der Exposition oder der Dauer der Exposition zunimmt, daß die Krankheit zeitlich der Exposition folgt, daß eine biologisch plausible Anordnung von weniger schweren zu stärkeren Effekten hin auftritt, daß die Assoziation von Exposition und Wirkung unter verschiedenen Randbedingungen und Studientypen nachweisbar ist, daß nach Verringerung der Exposition die Krankheitshäufigkeit abnimmt, daß die epidemiologischen Ergebnisse in den Rahmen der experimentellen und theoretischen Kenntnisse über Wirkungsmechanismen passen [6].

Trotz dieser Probleme bei der Interpretation, die im übrigen um so kleiner werden, je sorgfältiger eine epidemiologische Studie geplant und durchgeführt wird, hat die Epidemiologie einen entscheidenen Vorteil gegenüber anderen Untersuchungsverfahren: Sie arbeitet unter den real gegebenen Bedingungen mit den real belasteten Personen. Dieser unschätzbare Vorteil hat in den pragmatisch orientierten Ländern mit epidemiologischer Tradition (USA, England, Skandinavien)

schon früh zur intensiven Nutzung dieses Instrumentariums geführt. Daher verfügen diese Länder über wertvolle Datenbestände zur Beschreibung der Krankheits-
verteilungen und ihrer Ursachen, auf die wir nur neidvoll blicken können.

Fallstricke

Die Interpretation epidemiologischer Daten ist häufig schwierig; dies gilt insbesondere dann, wenn *Routinedaten* für die epidemiologische Forschung verwendet
werden. Hierunter versteht man Daten, die ursprünglich für einen anderen Zweck
erhoben wurden, die aber auch in gewissem Umfang Informationen epidemiologischer Art enthalten können:

- Demographische Daten, Daten aus der gesetzlichen Früherkennung oder den
  gesetzlichen Krankenversicherungen, aus schulärztlichen Untersuchungen, zu
  stationären und ambulanten Behandlungen in Krankenhäusern, zur Berufs-
  oder Erwerbsunfähigkeit, aus arbeitsmedizinischen Überwachungsuntersuchungen, zu meldepflichtigen Krankheiten, zur Mortalität.

Die Daten sind zu einem großen Teil auf Datenträgern verfügbar, und es ist natur-
gemäß verlockend, mit ihnen „Epidemiologie" zu betreiben – gerade in einem
Land wie der Bundesrepublik, in dem es diese Routinedaten in großer Zahl gibt,
gezielte epidemiologische Untersuchungen aber fehlen. In gewissem Umfang ist
es sicher möglich und erlaubt, mit Routinedaten epidemiologisch zu arbeiten, es
ist aber bedenklich, wenn die Aussagekraft dieser Daten überschätzt wird und zu
weitgehende Schlüsse aus ihnen gezogen werden. Typische Fallstricke hierfür
möchte ich im folgenden ansprechen.

Das 1. Beispiel betrifft die *fehlende Nennerinformation*. Nehmen wir etwa eine
Krankenhausstatistik, dann erlaubt diese nur eine Aussage über die absolute Häufigkeit der Erkrankungen. Um eine Aussage über die relative Häufigkeit zu machen, also um die Erkrankungszahlen auf die zugrundeliegende Population zu beziehen, wird der „Nenner" benötigt. Dieser ist aber für ein Krankenhaus äußerst
schwierig anzugeben, da der Einzugsbereich, also die Personen, die potentiell im
Erkrankungsfalle in dieses Krankenhaus kämen, kaum zu definieren ist. Diese
schönen Routinedaten lassen sich also wegen der fehlenden Nennerinformation
nicht ohne weiteres für bevölkerungsbezogene epidemiologische Aussagen verwenden.

Das gleiche gilt für Krankenkassendaten. Auch für diese ist die absolute Häufigkeit des Auftretens von Erkrankungen bekannt, ja, es ist sogar die Zahl der Ver-
sicherten bekannt. Was aber häufig fehlt, ist eine Aussage über die Anzahl mitver-
sicherter Familienangehöriger. Wenn diese kleine, aber entscheidende Informa-
tionslücke besteht, läßt sich auch hier der Nenner nicht berechnen, und die Daten
können nicht bevölkerungsepidemiologisch verwendet werden.

Ein drittes Beispiel sind sog. Sammelstatistiken. Es ist sehr beliebt, ohne sau-
beren Stichprobenplan Untersuchungen auf Schadstoffe im Blut oder Urin oder
den Haaren vorzunehmen. Da diese schönen Daten dann existieren, werden sie

auch veröffentlicht, und es lassen sich zum Beispiel eindrucksvolle Zeitreihen über die Entwicklung des mittleren Schwermetallgehaltes oder der Pestizidrückstände im Untersuchungsgut eines großen Labors machen. Daß die Bezugspopulation von Jahr zu Jahr eine andere sein kann, ist hierbei unberücksichtigt. Häufig wurden aufwendige Tests zunächst nur bei Hochrisikogruppen durchgeführt, erst im Laufe der Jahre aber viel breiter angewandt, so daß offen bleiben muß, ob der Trend in einer solchen Sammelstatistik wirklich eine Veränderung des „body burden" wiedergibt oder lediglich auf einer veränderten Bezugspopulation beruht.

Ein zweiter Problembereich, der mit dem eben genannten verwandt ist, ist das *Fehlen einer Vergleichsgruppe*. Wenn man schon keine Information über die Bezugspopulation hat, so ist es zumindest erforderlich eine Vergleichs- oder Kontrollgruppe heranzuziehen. Die alleinige Untersuchung von Fällen ohne Kontrollen oder von exponierten Personengruppen ohne nichtexponierte Personen ist epidemiologisch von äußerst begrenzter Aussagekraft. Trotzdem werden immer noch in großem Umfang „Fallstudien" durchgeführt, bei welchen ohne Vergleichsgruppe gearbeitet wird. Diese Vorgehensweise hat sich wahrscheinlich aus der Philosophie unseres Berufskrankheitenrechts entwickelt, in welchem ja bekanntlich ein quasikausaler Nachweis des Zusammenhangs zwischen Berufstätigkeit und Exposition einerseits sowie Exposition und Auftreten der Krankheit andererseits gefordert wird. Wenn diese individualmedizinisch sinnvolle Vorgehensweise auf Bevölkerungsgruppen angewandt wird, erhält man ein weitgehend stumpfes Instrument, und es ist schwer nachvollziehbar, wieso dieses stumpfe Instrument so oft verwendet wird, während die ausgefeilten, scharfen Instrumente der klassischen Epidemiologie weitgehend ignoriert werden.

Ein weiteres, häufig auftretendes Problem bei Routinedaten ist das *fehlende Wissen über wichtige Risikofaktoren*. Dies läßt sich gut am Beispiel der Mortalitätsstatistik für den Lungenkrebs erläutern. Hier liegen vergleichsweise gute Daten vor: Angaben zum Krebs als Todesursache sind recht valide, Geschlecht und Alter der Verstorbenen und ihre Anzahl sind vollständig erfaßt, so daß saubere, altersstandardisierte Mortalitätsraten berechnet werden können. Stellt man diese auf Kreisebene für die Bundesrepublik dar, so zeigt sich, daß Lungenkrebs in industriellen Ballungsgebieten wie dem Ruhrgebiet, dem Rhein-Main-Gebiet oder vielen Großstädten erheblich häufiger auftritt als in ländlichen Regionen. Dies hat schon früh zu dem Verdacht geführt, daß eine wichtige Ursache hierfür die Luftverschmutzung sein könnte, denn in der Tat ähnelt die räumliche Verteilung des Lungenkrebses stark der räumlichen Verteilung der Luftschadstoffe.

Daß eine solche, monokausale Betrachtungsweise erheblich in die Irre führen kann, läßt sich erst erkennen, wenn man weitere Daten heranzieht und den Hauptrisikofaktor des Lungenkrebs berücksichtigt. Dieser ist eindeutig das Rauchen, und wenn man sich die Verteilung des Rauchens in der Bundesrepublik anschaut, dann zeigt sich, daß auch das Rauchen in den Ballungsgebieten und Großstädten deutlich stärker verbreitet ist als auf dem Land, und man findet, daß die räumliche Verteilung des Rauchverhaltens weitgehend die räumliche Verteilung des Lungenkrebs erklärt [8]. Dies ist besonders deutlich bei Frauen erkennbar, bei denen eine zusätzliche Belastung durch berufliche Kanzerogene seltener ist als beim Mann. Dieses Ergebnis entspricht den zahlreichen Untersuchungen zum Stadt-Land-Gefälle des Lungenkrebs, bei denen sich in vielen Regionen der Welt gezeigt hat, daß das Rauchen für 80–90% der Lungenkrebsfälle verantwortlich ist, die berufliche Belastung für 5–15%, die Luftverschmutzung aber selbst in hochbelasteten Regionen für weniger als 5% (diese Zahlen beziehen sich auf Männer in den USA).

Der offenkundige Mangel an Informationen über Risikofaktoren ist typisch für Routinestatistiken, und dadurch ist ihre Aussagekraft im Sinne der analytischen Epidemiologie sehr begrenzt, selbst dann, wenn manche Daten für die deskriptive Epidemiologie durchaus wertvolle Beiträge liefern können.

Als letzter wichtiger Fallstrick bei Routinedaten sei die *fehlende Standardisierung* genannt. Landläufig mag man der Meinung sein, daß die Angabe eines Symptoms oder das Stellen einer Diagnose durch den Arzt ein recht objektiver Vorgang sei. Diejenigen, die mit ihren Beschwerden verschiedene Ärzte aufgesucht haben, werden Zweifel an dieser Aussage haben. Denjenigen aber, der sich mit dem ärztlichen Diagnosespektrum statistisch auseinandergesetzt hat, befallen noch weitergehende Zweifel.

In der Tat ist es ein bekanntes Phänomen, daß die diagnostischen Angaben zwischen den Ärzten um so stärker schwanken, je weniger quantitativ und objektivierbar die Symptome sind. Was hier fehlt, ist eine Standardisierung, und die läßt sich bei Routinedaten in der Regel nicht erreichen. In epidemiologischen Studien wird häufig ein großer Aufwand getrieben, um eine solche Standardisierung sicherzustellen. Sie ist am einfachsten dadurch erreichbar, daß das gleiche Team alle Teilnehmer untersucht. Wenn dies nicht möglich ist, so ist eine gemeinsame Schulung aller Beteiligten erforderlich. So wird bei guten Studien im Herz-Kreislauf-Bereich sogar das Messen des Blutdrucks intensiv trainiert – und das von erfahrenen Ärzten – um die Vergleichbarkeit innerhalb der Studie sicherzustellen. Bei medizinischen Routinedaten – seien sie nun im Krankenhaus angefallen oder bei arbeitsmedizinischen Kontrolluntersuchungen – ist diese Vergleichbarkeit in aller Regel nicht gegeben.

Die angeführten Fallstricke und Limitationen sind in Tabelle 2 nochmals zusammengestellt.

Tabelle 2. Fallstricke bei der Nutzung vorhandener Daten

– fehlende Nennerinformation	(Krankenhausdaten, Krankenkassendaten, Sammelstatistiken)
– fehlende Vergleichsgruppen	(arbeitsmedizinische Routinedaten, Fallsammlungen)
– fehlendes Wissen über Risikofaktoren	(fast alle Routinedaten)
– unzureichende Standardisierung	(fast alle Routinedaten)

Welche Lehren sind nun aus dieser Situation zu ziehen? Zunächst die Lehre, daß Routinedaten nicht überinterpretiert werden dürfen.

Die Interpretationsmöglichkeiten lassen sich prospektiv dadurch verbessern, daß epidemiologische Anforderungen bei der Datenerfassung berücksichtigt werden, z.B. dadurch, daß die Nennerinformation in Zukunft bereitgestellt wird, oder dadurch, daß für Teilbereiche eine bessere Standardisierung der Diagnostik erfolgt, und schließlich dadurch, daß bestimmte Überwachungsuntersuchungen nicht nur an „Risikopersonen" am Arbeitsplatz durchgeführt werden, sondern in gleicher Weise auch für eine Stichprobe von Kontrollpersonen.

Daß dieser Aufwand nicht für alle Routinedaten vertretbar ist, ist selbstverständlich. Dennoch gibt es durchaus die Möglichkeit, durch vergleichsweise kleine Verbesserungen die Interpretationsfähigkeit einiger Datenkörper deutlich zu erhöhen. Unabhängig davon ist es aber dringend erforderlich, neben den Routineerhebungen gezielte epidemiologische Untersuchungen durchzuführen.

Anforderungen an eine moderne Berufsepidemiologie

Wie soll nun eine moderne Epidemiologie aussehen, die sich mit der Problematik von toxischen oder kanzerogenen Schadstoffwirkungen auf den Menschen befaßt [2, 4, 5, 8]? Sie sollte so weit wie möglich objektive Meßverfahren nutzen. Biologisches Monitoring und biologische Effektmonitoring bieten hierfür ideale Möglichkeiten. So ist der Nachweis von Kadmium, Blei oder anderen Substanzen im Blut, im Urin, in den Haaren oder in den Zähnen möglich, die Wirkung krebserzeugender Substanzen kann zumindest teilweise über DNA-Addukte, Chromosomenveränderungen und andere Wirkungsparameter nachgewiesen werden. Auch überlagernde Einflußgrößen können objektiviert werden, z.B. die Rauchintensität über die Cotininkonzentration im Urin. Zur Erfassung zurückliegender Expositionen ist jedoch die genaue Befragung der Betroffenen unverzichtbar.

Neben diesen Anforderungen an die Zielvariablen ist es wichtig, die Einflußvariablen ebenfalls präzise zu charakterisieren. Dies kann einerseits durch Messungen der äußeren Exposition, d.h. der Schadstoffkonzentration am Arbeitsplatz unter definierten Meßbedingungen, geschehen. Ferner sind die individuellen Expositionsbedingungen zu berücksichtigen, die Aufenthaltsdauer am belasteten Arbeitsplatz, die Intensität des Kontakts usw.

Unabhängig von Fortschritten der Meßtechnik schließlich bleibt die Forderung an den epidemiologischen Studienplan bestehen, relevante Störvariablen mit der gleichen Sorgfalt zu erfassen wie die interessierenden Einflußgrößen.

Darüber hinaus ist zu fordern, daß die statistische Auswertung mit adäquaten Verfahren durchgeführt wird. Wegen der Vielzahl konkurrierender Einflüsse, die zu berücksichtigen sind, haben sich hierbei Verfahren der multiplen Regressionsanalyse durchgesetzt. Bei aller Komplexität des statistischen Modells ist aber zu beachten, daß der Grundsatz jeder epidemiologischen Studie lauten muß: Die Hypothesen, die getestet werden sollen, sind vor Beginn der Studie festzulegen. Es ist eine Unsitte, eine Vielzahl von statistischen Test im nachhinein zu rechnen, nur

Tabelle 3. Anforderungen an eine moderne Berufsepidemiologie

Zielvariablen

- Standardisierung
- Funktions- und Laborparameter (biologisches Monitoring)
  besser als Diagnose und Symptome

Einflußvariablen

- Messung der äußeren Exposition
- Berücksichtigung der individuellen Expositionsbedingungen
  (Aufenthaltsdauer, Intensität des Kontaktes)

Störvariablen

- Erfassung potentiell verzerrender Einflüsse
  (Alter, Geschlecht, Rauchen, Ernährungsgewohnheiten
  sozioökonomische Faktoren)
- Objektivierung wichtiger Angaben (Cotinin beim Rauchen)

Statistische Auswertung

- Testen vorher festgelegter Hypothesen
- multivariate Auswertungsverfahren

---

weil man umfangreiche epidemiologische Daten vorliegen hat, die dazu verleiten, „alles mit allem" zu vergleichen. Jeder statistische Test liefert eine Wahrscheinlichkeitsaussage, und bei der üblichen Irrtumswahrscheinlichkeit von 5% bedeutet dies, daß im Mittel von 100 durchgeführten Tests 5 ein signifikantes Ergebnis liefern, ohne daß in Wirklichkeit ein derartiger Zusammenhang besteht. Durch strenge Beachtung der Grundregel, die Fragestellung vor dem Test festzulegen und nicht am gleichen Untersuchungsmaterial eine Hypothese zu generieren und sie gleichzeitig zu testen, können Scheinkorrelationen am ehesten vermieden werden. Tabelle 3 faßt diese Anforderungen nochmals zusammen.

Schlußbemerkung

Die Epidemiologie hat eine entscheidene Schwäche gegenüber der Toxikologie: Sie muß sich darauf beschränken, vorgefundene Belastungsbedingungen zu analysieren, sie kann nicht unter kontrollierten, sauber definierten Versuchsbedingungen experimentieren. Dennoch liefert sie einen wichtigen Beitrag zur Risikoabschätzung, denn durch Standardisierung der Erhebungsmethoden und Einbeziehen von Kontrollgruppen können auch „weiche" epidemiologische Daten durchaus zu „harten", validen Erkenntnissen führen. Hinzu kommt, daß sich die Nachweismöglichkeiten von Belastungen des menschlichen Organismus durch Fremdstoffe stark verbessert haben. Dadurch steht eine wachsende Palette biologischer Meßgrößen zur Verfügung, die auch den Nachweis niedriger Konzentrationen gestattet und spezifische Aussagen über die beteiligten toxischen Substanzen zuläßt. Durch Kombination des biologischen Monitorings mit den klassischen Methoden der

Epidemiologie, nämlich der klinischen Untersuchung und der Befragung, steht der Berufsepidemiologie ein schlagkräftiges Instrumentarium zur Verfügung, das es gestattet, Störungen der Entwicklung und Regulation des Organismus nachzuweisen, die noch innerhalb der physiologischen Variation liegen, aber bereits eine besondere Belastung anzeigen.

Die Durchführung aussagekräftiger Untersuchungen kann in aller Regel nur in Kooperation von Kliniken oder Betrieben mit Epidemiologen, Immissionsmeßtechnikern und leistungsfähigen Labors zur Untersuchung von Humanproben gelingen. Derartige Studien bedeuten einen hohen Aufwand und in der Regel auch hohe Kosten, sie liefern aber Ergebnisse, die auf keinem anderen Weg zu gewinnen sind. Diese Erkenntnis hat sich in unserem Lande nur langsam durchgesetzt; mittlerweile ist sie allgemein akzeptiert, und die Bereitschaft zur Durchführung derartiger Forschungsvorhaben nimmt spürbar zu. Jetzt jedoch wird der Fortschritt durch ein anderes Problem gebremst: Es gibt viel mehr Aufgaben für Epidemiologen als Epidemiologen. Die Ausbildung in Epidemiologie, die bislang in der Bundesrepublik nicht möglich war und die jetzt erst allmählich anläuft, muß institutionalisiert werden, und Forschungseinrichtungen auf diesem Gebiet müssen erst noch geschaffen werden. Wenn wir diesen Weg konsequent beschreiten, dann können wir vielleicht in 10 Jahren auch in der Bundesrepublik die Breite epidemiologischer Forschung erreichen, die schon heute in anderen hochentwickelten Ländern selbstverständlich ist.

Literatur

1. Ackermann-Liebrich U, Gutzwiller F, Keil U, Kunze M (1986) Epidemiologie – Lehrbuch für praktizierende Ärzte und Studenten. Medication Foundation, Cham, Schweiz
2. Checkoway H et al (1989) Research methods in occupational epidemiology. Monographs in epidemiology and biostatistics vol 13. Oxford University Press
3. Frentzel-Beyme R (1985) Einführung in die Epidemiologie. Wissenschaftliche Buchgesellschaft Darmstadt
4. Karvonen M, Mikheer MJ (1986) Epidemiology of occupational health. WHO Regional Publications, European Series No. 20
5. Monson RR (1989) Occupational epidemiology. CRC, Boca Raton, FL
6. Rat von Sachverständigen für Umweltfragen (1987) Umweltgutachten 1987. Kohlhammer, Stuttgart
7. Wichmann HE, Lehmacher W (1991) Manual zur Planung und Durchführung epidemiologischer Studien. Schriftenreihe der GMDS. Schattauer, Stuttgart
8. Wichmann HE (1986) Methodische Aspekte der Umweltepidemiologie. Medizinische Informatik und Statistik 65. Springer, Berlin Heidelberg New York Tokyo

Was läuft – was läuft nicht
in der Berufskrebsepidemiologie in Deutschland?

J. Wahrendorf

Einleitung

Die im Titel dieses Beitrags aufgeworfene Frage erlaubt mehrere Richtungen der Beantwortung, die nachstehend diskutiert werden sollen. Dabei lassen sich 4 verschiedene Aspekte herausstellen:

1. Inhaltliche Aspekte. Hierzu ist zu diskutieren, welche Themen der Berufskrebsepidemiologie aufgrund von Hinweisen aus Fallberichten, Expositionsmessungen oder experimentellen Studien sowie auch aufgrund neuerer Methoden, z.B. aus der molekularen Epidemiologie, angegangen werden bzw. angegangen werden sollten.

2. Kooperationen. Erfolgreiche Forschung zur Berufskrebsepidemiologie erfordert eine wohlabgestimmte Kooperation verschiedener Gruppen, wie z.B. Firmen, Verbände, Arbeitnehmervertretungen, betriebsärztlicher Dienst, Betriebskrankenkassen, Berufsgenossenschaften und nicht zuletzt wissenschaftliche Institutionen und Forscher.

3. Technische (juristische) Probleme. Bei der Durchführung einzelner epidemiologischer Projekte sind datenschutzrechtliche Rahmenbedingungen zu beachten, die nicht selten schwierig zu lösende Probleme aufwerfen.

4. Anerkennung von Berufskrankheiten. Für die Anerkennung von Berufskrankheiten setzt die Reichsversicherungsordnung (RVO) den gesetzlichen Rahmen. Zur Untermauerung einer Anerkennung wird einschlägige epidemiologische Evidenz gefordert. Ein unausweichlich verbleibender Auslegungsspielraum gibt oft Anlaß zur Diskussion.

Aktuelle Themen und Ansätze

Im internationalen Directory of On-going Research in Cancer Epidemiology [4] finden sich unter 1147 Projekten 395 (34,4%), die sich mit beruflichen Risikofaktoren befassen. Von diesen 395 sind 313 (79,2%) als Kohortenstudie oder Fallkontrollstudie konzipiert und somit einem strikten epidemiologischen Studienplan unterworfen. Die beiden Studientypen kommen dabei etwa gleichhäufig vor. Die häufigsten genannten Berufe, die so beforscht werden, sind „chemical industry workers", „farmers" und „asbestos workers".

Aus Deutschland sind in dem Directory insgesamt 38 Projekte gemeldet, 14 (36,8%) befassen sich mit beruflichen Risikofaktoren. Nicht ganz untypisch scheint es zu sein, daß davon 8 Projekte als Fallkontrollstudien, 4 als Kohortenstudien konzipiert sind, was eine von der Machbarkeit gesteuerte Präferenz andeuten mag.

Während aufgrund von Expositionsmessungen (z.B. N-Nitrosoverbindungen in der Gummiindustrie und der metallverarbeitenden Industrie) sowie anstehender Anerkennungsproblematik (z.B. Schornsteinfeger, Untertagebergbau, Gießereien) für einige Bereiche schon seit längerer Zeit ein epidemiologischer Forschungsbedarf ausgewiesen ist bzw. war, ist zu beobachten, daß entsprechende Forschung nur sehr langsam in Gang kommt. Gründe hierfür sind sicher unter den in den nächsten beiden Abschnitten zu diskutierenden Aspekten zu suchen, insbesondere aber auch in einer fehlenden Tradition epidemiologischer Forschung. Eine Reihe von wichtigen Themen (z.B. Holzstaubexpositionen) sind daher auch weniger aus epidemiologischer, als vielmehr aus medizinisch-vorsorgender Sicht angegangen worden und haben nicht den wünschenswerten Niederschlag etwa in internationalen Bewertungsverfahren (IARC 1987) [5] gefunden. Dies kann dann umso besser geschehen, wenn die Forschung von vornherein so konzipiert ist, daß sie den Standards der internationalen „scientific community" gerecht wird, in „peer-reviewed" Zeitschriften publiziert wird und damit auch die gebührliche Beachtung erfährt (z.B. [2, 6]). Neben einer Reihe anderer positiver Beispiele aus Vergangenheit und Gegenwart wäre hier speziell zu vermerken, daß gerade in jüngster Zeit zur international so wichtigen Dioxinthematik Beiträge aus Deutschland [7, 9] diesen Weg gegangen sind.

Berufskrebsepidemiologische Forschung kann in zunehmendem Maße auf Entwicklungen der molekularen Expositionsbestimmung (Biomonitoring) zurückgreifen [1]. Anwendungen in voller Breite stehen zwar noch aus und sind bezüglich ihrer Praktikabilität an viele Voraussetzungen gebunden, sollten aber jederzeit in Erwägung gezogen werden.

Kooperationen in der Berufskrebsepidemiologie

Die Durchführbarkeit epidemiologischer Studien im Bereich der Berufskrebsforschung hängt essentiell von der Zusammenarbeit verschiedener Gruppen, wie sie einleitend aufgelistet wurden, ab, diese stehen wiederum nicht selten im Spannungsfeld widerstrebender Interessen. Eine vermittelnde Rolle fällt dabei eindeutig der Wissenschaft zu. Nur durch eine neutrale, internationalen Standards verpflichtete Vorgehensweise kann hier ein Klima konstruktiver, sachbezogener Zusammenarbeit erzeugt und aufrechterhalten werden. Jedes berufskrebsepidemiologische Vorhaben sollte daher von Grund auf so angelegt sein, daß seine Resultate unter primärer Verantwortung der kooperierenden Wissenschaftler im internationalen „peer-reviewed" Schrifttum publiziert werden. Dieses Vorgehen hat sich in mehreren Bereichen bewährt, als ein jüngeres Beispiel siehe Becker et al. [3]. Die damit selbst auferlegte Unterwerfung unter internationale Begutachtung ist ein essentieller qualitäts- und auch konsensfördernder Aspekt. Nur unter Wahrung eines solchen Niveaus können kontroverse Themen sachlich bearbeitet werden. Bei der Vergabe von Forschungsthemen und -mitteln sollte verstärkt darauf geachtet werden, daß sich bewerbende Institutionen derartige Qualitätsnachweise erbringen können.

Datenschutzrechtliche Probleme

Die Datenschutzgesetzgebung auf Bundes- und Landesebene weist einen Rahmen für die epidemiologische Forschung mit personenbezogenen Daten aus. Es ist aber leider auch zu beobachten, daß innerhalb dieses Rahmens sehr viele Unsicherheiten und Auslegungsprobleme existieren. Nicht selten sind es sogar an einem Forschungsvorhaben direkt zu beteiligende Institutionen, die vielleicht im Blick auf gewisse Interessenlagen kooperationshemmende Hürden geradezu suchen. Allerdings ist auch hier ein hoher Anspruch an die wissenschaftliche Qualität das überzeugendste Argument, Wege zur Lösung der anstehenden Probleme zu finden.

In der Berufskrebsepidemiologie ist meist ein Nachverfolgen (Follow-up) ehemals exponierter Personen im Hinblick auf ihre ursachenspezifische Mortalität notwendig. Öffentlichen Forschungseinrichtungen ist es in der Regel ohne weiteres möglich, ausgehend von der letzten Wohnadresse der einzelnen Studienteilnehmer über Einwohnermeldeämter deren weiteres Schicksal (Vitalstatus) in Erfahrung zu bringen. Schwieriger wird es beim Einholen der Todesursache verstorbener Personen. Selbst bei Vorlage einer Einverständniserklärung der Hinterbliebenen legen verschiedene Ämter die gesetzlichen Rahmenbedingungen zur Weitergabe der einzelnen Todesursache an Forschungsinstitutionen unterschiedlich aus.

Ein Ausweg könnte sich hier längs einer jüngst diskutierten Vorgehensweise auftun, bei welcher Gesundheitsämter Treuhänderfunktionen beim Einholen der Todesursachen übernehmen und die forschende Institution bei erfolgreichem Abschluß einer solchen Recherche die dann von ihr nicht mehr benötigten Personenidentifikation der betroffenen Person löscht. Auf jeden Fall ist hier auch der Gesetzgeber gefordert. Durch eine Änderung des Bestattungsgesetzes dahingehend, daß Leichenschauscheine nicht nur für die Todesursachenstatistik, sondern auch zur Durchführung von Forschungsvorhaben verwendet werden dürfen, könnte dieses Problem wesentlich einfacher gelöst werden.

Wichtig ist an dieser Stelle noch einmal zu betonen, daß das korrekte Zusammenstellen relevanter Längsschnittschicksale (von der Exposition zur Erkrankung) eine essentielle Vorgehensweise der analytischen Epidemiologie ist. Der Bezug auf einzelne Personen entfällt aber sofort bei der dann folgenden statistischen Auswertung.

Anerkennung von Berufskrankheiten

Zwischen der Anzahl von Krebserkrankungen, die als durch berufliche Expositionen verursacht eingeschätzt werden, und der als Berufskrankheiten anerkannten Zahl klafft eine große Lücke [8]. Die Reichsversicherungsordnung fordert in § 551 für die Anerkennung eines Falls als Berufskrankheit gesicherte Erkenntnisse der medizinischen Wissenschaft. Resultate epidemiologischer Beobachtungsstudien ergeben immer erst in einer Gesamtschau Hinweise auf kausale Effekte. Die dabei anzulegenden Kriterien lassen meist einen Auslegungsspielraum zu, der nicht selten zu heftigen, oft gerichtlichen Auseinandersetzungen führt. Auch die Wissenschaft kann hier nicht mehr in einer Rolle absoluter Objektivität verbleiben, so daß sich meist sehr deutlich „konservative" und „fortschrittliche" Auslegungen der Datenlage ergeben. Diese fast unvermeidliche Polarisierung der Wissenschaftler wirkt sich natürlich nicht immer positiv auf die oben als so bedeutsam herausgestellte Kooperativität aus.

Ein Teil der Problematik mag daher rühren, daß die RVO im Geiste eines naturwissenschaftlichen Kausalitätsbegriffs des späten 19. Jahrhunderts (mechanische Denkweise der klassischen Physik) abgefaßt ist. Es ist aber zu bedenken, daß es sich bei den Resultaten epidemiologischer Studien um Aussagen zu relativen Risiken u.a., also probabilistische Aussagen handelt. Da sich aber auch in der Physik des 20. Jahrhunderts probabilistische Betrachtungsweisen entwickelt haben, muß zur Kenntnis genommen werden, daß in verschiedenen Bereichen der Wissenschaft sachabhängig deterministische oder probabilistische Betrachtungsweisen existieren. Da das Wissen über berufliche Krebsverursachung nur probabilistisch sein kann, sollte konsequenterweise über eine entsprechende Anpassung der RVO nachgedacht werden.

Schlußbetrachtung

Es ist bisher nicht erkennbar, daß in Deutschland eine konsequente programmatische Berufskrebsepidemiologie seitens der Wissenschaft entwickelt worden ist. Die Beiträge sind eher vereinzelt und aus sich bietenden Gelegenheiten heraus entstanden. Hier ist ebenso ein Nachholbedarf wie auch für die konsequente Einbindung der Epidemiologie in zur Berufskrebsproblematik maßgeblichen Entscheidungsgremien bei der Deutschen Forschungsgemeinschaft oder in Ministerien.

Epidemiologische Berufskrebsforschung kann nicht losgelöst dem Hintergrund der Anerkennungsproblematik betrachtet werden. Die dort auftretenden Interessenkonflikte der Sozialpartner aus dem Forschungsalltag so weit als möglich herauszuhalten muß klares Ziel der Wissenschaft sein. Eine ständige Überprüfung der Forschungsthemen und -methoden kann dabei am besten aus dem internationalen wissenschaftlichen Wettbewerb kommen und muß als definitives Ziel Publikationen im internationalen Schrifttum mit seriöser Begutachtungspraxis haben. Es ist zu hoffen, daß sich betroffene Institutionen dem Aufruf zu dringenden Forschungsthemen, die von einer solch hohen Warte ausgehen, nur schwer werden entziehen können und sich somit eine breitere Erforschung wichtiger Themen ergibt. Für die in Deutschland nicht unbedeutende Datenschutzproblematik sollten praktikable und verbindliche Verfahrensabsprachen mit Datenschutzbeauftragten getroffen werden, aber auch dort wo nötig Druck auf den Gesetzgeber zur Anpassung überkommener Regelungen (z.B. Bestattungsgesetz) ausgeübt werden.

Literatur

1. Bartsch H, Hemminki K, O'Neil IK (1988) (eds) Methods for detecting DNA damaging agents in humans: applications in cancer epidemiology and prevention (IARC Scientific Publications No 89). International Agency for Research on Cancer, Lyon
2. Becker N, Claude J, Frentzel-Beyme R (1985) Cancer risk of arc welders exposed to fumes containing chromium and nickel. Scand J Work Environ Health 11:75–82
3. Becker N, Kuhn G, Marschall B, Angerer R, Frentzel-Beyme R, Wahrendorf J (1991) Follow-up study among model and pattern makers in an automobile company in the Federal Republic of Germany. J Occup Med (in press)
4. Coleman M, Wahrendorf J (1991) (eds) Directory of on-going research in cancer epidemiology (IARC Scientific Publications No 110). International Agency for Research on Cancer, Lyon
5. IARC (1987) IARC Monographs on the Evaluation of Carcinogenic Risks to Humans, Suppl 7. Overall evaluation of carcinogenicity: a updating of IARC Monographs vol 1–42. International Agency for Research on Cancer, Lyon
6. IARC (1990) IARC Monographs on the Evaluation of Carcinogenic Risks to Humans, vol 49. Chromium, nickel and welding. International Agency for Research on Cancer, Lyon
7. Manz A, Berger J, Dwyer JH, Flesch-Janys D, Nagel S, Waltsgott H (1991) Cancer mortality among workers in chemical plant contaminated with dioxin. Lancet 338:959–64
8. Woitowitz H-J (1989) Berufskrebserkrankungen: Sozialmedizinische Aspekte. Dtsch Rentenversicherung 3:137–169
9. Zober A, Messerer P, Huber P (1990) Thirty-four year mortality follow-up of BASF employees exposed to 2,3,7,8-TCDD after the 1953 accident. Int Arch Occ Environ Health 62:139–57

The Use of National Cancer Registers for Causality Studies and Prevention of Work-Related Cancer

S. Langård

Practical Use of Cancer Registers

In the Nordic countries, cancer registries have been used in particular to study causal relations between exposure to possible carcinogenic agents in the work environment and the occurrence of cancer among exposed workers. To a lesser extent these registries also have been used as a tool in cancer prevention. Cancer registries which cover all new cases of cancer in the whole population of a given country or state are a versatile resource for performing cohort studies and case studies. In the Nordic countries, however, cohort studies on work-related cancer are carried out more frequently than are case studies.

My department has been involved in a number of such studies in cooperation with the Cancer Registry of Norway: on chromates [1], ferrochromium [2, 3], metal production and treatment [4–6], asbestos [7, 8], radon [9], vinyl chloride (VCM) [10, 11], and cancer among seamen [12]. Based on the data in the cancer registry a number of other cancer causality studies have been generated, such as on the production of nickel, aluminium, and oil-insulated cables [13–16]. Data from the Finnish, Swedish, Danish, as well as the Icelandic registries have been utilized in a comparable manner for causality studies.

The Use of Cancer Registries in Epidemiology

Epidemiological studies on work-related cancer may serve three major purposes, to:

- Identify the distribution of cancer causes, cancer cases, and cancer deaths in a given population or exposed cohort
- Unravel causal relationships between exposure and occurrence of cancer among exposed populations and to quantify the significance of work exposure for the occurrence of cancer in the population at large
- Serve as a toll in the prevention of such cancer

Due to the generally long period between work exposure and the occurrence of the first apparently exposure-related cancer cases in a given population, *descriptive* (cross sectional) studies are generally inappropriate for causality studies on work-related cancer. However, these methods may be useful to identify exposed subjects and populations as well as populations at increased risk of cancer.

The cohort method has proven to be the method of choice to study *causal relationships* between work exposure and the occurrence of cancer. With few exceptions the use of this method has revealed most of the determinants of work-related cancer which are known today [17].

Epidemiologists have applied the cohort method in causality studies for four decades. Resulting from these studies a huge amount of information has been collected on causal relations between specific exposure factors and development of cancer at many sites. This is true for cancer-causing factors in the general environment, personal exposure, and for work-related exposure. For illustration I need only point to a few examples, i.e., asbestos, nickel, radon daughters, chromium (VI), passive smoking, and their respective causation of lung cancer [18–23], and exposure to nickel compounds and the development of cancer of the nasal sinuses [13, 14]. Cancer registries have been shown to be invaluable in these kind of studies.

Incidence Data Versus Data on Cause of Death in Causality Studies

There is general availability of cencus data on cancer as the cause of death. Thus, it could be claimed that the supplement which is provided by incidence-based data from comprehensive cancer registries is not needed. Therefore, the question arises: what are the advantages of incidence-based cancer data as compared with death-based cancer data?

As the result of the successful clinical treatment of cancer, the discrepancy between incidence-based cancer data and the incidence of cause-specific deaths resulting from cancer has increased. This discrepancy makes studies using death rate of cancer less reliable in causality studies, as shown clearly in a number of studies, i.e., cervical cancer and the death rates due to this illness [24], as well as in studies on the relationships between exposure to VCM and melanomas [10, 11].

For some cancer locations the cure rate is quite low, whereas for other sites it is 50% or higher, though with great variability from one country to another. This situation makes studies on cancer death rates less reliable for causality studies on cancer. Thus, for cancer sites with a high cure rate, incidence-based studies are the only type of studies which are reliable for causality investigations. On the other hand, for the purpose of studies designed to compare cancer survival, information on cause-specific mortality is the only type of data which is reliable.

The Cohort Method in Prevention

The afore mentioned epidemiological methods are tools which the industry and the community are in need of for planning, performance and evaluation of preventive measures against work-related cancer as well as against other preventable illnesses. On the other hand, it is questionable, whether epidemiologists are sufficiently aware of the society's need for epidemiological knowledge, and also whether epidemiologists are willing to share their knowledge with the society.

I would like to point out some possible future applications of the cohort method in the prevention of work-related cancer. In my view, epidemiologists have been quite capable advisers on how to apply the knowledge acquired on cancer causes to primary prevention. This knowledge has permitted community and industry to instigate primary prevention by reducing exposure among current workers, i.e., preventing work-related cancer 20–40 years ahead.

However, epidemiologists have been far from successful in instigating early secondary prevention among the great number of people who during the past 20–40 years have been exposed to cancer-causing determinants in their work, thus having cumulated increased risk of cancer. This cumulated risk is not reduced by reducing current exposure. As an example of such cumulated risk I will use the population of a small country such as Norway. There it has been estimated that about 150 000 subjects are at increased cancer risk in the next 10–40 years resulting from past exposure to asbestos. These subjects currently contribute 250–350 new lung cancer cases yearly, i.e., about 20% of all new cases [25].

Epidemiologists have not faced this „hidden" challenge of preventable work-related cancers in an appropriate way. Western countries have in general been unsuccessful in reducing cumulated risk of these cancers, both among individuals and among exposed groups. Therefore, the industry and the community may be right to ask whether epidemiologists are capable of applying their knowledge to prevent cancer.

Although limited efforts have been made to instigate early secondary prevention of cancer, attempting to reduce a priori cancer risks among people already at high cancer risk from past exposure [26], some studies have been quite successful in intervention against cumulated disease risk of other causes [27–30].

If the intention is to carry out early secondary intervention to prevent work-related cancer, and subsequently to evaluate the outcome, one needs to identify a sufficiently large number of people who are at increased risk. One must also acquire specific semiquantified information on past exposure to all major individual cancer determinants, on work-related factors, and on smoking and other personal factors. Based on this information and on exposure-specific data on dose-response relationships collected from the scientific literature, it is currently possible to semiquantify the individual a priori absolute risk of a number of work-related cancers and other illnesses [31, 32].

In the Western world there are only a few current populations of industrial workers who meet such stringent requirements on specificity of exposure information. Moreover, currently exposed workers are generally not heavily exposed, although they may have been heavily exposed before. Hence, relatively few current workers are among those at high cancer risk. A significant proportion – i.e., about two thirds – of those at significantly raised risk of work-related cancer have already departed from industry [25, 33], and are thus out of reach of occupational physicians. Therefore, people at high work-related cancer risk must be traced to settings other than the work places where workers are currently exposed to (low levels of) work-related carcinogens.

Use of Cross-Sectional Studies for Identification of High Risk Cohorts

The lack of appropriate methods has limited the identification of groups with quantified high a priori work-related cancer risks which are targeted for specific intervention. However, attempts have been made to apply self-administered risk factor questionnaires for the purpose [34]. The method is, however, hampered by a number of limitations [35, 31].

In Telemark, the attempt has also been made to use cross-sectional studies, combined with a comprehensive questionnaire, to identify individual past exposure to work-related cancer determinants [31, 33]. For the same purpose we have also used clinical surveys and detailed individual interviews of groups selected on the basis of presumed high work-related cancer risk. In our experience such cross-sectional studies can quite easily be carried out on a large scale in the general population, permitting identification of a great number of subjects at increased a priori risk of work-related cancer and at increased cancer risk related to other environmental determinants.

Thus, combining comprehensive questionnaires and individual interviews on lifetime exposure to work-related cancer-inducing determinants to identify and semiquantify exposure seems to be a versatile tool serving as the basis for the semiquantification of a priori cancer risks both among individuals and groups targeted for intervention [31, 32].

Thus, once having identified large groups of subjects at cancer risk, it should be quite easy to develop a work procedure which permits:

– Identification of subjects currently at or who will later be at high cancer risk
– Semiquantification of these a priori risks
– Application of these risk estimates to identify target groups for intervention against cancer
– Initiation of programs specifically designed for risk reduction among identified high-risk subjects and groups
– Evaluation of the outcome results in terms both of reduced a priori risk and reduced site-specific cancer incidence and cause-specific cancer mortality

In this context cancer registries are invaluable in the identification of cancer cases, as the source of population-based incidence figures, and as the source of data for quantifying the reduction of site-specific cancer incidence.

The Use of the Cohort Concept in Prevention

Since cancer results from interactions between environmental and host factors, if host factors are equal, subjects less exposed or exposed to fewer environmental cancer determinants are characterized by a low a priori cancer risk [31, 32]. Environmental determinants of cancer interact with each other and with host factors, hence, cancer cases are rarely caused by one determinant only [36]. Therefore, interactions must be accounted for both in planning and in implementing intervention programs.

The relations between exposure and outcome for some cancer-causing determinants are quite well known. Availability of detailed individual lifetime information on semiquantified exposure to these factors permits the use of these data to estimate the individual current site-specific a priori absolute risks for cancer. Subsequently it is possible to extrapolate individual cause-specific cancer risks to different points of time 10, 15, 20 years or more in advance. For this purpose the effects of multiple exposure to the cancer determinants at issue should preferably also be known [32].

The rationale behind this concept is to identify and to semiquantify each participating subject's site-specific risks for the most important cancer sites [32]. To date, few if any studies have had access to the appropriate individual exposure data required for this purpose, and this has limited the capacity to examine the feasibility of the method. Provided that detailed lifetime information on work-related and non-work-related exposure is available for a large number of subjects, such an interventional study could become feasible.

The Cancer Registry of Berlin Provides Germany with Unique Opportunities for Cancer Prevention and Research

Without doubt, cancer registries may play an immensely important role in the evaluation of the impact of future preventive measures against work-related cancer and against cancer related to other environmental determinants. This suggestion is based on the assumptions that (a) prevention is likely to become a prime activity in the fields of work-related cancer and for cancer with other environmental causes, and (b) cause-specific death rates of cancer cannot be used for this purpose due to the generally high cure rate for many cancer sites.

Therefore, countries with well-organized and adequately functioning cancer registries are in a position which permits evaluation of the impact of cancer intervention. Countries which are not in this position are – by the same token – greatly hampered in cancer prevention. The former West Germany had functioning cancer registries only in Saarland and in Hamburg, both limited in their usefulness by their small size. The cancer registry in the former DDR may provide Germany with an unexpected advantage for the evaluation of future cancer prevention programs against work-related cancer and for prevention of cancer related to other environmental determinants.

This cancer registry may turn out to be of immense importance for all of Germany, as well as for the population of all of Europe. This registry is likely to be of particular interest and usefulness for causality studies and as a data source for intervention programs. A prime reason for its likely importance is that whereas working populations highly exposed to carcinogens are scarce in those Western countries which have well-functioning cancer registries, while in the former DDR there could be a number of populations with comparatively high levels of past exposure to cancer determinants.

Thus, unique opportunities may be offered in these new provinces of Germany since all prerequisites for appropriate causality studies are likely to be available: both an adequate cancer registry and highly exposed cohorts.

In fact, this German cancer registry may offer rare opportunity for all of Europe to learn to prevent work-related and environmental cancers. Registration of new cases in the permanent population of the five eastern provinces should continue, and possibly also expand to cover the whole German population in the future.

References

1. Langård S, Vigander T (1983) Occurrence of cancer in workers producing chromium pigments. Br J Ind Med 40:71–74
2. Langård S, Andersen A, Gylseth B (1980) Incidence of cancer among ferrochromium and ferrosilicon workers. Br J Ind Med 37:114–120
3. Langård S, Andersen A, Ravnestad J (1990) Incidence of cancer among ferrochromium and ferrosilicon worker; An extended follow up. Br J Ind Med 47:14–19
4. Kjuus H, Andersen A, Langård S, Knudsen KE (1986) Cancer incidence among workers in the Norwegian ferroalloy industry. Br J Ind Med 43:227–236
5. Storetvedt-Heldaas S, Langård S, Andersen A (1989) Incidence of cancer among magnesium producing workers. Br J Ind Med 46:617–623
6. Melkild A, Langård S, Andersen A, Tønnessen JNS (1989) Incidence of cancer among welders and other shipyard workers; a cohort study at a Norwegian shipyard. Scand J Work Environ Health 15:387–394
7. Hilt B, Rosenberg J, Langård S (1981) Occurrence of cancer in a small cohort of asbestos exposed workers. Scand J Work Environ Health 7:185–189
8. Hilt B, Langård S, Andersen A, Rosenberg J (1985) Asbestos exposure, smoking habits and cancer incidence among production and maintenance workers in an electrochemical plant. Am J Ind Med 8:565–577
9. Solli HM, Andersen A, Stranden E, Langård S (1985) Cancer incidence among workers exposed to radon and thoron daughters at a niobium mine. Scan J Work Environ Health 11:7–13
10. Storetvedt Heldaas S, Langård S, Andersen A (1984) Incidence of cancer among vinyl chloride and polyvinyl chloride workers. Br J Ind Med 41:25–30
11. Storetvedt Heldaas S, Andersen A, Langård S (1987) Incidence of cancer among vinyl chloride and polyvinyl chloride workers – An extended follow up study. Br J Ind Med 44:278–280
12. Bacchus I, Lund E, Skjærven JE, Langård S, Vellar OD, Aarø LE (1983) Kreft blant sjømenn, en gruppeundersøkelse, Tidsskr Nor Lægeforen 103:2317–2320
13. Pedersen E, Høgetveit AC, Andersen A (1973) Cancer of respiratory organs among workers at a nickel refinery in Norway. Int J Cancer 12:32–41
14. Magnus K, Andersen A, Høgetveit AC (1982) Cancer in respiratory organs among workers at a nickel refinery in Norway. Second report. Int J Cancer 30:681–685
15. Andersen A, Dahlberg BE, Magnus K, Wannag A (1982) Risk of cancer in the Norwegian aluminum industry. Int J Cancer 29:295–298

16. Rønneberg A, Andersen A, Skyberg K (1988) Mortality and incidence of cancer among oil exposed workers in a Norwegian cable manufacturing company. Part 2 Mortality and cancer incidence. Br J Ind Med 45:595–601
17. MacLure KM, MacMahon B (1980) An epidemiologic perspecitve of environmental carcinogens. Epidemiol Rev 2:19–48
18. Hammond EC, Selikoff IJ, Seidman H (1979) Asbestos exposure, cigarette smoking and death rates. Ann NY Acad Sci 33:473–490
19. Selikoff IJ, Hammond EC et al (1986) Asbestos exposure, smoking, and neoplasia. JAMA 204:106–112
20. Doll R (1958) Cancer in the lung and nose in nickel workers. Br J Ind Med 15:217–223
21. Archer VE, Gillam JD et al (1976) Respiratory disease mortality among uranium miners. Ann NY Acad Sci 271:280–293
22. Lundin FE, Lloyd JW et al (1969) Mortality of uranium miners in relation to radiation exposure, hard-rock mining and cigarette smoking – 1950 through 1967. Health Phys 16:571–578
23. Sandler DP, Everson RB, Wilcox AS (1985) Passive smoking in adulthood and cancer risk. Am J Epidemiol 21:37
24. Laara E, Day NE, Hakama M (1987) Trends in mortality from cervical cancer in the Nordic countries: association with organized screening programmes. Lancet 1:1247–1249
25. Langård S (1988) Work related illnesses in Norway. In: Compensation for work related illnesses. Norwegian Governmental Report Series (NOU) pp 89–101
26. Kuller LH (1988) Epidemiology and health policy. Am J Epidemiol 127:2–16
27. Hammond EC, Selikoff IJ, Seidmann H (1979) Asbestos exposure, cigarette smoking and death rates. Ann NY Acad Sci 330:473–490
28. Doll R, Peto R (1976) Mortality in relation to smoking: 20 years' observations on male British doctors. Br Med J 2:1525–1536
29. Salonen JT, Puska P, Mustaniemi H (1971) Changes in morbidity and mortality during comprehensive community program to control cardiovascular diseases during 1972–7 in North Karelia. Br Med J 2:1178–1183
30. Multi Risk Factor Intervention Trial Research Group (1988) Multiple risk factor intervention trial. risk factor changes and mortality results. JAMA 284:1465 1477
31. Langård S, Waage H (1988) Programme for intervention against asbestos related diseases in the county of Telemark, Norway. In: Proceedings of the VII international pneumoconiosis conference, Pittsburgh, 22-26 August 1988
32. Langård S (1992) Identification and quantification of individual disease risk as basis for prevention; A proposal for organizing intervention in local communities. Am J Ind Med (submitted)
33. Hilt B, Langård S, Lund-Larsen PG, Lien JT (1980) Previous asbestos exposure and smoking habits in the county of Telemark, Norway; A cross-sectional population study. Scand J Work Environ Health 12:561–566
34. Spitz MR, Fouger JJ, Borrud LG, Newell GR (1988) The development of a comprehensive, institution-based patient risk evaluation program: I. Development, content, and data management. Am J Prev Med 4:183–187
35. Spitz MR, Fouger JJ, Newell GR (1988) The development of a comprehensive, institution-based patient risk evaluation program: II. Validity of questionnaire data. Am J Prev Med 4:188–193
36. Saracci R (1987) The interaction of tobacco smoking and other agent in cancer etiology. Epidemiol Rev 9:175–193

Screening for Occupational Bladder Cancer:
An Historical Perspective with Implications
for Future Research

T. J. Mason, W. P. Walsh, K. Lee, and W. J. Vogler

Almost a century ago, Rehn [1] identified three cases of bladder tumor among 45 workmen engaged in the preparation of fuchsin. Although this report was initially met with skepticism, Rehn replicated his earlier finding in 1906 [2] in a report of 38 additional cases of bladder tumors among workers employed at seven different dye factories in Germany. In 1912 Leuenberg [3] reported 18 cases of bladder tumors and found that over 50% of all bladder tumors treated in the Basel Clinic were among dye workers. He reported that the estimated incidence of bladder tumors was 33 times greater among dye workers. These historical reports of bladder tumors related to occupational exposure set the stage for discussions between medical directors of German and American industries during the 1930s. With the promulgation of the Berufskrankheiten-Verordnung (BKVO) of December 16, 1936, the German government added bladder cancer to the list of those occupational diseases which are suitable for compensation. All of the above influenced the development of screening and early detection programs for men employed at the DuPont Chambers Works.

The DuPont Chambers Works began production in 1915 and was the major producer of β-naphthylamine in the United States from 1919 to 1956. The first bladder cancer case among its workforce was identified in 1929. Table 1 presents a chronology of events which have influenced screening activities at this plant aimed at identifying bladder cancer and/or the predisposing conditions for this disease. In 1931, with the identification of three new cases, a cystoscopic exam became a required component of the routine physical examination. Initially only men who had a positive history of a urinary tract condition such as frequent dysuria and/or hematuria were required to have a cystoscopy. Subsequently, men who were employed in the same departments where cases had been identified or where their coworkers had a history of one or more attacks of cyanosis associated with or without frequency of urination, dysuria and/or hematuria were included. Eventually (by late 1933) all men employed in or about the dye works were required to have annual cystoscopies. During this period of time 12 new cases were identified in 1932 alone. In 1933 DuPont accepted responsibility for all medical and surgical bills as well as any resultant disability. In 1934 Hueper [4] published an extensive review of cancer of the urinary bladder among workers in chemical dye factories. He had earlier, in 1931, visited the Chambers Works, and had discussed with the medical departments potential approaches which could be taken to protect the workers.

Table 1. Chronology of events which influenced screening for bladder cancer at the DuPont Chambers Works

1919	Production of β-naphtylamine began.
1929	First bladder cancer case identified at DuPont Chambers Works
1931	Tree new cases identified. Cystoscopic exam required as part of routine physical examination.
1932	Twelve new cases identified.
1933	Corporate acceptance of responsibility for all medical and surgical bills as well as any resultant disability started at this time.
1934	In the *Journal of Industrial Hygiene*, W. C. Hueper reviewed the literature on cancer of the urinary bladder in workers of chemical dye factories and dyeing establishments.
1934	In the *Journal of Urology*, G. H. Gehrmann recognized possible association (of bladder cancer) with β-naphthylamine and benzidine and described industrial hygiene practices, which resulted in a marked reduction in exposure to β-naphthylamine.
1936	In the *Journal of the American Medical Association*, G. H. Gehrmann reported on the time-dependent characteristics of 24 cases of carcinoma of the bladder and 39 cases of papilloma. Discussed preventive measures, plant operative and medical, which were predicted to eliminate the incidence of these tumors.
1937	In the *Journal of Urology*, E. E. Evans, H. D. Wolfe, D.M. Gay, V. D. Washburn, and R. S. Ferguson reported on causative agents, routine cystoscopic examination as a control measure, pathology, treatment, and the clinical significance of 83 cases of bladder tumors.
1938	In the *Archives of Pathology*, W. C. Hueper, a general review: "Aniline tumors" of the bladder.
1948	In the *Proceedings of the Ninth International Congress of Industrial Medicine*, G. H. Gehrmann presented the findings of 15 years of clinical and experimental research on the problem of bladder tumors among workers of the DuPont Chambers Works.
1954	Urinary cytology replaced cystoscopy as primary screening test.
1956	Production and handling of beta naphthylamine discontinued.
1962	4,4'-methylene-bis (2-chloroaniline) (MOCA) manufacturing was begun, continuing until 1979.
1967	Benzidine production discontinued. Use in manufacturing continued through 1972.
1977	State-of-the-Art conference on bladder cancer screening sponsored by the U. S. National Cancer Institute (NCI). DuPont Medical presented findings from the cytology screening program which started in 1954.
1979	NCI negotiated a collaborative research agreement with DuPont.
1984	Conference on Medical Screening and Biological Monitoring for the Effects of Exposure in the Workplace. NCI and DuPont presented an update on the ongoing cytology program of the Chambers Works. Between 1954 and December 1982, 142 developed bladder cancer, 1581 did not.
1987	In the *Journal of Urology*, I. M. Thompson found 4% of 2005 men over age 40 had asymptomatic microhematuria, 22% of whom had significant urologic disease. In the *Journal of Urology*, E. M. Messing et al reported on the screening characteristics of a reagent strip for the presence of blood in the urine in comparison to the usual microscopic urinalysis.

Table 1 (continued)

1988	In the *Journal of the National cancer Institute*, R. Guirguis et al detected an Autocrine Motility Factor (AMF), a cytokine which stimulates motility in human tumor cells, in urine of patient with transitional cell carcinoma (TCC) of the bladder.
	In the *American Journal of Industrial Medicine*, E. Ward reported on 2 bladder tumors found in men under age 30 exposed to MOCA.
May 1989	Agreement between DuPont Chambers Works and Fox Chase Cancer Center.
Sept 1989	Screening protocol presented at NIOSH-sponsored International Conference on Bladder Cancer Screening in High-Risk Groups.
Nov 1989	FCCC screening program begun at Chambers Works with employees who worked with MOCA.
Dec 1989	In the *Journal of Urology*, E. M. Messing found 19% of 235 men age 50 and over had hematuria detected by weekly dipstick testing. 15 of these 44 patients (34%) had significant urologic disease.
Dec 1989	NIOSH released preliminary report on 14 cases of bladder cancer among Goodyear Tire and Rubber Company workers. *O*-toluidine is said to be the "most likely cause."
May 1990	*O*-toluidine-exposed workers invited to participate in screening program.

In 1934, Gehrmann, who was the Corporate Medical Director for DuPont, participated in a "Symposium of Aniline Tumors of the Bladder" [5–9]. At this time, he articulated a number of conditions which had to be satisfied in order for an applicant to be selected to work in this type of manufacturing [6]:

> Applicants giving a family history of cancer are rejected. No applicant under twenty or over forty-five is eligible and mustaches and beards must be shaved off. These dye operations are highly specialized and are hazardous to health; the bladder tumor is, of course, the potential hazard but we feel that it would be a grave mistake to allow any employee to submit himself to the possibility of aggravating any existing disease; therefore, our reason for picking only physically perfect applicants.

He also stated the following procedures which needed to be followed by men employed in this type of manufacture and reflected on his discussions with his German counterparts:

> Each man is supplied with a complete suit of working clothes which are laundered at least once a week,. He is supplied with two lockers, one for work clothes and one for street clothes, and he must take a shower bath at the end of each shift. No food can be brought into the workrooms, but must be consumed in special lunchroom and hands and faces washed before eating. In the past we have considered it advisable to remove all workmen from the intermediate areas when they began to show bladder symptoms or had developed tumors. However, I recently discussed this procedure with German dye manufacturers and find that they, one having placed a man in the area, never permit him to be transferred elsewhere, and all cases of tumor, after treatment, are returned to the area. They maintain that once a man has been exposed, removal does not lessen his chance. Furthermore, each man who is removed must be replaced by a new one and in this manner the total number of exposures is greatly increased. This appeals to me as logical and will be our practice in the future.

In 1936 Gehrmann [10] reported on the time-dependent characteristics of 24 cases of carcinoma of the bladder and 39 cases of papilloma. In his discussion of medical control methods, he stated that "all workers should have a complete physical examination and cystoscopic examination once a year. Every three months there should be a complete urinalysis and, with the appearance of macroscopic or microscopic blood, cystoscopic examination is indicated." One of his conclusions was that "proper methods of plant control and medical supervision will eliminate the incidence of these tumors."

Additional articles in 1937 [11–15) continued to report on the characteristics of the increasing numbers of persons identified with bladder cancer. Hueper summarized the data which were available worldwide in 1938 [16]. He stated that the total number of occupational bladder cancers which had been reported thus far was 550. He also commented on a multitude of clinical reports which had made reference to "an apparent difference in individual susceptibility among workmen in the presence of an identical type and duration of exposure."

In 1948 Gehrmann et al. [17] presented the clinical and experimental research on the problem of bladder tumors among workers in the American dye industry to an international congress, and summarized 15 years of activity as follows:

> This subject is not one an industrial physician would choose to exemplify medical progress in industry. It is somewhat deplorable that a preventable industrial disease has continued to exist for 44 years or longer. The manufacture of synthetic dyes was started on a large scale in Great Britain, the United States, and other countries during and after the First World War. Despite the German experience, scant attention was paid in these countries to the carcinogenic properties of compounds handled in the manufacture of such dyes. The reason for this neglect is to be found in the complete lack of proper medical service in industry at that time. Forty years ago industrial medicine was an infant of dubious possibilities, and industrial preventive medicine was yet to be born. In contrast, our feeling at the present time is that medical service in industry cannot justify itself unless the service is so administered as to prevent any type of occupational disease. The occurrence of industrial disease must be considered due to inadequate medical control measures or an accidental exposure of an unpredictable nature.

With the development in the early 1950s of the Papanicolaou technique (Pap test) for urinary cytology, the Chambers Works initiated a cytology program. This procedure eventually replaced the cystoscopic examination as a screening test and has been in operation since 1954. In 1956 production and handling of β-naphthylamine was discontinued (Table 1). In 1962 manufacture of MOCA [methylene-bis-(2-chloroaniline)] began, and in 1967 production of benzidine was discontinued.

In 1977 the National Cancer Institute of the United States (NCI) sponsored a state-of-the-art conference on bladder cancer screening. At this conference, data were presented and discussed on the screening experience using cytology at the Chambers Works. It was at this conference that one of the authors (T. J. M.) of the present paper commenced discussions with DuPont concerning accessing the information on employees at the Chambers Works who had developed bladder cancer and/or had ever been enrolled in the cytology program. In 1979 the NCI negotiated a collaborative research agreement with DuPont, and in 1984 initial findings were presented at a conference on medical screening and biological monitoring for the effects of exposure in the workplace [18]. At this time, we highlighted dif-

Table 2. Characteristics of comparably[a] exposed persons by case status

	Screened case subjects	Screened noncase subjects
No. of workers	48	182
Median no. urinalyses	34.5	30.5
Median no. cytological readings	12	12
Employment history		
Age first employed	24[b]	22
Age last employed	63	62
Median year first employed	1924	1929
Median year last employed	1962	1969

[a] Case subjects were classified in the upper third of the exposure score distribution for all bladder cancer cases ever cytologically screened. All noncase subjects have attained an exposure score that is equal to or greater than the minimal score among these case subjects.
[b] Ages are expressed as median ages.

ferences between men who had been identified with bladder cancer and those who had not, and specifically isolated a number of persons free of disease who had been exposed as extensively as those individuals who had developed bladder cancer. We reported 94% of the case series to have a clinical history of hematuria with a median number of five urinalyses being positive for blood. In comparison, 55% of the noncase group had clinical histories of hematuria with a median number of only two positive.

Additional characteristics of these individuals are provided in Table 2. We suggested at this time that this difference between the cases and the noncases might prove pertinent to possible intervention strategies which would use hematuria as a decision point.

In 1987 Thompson [19] reported that 4% of 2005 men over age 40 had asymptomatic microhematuria. Among these persons, 22% had significant urologic disease. He considered the following diagnoses as significant: "urinary calculi, urethral stricture, bladder neoplasm, chronic pyelonephritis, polycystic kidney disease, and mycobacterial cystitis."

Also in 1987, Messing et al. [20] reported on the screening characteristics of a chemical reagent strip that indicates the presence of blood in comparison to the usual microscopic urinalysis. He reported a 99% specificity, a 91% sensitivity, and an efficiency of 96%.

Encouraged by the collective experience of our work as well as the work of all those have been mentioned above, we commenced in late 1987 the preparation of a protocol which could be implemented at the Chambers Works. We decided upon an at-home screening program which involved the worker himself testing his urine for 14 consecutive days every 6 months for five screening periods. In October of 1988, Guirguis et al. [21] published on the utility of their assay for an autocrine motility factor (AMF), a cytokine which stimulates motility in human tumor cells. They reported a motility value among patients with invasive transitional cell carcinoma (TCC) of the bladder which was 4+ times that among noncancerous con-

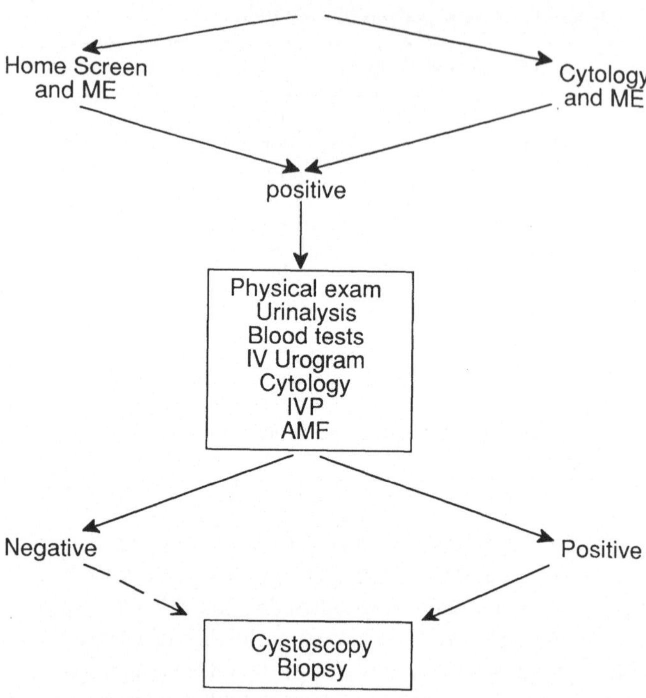

Fig. 1. Protocol for bladder cancer screening. *ME*, microscopic evaluation of hematuria; *IVP*, intravenous pyelogram; *AMF*, autocrine motility factor; *urinalysis*, routine analysis, culture and sensitivity; *blood tests*, complete blood count, serum creatinine, blood urea nitrogen, prothrombin time, partial thromboplastin time, glucose

trols, and 1.7 times the value among persons with noninvasive TCC. We have included this assay for AMF in the protocol which we are presently following (Fig. 1). A cooperative research agreement was reached between the DuPont Chambers Works and the Fox Chase Cancer Center in May of 1989, and we presented our protocol in September of 1989 to an international conference on bladder cancer screening to make others aware of the directions of our research and to incorporate any modifications which were likely to improve our approach [22, 23].

In November of 1989, we began enrolling workers at the DuPont Chambers Works into our protocol. We have held a number of small worksite information meetings which have provided all persons potentially eligible for the protocol an opportunity to ask any questions that they might have about what we are asking them to do.

Our approach encompassed two steps:

1. Information campaign
   - Plant newspaper article
   - Area newspaper article
   - Electronic mail messages transmitted plant-wide in a hierarchical plan

- Union support and announcements in union meetings
- Posters, brochures, flyers
- Letters of invitation to information meetings for those in the Pap test program

2. Recruitment
    - Twenty-two worksite information meetings.
    - Targeted audience, small group settings, convenient locations.
    - Meetings attended by 452 employees.
    - Of these, 85% enrolled in the program on the spot.
    - Four information meetings were held in an auditorium.
    - Open enrollment, central location.
    - Meetings attended by 200 employees.

This approach although quite labor intensive, has proven to be exceptionally productive: of those subjects recruited into our first wave of at-home screening (762), 95.4% completed their self-testing and returned the required record forms to document their screening experience. We had predicted that approximately 15% of the workers would test positive for microhematuria. The percent which we actually discovered in the first quarter of screening was 15.5%, or 113 persons. Of these 113, 65 were identified using the reagent strip test (trace or more of blood), 16 were identified with the traditional microscopic urinalysis (> 2 red blood cells per high power field), and 32 were identified using both methods. The clinical evaluation of these men is not complete at this time. However, we do have follow-up diagnoses for 39 (Table 3). Most notably, one subject was found to have grade II T_a transitional cell carcinoma of the bladder and a single focus of prostatic intraepithelial neoplasia. Urinary calculi were diagnosed in five subjects, urinary

Table 3. Bladder screening program: results of urologic evaluation of subjects with hematuria detected in first wave of at-home screening

Diagnosis	No.
Transitional cell carcinoma (TCC) of the bladder	1
Urinary calculi	5
Urinary tract infection	2
Benign prostatic hypertrophy	6
Calculous prostatis	2
Renal cyst	1
Urethral stricture/bladder outlet obstruction	3
Chronic myelocytic leukemia (CML)	1
Cystitis	5
Back disorder (ankylosing spondylitis)	1
Hydrocele	1
Epididymitis	1
Unknown cause	10
	39

tract infections were found in two individuals, and benign prostatic hypertrophy was the diagnosis for six persons. From Table 3, one can appreciate the broad range of urologic conditions which our protocol is designed to detect.

Earlier investigations of the geographic distributions of major cancer sites in the United States by one of the authors (T. J. M.) identified this part of the United States as having the highest rates of mortality from bladder cancer among men during calender periods 1950–1969 [24] (Fig. 2) and persisting through the most recent period available for analysis, 1970–1980 [25] (Fig. 3). The design of our present protocol calls for a comparison group of individuals to be recruited from the general population of this high risk geographic region of the United States. The composition of this control group will match the frequency distribution of the exposed workers in terms of age, and will be sufficient for a 1:1 control to worker ratio for the β-naphthylamine and benzidine exposed workers, and approximately 2:1 for workers exposed to MOCA and to orthotoluidine. Workers exposed to orthotoluidine are the most recent to be offered our protocol. Their inclusion was deemed desirable based on the case report of Ward et al. [26] and on the most recent National Institute of Occupational Safety and Health (NIOSH) preliminary report (Table 1). All participants will be asked to complete a baseline questionnaire to assess current and past smoking practices, their history of exposure to known or suspect carcinogens, and medical conditions associated with the development of bladder cancer.

The following are the recommendations of the National Cancer Institute (NCI) state-of-the-art conference on bladder screening (December 1977):

1. That data from ongoing programs of screening or surveillance for bladder cancer should be reexamined, with the application of additional epidemiological techniques, for the purpose of:

   a) Increasing our knowledge of the natural history of bladder cancer
   b) Providing additional information on the relationship of bladder cancer screening to patient survival
   c) Providing a basis for planning a possible prospective field trial of screening workers for bladder cancer

2. That current screening/surveillance programs for bladder cancer should be augmented as necessary and where possible to provide data on:

   a) Histological type, grade, stage, and evidence of multicentricity of bladder tumors
   b) Age at time of exposure to known carcinogens and at time of detection, treatment, and death
   c) Dates when exposure started, stopped, or changed, with intensity of exposure during each time interval, if known
   d) Time of appearance of symptoms or signs, including micro- or macrohematuria, which should bring patients to seek medical examination
   e) Time of appearance of positive urine cytological reading
   f) Types and times of treatment

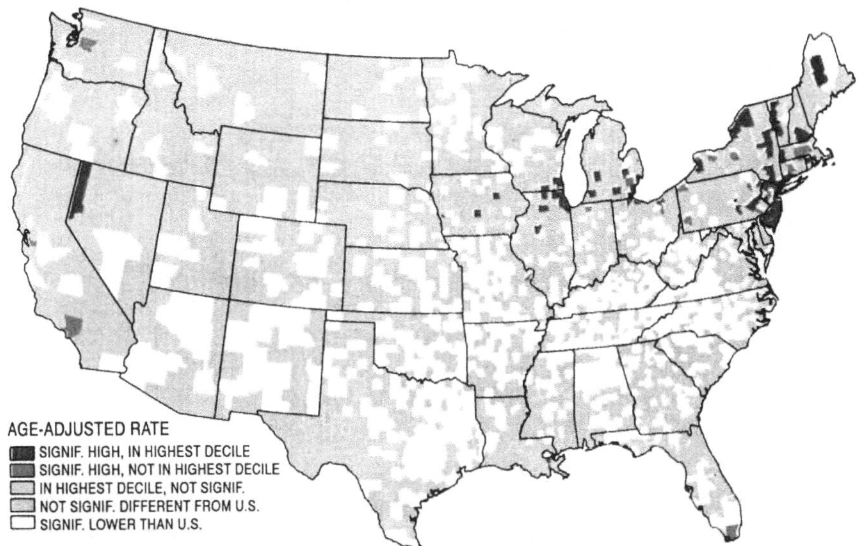

Fig. 2. Bladder cancer morality for white male. 1950–1969, by county

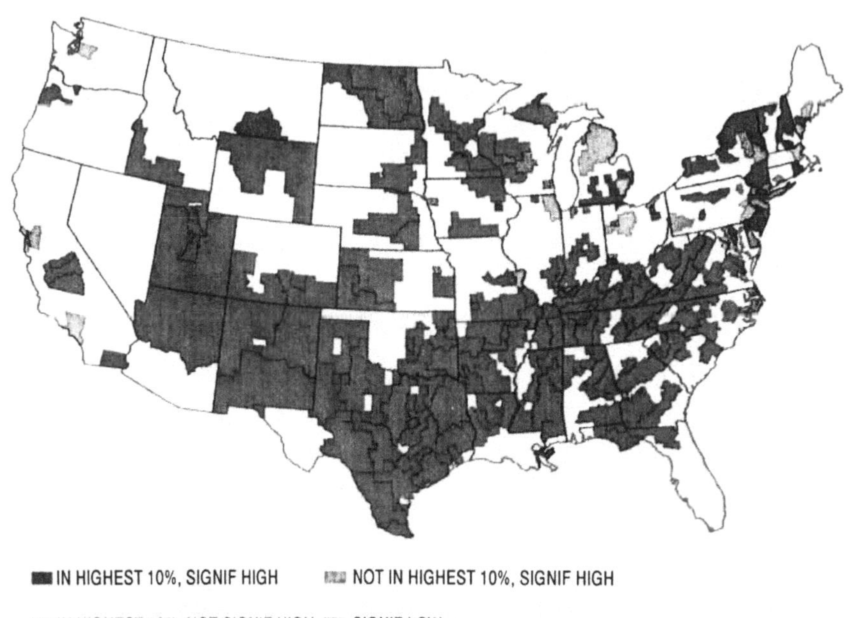

Fig. 3. Bladder cancer mortality rates for white males, 1970–1980, by state economic area (U.S. rate = 6.6./100 000)

g) Appropriate follow-up information, including evidence of recurrence or spread, new bladder neoplasms, additional treatment administered, and the quality and length of survival

h) Survival experience of those cases of papillary bladder cancer detected by cytological screening in the asymptomatic state

i) Survival experience of cases of papillary bladder cancer detected because urinary tract symptoms caused the patient to seek medical examination

These recommendations have all been accommodated in our present protocol and will be addressed in a number of protocols which, at present, are under development.

Discussion

In the United States over 41 000 new cases of urinary tract tumors are diagnosed annually and about 11 000 individuals die from this cancer every year. Incidence is highest (80% of the cases) in the 50–79 year age group. A large proportion of workers in the chemical and plastics industries has been exposed to aromatic amines or other bladder carcinogens but has not yet experienced the average latent period for bladder cancer, which may be 20 years or more. In addition, synergism has been associated with combinations of tobacco smoking and occupational carcinogen exposure. Schulte et al. [27] point out that a need exists for defining what constitutes optimal management for asymptomatic workers.

Our protocol will evaluate the Ames Hemastix for home self-screening for hematuria in a population at high risk for urinary tract cancers. Self-screening for hematuria represents a particularly promising undertaking since: (a) careful parameters defining an abnormal amount of erythrocyturia have been established [28]; (b) a sensitive, highly specific and simple means for detecting hematuria (the Ames Hemastix) is available for home use [20]; (c) high-risk populations for serious diseases which cause hematuria (particularly the malignancies) overlap, thus increasing the anticipated yield of home screening [29]; and (d) most cases of even asymptomatic microscopic hematuria eventually become clinically apparent and require diagnostic evaluation, making it unlikely that self-screening will increase the cost of diagnosis and treatment [30].

The establishment of this home self-screening program for hematuria is based on two premises: (a) the seriousness of the cause of hematuria is unrelated to the amount of hematuria, and (b) hematuria is often intermittent (frequent repeat testing is necessary to determine its true prevalence) [20]. Thus, it is imperative that all patients with even a single episode of microscopic hematuria be evaluated thoroughly to determine its cause.

However, hematuria is by no means associated only with advanced cancers, as evidenced by our preliminary diagnostic findings as well as those of Thompson [19] and Messing et al. [20, 30]. Screening should enable diagnosis and treatment of urinary tract tumors at an early stage. Low-stage malignancies of the ureter and bladder are in general successfully managed by present techniques, while locally invasive or disseminated malignancies have a much poorer prognosis. If home screening can achieve earlier diagnosis, reductions in morbidity and mortality are likely [30].

Guinan and Rubenstein [31] recently reviewed methods of early diagnosis of genitourinary cancer, tabulating the various urine cytologic, biochemical, and immunologic markers and tissue markers for bladder cancer. Urine cytology is the "gold standard" for bladder cancer screening tests but flow cytometry, AMF, a most promising marker for transitional cell carcinoma of the bladder [21], and QFIA, a biochemical based cytology which quantitates individual cell DNA [32], offer more sensitive methods short of cystoscopy. Our ongoing research protocol calls for baseline AMF, dipstick test for hematuria, and urine cytology in alternating quarters, and quarterly laboratory determinations of microhematuria. AMF and QFIA determinations will be made for all positive persons, and annual AMF performed for all participants.

The impact of this research protocol could be considerable, in light of the fact that recent studies have reported population-attributable risks for bladder cancer due to occupation of 21%–25% among white men and of 27% among nonwhite men [33, 34]. This provides additional support for evaluating the proposed battery of tests in the manner we have proposed.

1. Our study of defined populations of occupationally exposed workers is the first cancer control research program to study the specificity, sensitivity, and positive predictive value of a test for microscopic hematuria and to correlate it with cytology and other tests, e.g., AMF, in the diagnosis of early stage bladder cancer.
2. The techniques developed in this project could impact other populations occupationally exposed to bladder carcinogens, or persons at increased risk for bladder cancer due to regionally determined exposures.
3. This research program, if it does identify individuals who have early stage bladder cancer, could be supplemented by a study of markers for bladder cancer and chemoprevention agents in early bladder cancer.

We are optimistic that our protocol has the potential to add to the understanding of basic mechanisms of bladder carcinogenesis and to influence diagnostic and treatment protocols for bladder cancer.

Implications for Future Research

It would seem desirable at this point to reflect on Gehrmann's earlier works on prevention and control activities [10] and his later comments on their effects [17]. From the vantage point of 1990 one should recognize that the continued occurrence of bladder tumors in the DuPont Chambers Works in 1948 does not imply that the measures taken in the mid-1930s had not had an affect. Time-to-tumor for occupational bladder cancer is related to the agent and dose. From Table 2 we can see that persons comparably exposed who developed bladder were first employed during the early years of production when minimal protection was provided. Half of the bladder cancer cases were employed prior to 1924 before the first case was identified. We also have a much better appreciation today of the intermittent nature of hematuria and new methods for its detection [20, 23, 30]. We would remind the reader that the medical control methods put forth in the 1930s, as they relate to periodicity of testing, are being evaluated through our present protocol.

Investigations of occupational groups such as the DuPont Chambers Works employees continue to provide important information relative to the isolation of specific carcinogenic agents. Considerable progress has been made that facilitates the selection of comparison groups suitable for epidemiological studies which address risk(s) for occupationally-related disease(s) (i.e., persons similar to the study group in all respects except for the exposures(s) in question [35]. However, definitive answers to the complex problem of what can be done to prevent disease or minimize the probability that an individual will develop an occupationally related illness such as cancer are still wanting.

In attempting to discuss biological monitoring of occupationally exposed persons for carcinogenic responses, one must accept that there is some underlying distribution for the time from first exposure to detectable response. The exact mathematical form of such a distribution will not be discussed here, but some characteristics of any distribution for the phenomenon are the following: (a) a finite period of exposure to an agent (or agents) must elapse before there is a response; and (b) the point in time when a response is detected does not necessarily coincide with the time of first response.

Given that one knows or is willing to make some assumptions concerning the minimum time required to evoke a specific response one can then start monitoring at this time. A basic question here is whether we do in fact have a reasonable (defensible) estimate for this period. If not, one has to monitor from first probable exposure. The decision as to which groups of individuals will be selected will depend on the current and projected state-of-the-art of testing for pre-disease states.

Let us assume that we can agree on what to collect. How much are we going to take? Will all of the specimen be used in our test? If so, how many determinations will be made, an how can we minimize or at least evaluate possible sources of bias? If we believe that the state-of-the-art will advance and that we may consider a "new test" at some later point in time, how will our specimen or specimens be stored? Will we assign unique study numbers to each individual and blind our lab?

A compendium entitled *Biological Markers in Epidemiology* [36] has recently been published which addresses these complex issues. In addition, a monoclonal antibody potentially useful in the identification of low-grade tumors of the urinary tract has been reported, it however requires a larger-scale study before it can be proposed as an aid to screening and follow-up [37].

A further question arises: With what sort of regularity are we going to take samples – monthly, bimonthly, semiannually, or at some other interval? Are data available to defend the frequency of sampling, or will its scheduling be purely operational? Our decision to have workers at the Chambers Works test their urine for blood on 14 consecutive days was based on the intermittent nature of hematuria.

The crucial question then arises: Given a change (a response), what do we do? Is the person immediately removed from the "source of his exposure" to the agent? Do we believe the response to be irreversible? If not, will we permit the person to return to the source of exposure? Does this now alter the frequency with which specimens will be taken from this person? If so, how frequently will we now sample?

Of specific concern at the time of the finding of a response will be the availability of information concerning any known or suspected factors other than "exposure" which may explain the finding. Before the first specimen was taken, did we record these data, and were they subsequently updated? In our bladder cancer screening program, we obtain information on known and suspected risk factors for bladder cancer before the start of screening. We have prior clinical histories available for comparison, and we update our files throughout our study.

Selection criteria need to be set. Is it possible or feasible to monitor all individuals with a specific exposure of interest? If not, what sampling scheme will be used to guarantee representativeness? What assumptions are we willing to make?

Assuming that one is still financially viable at this point, for how many years are we willing to follow a population? The costs can be extremely high. If we are assuming that the group of workers we are following will provide significant information relative to the natural history of a disease, then we are committed to continued monitoring. Defensible stopping rules require strict adherence to protocol and extensive analyses. When asked by workers at the Chambers Works, "what will the screening program consist of in the future," we respond that the data they provide will determine what screening program is best for their circumstances. Historically, workers enrolled in the cytology program have remained eligible, and have been encouraged to participate after they have retired.

An alternative approach would be retrospective. Does there exist a repository of historical specimens taken from exposed and control groups of individuals? If so, would it be feasible to examine these specimens? If the outcome for the exposed population is known (at least for a subset), valuable information concerning the predictive capability of the test in question would be gained. Even in the absence of outcome data, differences between exposed and control individuals could be analyzed.

The creation of easily accessed data bases must be planned and will depend on the many operational decisions which are made. The difficulty of modifying a rigidly specified data base several years after the start of a study is one unpleasant aspect of this exercise that need not be repeated.

As we are all aware, epidemological case studies of occupationally exposed persons are not easy. They are expensive and time consuming. However, the challenge to develop and evaluate tests for the detection of occupationally related responses, and in so doing, to minimize the development of disease, must be one of the highest priorities for our societies.

Acknowledgments. We gratefully acknowledge the contributions which Gail Schroeder, Stephen Boyd and Joan Letham, L. P. N., made to facilitate the fielding of our protocol, as well as the continued support and encouragement which Robert J. Weiss, M. D., and

Thomas A. Colucci, P. A., have provided. Special thanks are in order for Alicia Blake, M. A., who facilitated our access to the literature and to Marion Horn for her careful preparation of our manuscript.

References

1. Rehn L (1895) Blasengeschwülste bei Fuchsinarbeitern. Arch Klin Chir 50:588
2. Rehn L (1906) Bladder diseases among aniline workers. Verh Dtsch Ges Chir 33:313–314
3. Leuenberger SG (1912) Die unter dem Einfluss der synthetischen Farbenindustrie beobachtete Geschwulstentwicklung. Beitr Klin Chir 80:208
4. Hueper WC (1934) Cancer of the urinary bladder in workers of chemical dye factories and dyeing establishments: a review. J Ind Hyg Toxicol 16:255–281
5. Ferguson RS (1934) Symposium on aniline tumors of the bladder: introduction. J Urol 31(2):121–126
6. Gehrmann GH (1934) Symposium on aniline tumors of the bladder: the carcinogenetic agent – chemistry and industrial aspects. J Urol 31(2):1126–1137
7. Gay DM (1934) Symposium on aniline tumors of the bladder: pathology of aniline tumors of the bladder. J Urol 31:137–148
8. Anderson LW (1934) Symposium on aniline tumors of the bladder: incidence, symptoms and signs, results of survey. J Urol 31:148–154
9. Washburn VD (1934) Symposium on aniline tumors of the bladder: the treatment of anilin tumors of the urinary bladder. J Urol 31:155–163
10. Gehrmann GH (1936) Papilloma and carcinoma of the bladder in dye workers. JAMA 107(18):1436–1439
11. Evans EE (1937) Causative agents and protective measures in the aniline tumor of the bladder. J Urol 38:212–215
12. Wolfe HD (1937) Routine cystoscopic examination as a control measure in aniline tumor of the bladder. J Urol 38:216–220
13. Gay DM (1937) Pathology of aniline tumor of the bladder. J Urol 38:221–231
14. Washburn VD (1937) The treatment of the aniline tumors of the urinary bladder. J Urol 38:232–242
15. Ferguson RS (1937) Clinical significance of the aniline tumor of the bladder. J Urol 38:243–250
16. Hueper WC (1938) General review: "aniline tumors" of the bladder. Arch Pathol 25:858–899
17. Gehrmann GH, Foulger JH, Fleming AJ (1948) Occupational carcinoma of the bladder. Proc IX Int Cong Ind Med, London, pp 472–475
18. Mason TJ et al (1986) Screening for bladder cancer at the DuPont Chambers Works: initial findings. J Occup Med 28(10):1011–1016
19. Thompson IM (1987) The evaluation of microscopic hematuria: a population-based study. J Urol 138:1189–1190
20. Messing EM et al (1987) The significance of asymptomatic microhematuria in men 50 or more years old: findings of a home screening study using urinary dipsticks. J Urol 137:919–922
21. Guirguis R et al (1988) Detection of autocrine motility factor in urine as a marker of bladder cancer. J Natl Cancer Inst 80:1203–1211
22. Mason TJ, Vogler WJ (1989) Bladder cancer screening at the DuPont Chambers Works: a new initiative. J Occup Med 32(9):874–877
23. Guirguis R et al (1989) A new method for evaluation of urinary autocrine motility factor and tumor cell collagenase stimulating factor as markers for uninary tract cancers. J Occup Med 32(9):846–853

24. Mason TJ et al (1975) Atlas of cancer mortality for US counties: 1950–1969. DHEW publication no. (NIH) 75–780
25. Pickle LW, Mason TJ et al (1987) Atlas of US cancer mortality among whites, 1950–1980. Washington DC, US Government Printing Office, DHHS publication no. (NIH) 87–2900
26. Ward E, Halperin W, Thun M et al (1988) Bladder tumors in the two young males occupationally exposed to MBOCA. Am J Ind Med 14:267–272
27. Schulte P, Ringen K, Hemstreet GP (1986) Optimal management of asymptomatic workers at high risk of bladder cancer. J Occup Med 28(1):13–17
28. Carlton CE (1978) The urologic examination and diagnostic techniques – initial evaluation including history, physical examination and urinalysis. In: Harrison HH (ed) Campbell's urology, 4th edn. Saunders, Philadelphia, pp 203–221
29. DeKernion JB, Skinner DG (1978) Epidemiology, diagnosis, and staging of bladder cancer. In: Skinner DG, deKernion JB (eds). Genitourinary cancer. Saunders, Philadelphia, pp 213–231
30. Messing EM, Young TB, Hunt VB et al (1989) Urinary tract cancers found by home screening with hematuria dipsticks in healthy men over 50 years of age. Cancer 64:2361–2367
31. Guinan P, Rubenstein M (1987) Methods of early diagnosis in genitourinary cancer. Cancer 60:668–676
32. Hemstreet GP, Schulte PA, Ringen K, Stringer W, Altekruse EB (1988) DNA hyperploidy as a marker for biological response to bladder carcinogen exposure. Int J Cancer 49:817–820
33. Silverman DT, Levin LI, Hoover RN, Hartge P (1989) Occupational risks of bladder cancer in the United States: I. white men. J Natl Cancer Inst 81:19:1472–1480
34. Silverman DT, Levin LI, Hoover RN (1989) Occupational risks of bladder cancer in the United States: II. nonwhite men. J Natl Cancer Inst 81:19:1480–1483
35. Thomas TL, Mason TJ, Beaumont JJ et al (1986) Development of a computerized occupational referrent population system (CORPS) for epidemiologic studies. AM J Epidemiol 123:918–919
36. Hulka BS, Wilcosky TC, Griffith JD (eds) (1990) Biological markers in epidemiology. Oxford University Press, New York
37. Longin A et al (1990) A useful monoclonal antibody (BL2-10D1) to identify tumor cells in urine cytology. Cancer 65:1412–1417

Zur Problematik der Risikoextrapolation am Beispiel von Dichlormethan (Methylenchlorid)

H. M. Bolt

Einleitung

Ein im Rahmen des HdA-Programms bei uns durchgeführtes Vorhaben (FKZ: 01HK366/0) befaßte sich mit experimentell-toxikologischen Untersuchungen zum Mechanismus der Krebserzeugung durch Halomethane. Vornehmliches Ziel des Vorhabens war die Charakterisierung genotoxischer Eigenschaften von Chlormethan, Brommethan, Iodmethan und Dichlormethan sowie damit in Zusammenhang stehende Untersuchungen zum Metabolismus dieser Stoffe.

Die dabei durchgeführten Studien zur DNA-Bindung (bei Nagern) zeigten keine direkte DNA-Alkylierung im Falle von Chlormethan [16] und Dichlormethan [15] wohl aber von Brommethan und Iodmethan [6] welche direkt alkylierend wirken. Die negativen Befunde mit Chlormethan und Dichlormethan stehen in Übereinstimmung mit Publikationen anderer Arbeitsgruppen [7, 8, 12].

Metabolismus von Halomethanen

Bei der Untersuchung des Metabolismus der Halomethane war eine arbeitsmedizinische Arbeit von van Doorn et al. [3] besonders interessant, der an einem chlormethanbelasteten Kollektiv eine signifikante Urinausscheidung von S-Methylcystein nur bei einem Teil der beruflich Exponierten fand.

In systematischen Untersuchungen fanden wir, daß, im Gegensatz zu allen bisher untersuchten Tierspezies (Maus, Ratte, Rind, Schwein, Schaf, Rhesusaffe), beim Menschen eine enzymatische Konjugation von Methylhalogeniden auch in den Erythrocyten möglich ist [9, 17]. Neben diese enzymatische Reaktion mit Glutathion tritt im Falle des Methylbromid und Methyliodid eine nichtenzymatische (spontane) Reaktion.

Besonders interessant war jedoch, daß nur ca. 60% unserer Population die konjugierende Enzymaktivität aufweisen („Konjugierer"); bei 40% unserer Personen fehlt diese praktisch völlig („Nichtkonjugierer"). Dies ist in Tabelle 1 zusammenfassend dargestellt. Die biochemischen und molekularen Grundlagen dieses offenkundigen Enzympolymorphismus werden z.Z. im Rahmen eines DFG-Vorhabens (Ha 1674-1/1) untersucht.

Tabelle 1. Enzymatische Glutathionkonjugation von Methylhalogeniden durch Erythrocyten des Menschen. (Aus: Hallier et al. [9])

Methylhalogenid	Nichtkonjugierer	Konjugierer	Aktivität [nmol/h pro $1,5 \times 10^{10}$ Eryl]
Chlormethan	$n = 25$	$n = 37$	140 ± 47
Brommethan	$n = 7$	$n = 10$	1141 ± 258
Iodmethan	$n = 7$	$n = 10$	259 ± 69

Die neuen Befunde sind jedoch in zweierlei Hinsicht von pratischer Relevanz:

1. Offenkundig lassen sich in bezug auf toxische Wirkungen der betrachteten Halomethane Gruppen unterschiedlichen Risikos definieren. So zeigen derzeit von uns durchgeführte (unpublizierte) Untersuchungen in vitro, daß bei Inkubation des Bluts von „Konjugierern" und „Nichtkonjugierern" mit Brommethan die Lymphozyten der „Nichtkonjugierern" signifikant höhere SCE-Raten (Schwesterchromatidaustausch) als die der „Konjugierern" aufweisen.

2. Quantitative Extrapolationen von Risiken der hier betrachteten Stoffe aus dem Tierexperiment auf den Menschen, auch sofern sie kanzerogene Wirkungen betreffen, werden mit zusätzlichen Unsicherheiten belastet. Dies könnte insbesondere Auswirkungen haben auf Risikoabschätzungen für *Dichlormethan* (Methlyenchlorid), die in der letzten Zeit große Bekanntheit erfahren und in Überlegungen regulatorischer Gremien verschiedener Länder und Organisationen Eingang gefunden haben [1, 7, 8, 18].

Die Grundlinien der gegenwärtigen Sachlage und Argumentation der Kanzerogenität dieses letzteren Stoffes seien deshalb hier zusammengefaßt.

Karzinogenität und „human risk assessment" von Dichlormethan

Dichlormethan wurde 1986 in Gruppe B des Abschnitts III der MAK-Liste eingestuft. Die EG folgte mit einer Einstufung bezüglich der Kanzerogenität in „Kategorie 3", die mit der Kennzeichnung nach R40 verbunden ist.

Auslösend für die Diskussion der Einstufung war eine NTP-Karzinogenitätsstudie, die bei Expositionskonzentrationen von 2000 ppm und 4000 ppm an der $B6C3F_1$-Maus sehr deutliche Erhöhungen der Inzidenzen von Lungen- und Lebertumoren zeigte [14]. Die Einzelheiten der damaligen Datenlage sind in der einschlägigen MAK-Begründung (Nachtrag 1986) nachzulesen und sollen hier nicht im Detail dargelegt werden.

Die (vorläufige) Eingruppierung in die Gruppe B des Abschnitts III der MAK-Liste wurde in erster Linie mit Argumenten des Mechanismus und des Metabolismus begründet, zumal die vorliegenden Daten am ehesten für einen nichtgentoxischen Mechnismus sprachen [2].

In der Folge wurden von Industrieseite große Anstrengungen unternommen, die Sachlage experimentell weiter aufzuklären. Diese Untersuchungen, die von der Gruppe um Green (ICI, U.K.) durchgeführt wurden, wurden von ECETOC koordiniert und fanden ihren Niederschlag in den ECETOC Technical Reports No. 26, 32 und 34 (1987, 1988, 1989) [4, 5]. Sämtliche Details sind dort nachzulesen.

Die Untersuchungen konzentrierten sich zunächst auf die Durchführung weiterer experimenteller Kurzzeittests zur Gentoxizität, die in vivo durchweg negativ waren, und auf Untersuchungen der beteiligten Stoffwechselwege. Es zeigte sich, daß (bei verschiedenen Tierspezies in unterschiedlichem Ausmaß) Dichlormethan über einen oxidativen mikrosomalen Stoffwechselweg (sättigbar bei höheren Konzentrationen: „high affinity, low capacity") und einen glutathionabhängigen Stoffwechselweg („low affinity, high capacity") metabolisiert wird. Auf Grund der Dosis-Umsatz-Charakterisierung beider Stoffwechselwege und der experimentell beobachteten Dosis-Wirkungs-Charakteristik der Tumorinduktion wurde die experimentell krebserzeugende Wirkung von Dichlormethan dem glutathionabhängigen Stoffwechselweg zugeordnet.

Sodann wurden die quantitativen speziesbedingten Unterschiede im Beschreiten beider Stoffwechselwege untersucht, wobei für die Modellierung „physiologische" pharmakokinetische Modelle herangezogen wurden. Die Unterschiede in den umsetzenden Enzymaktivitäten zwischen den Spezies (Maus-Ratte-Hamster-Mensch) wurden in vitro anhand des Umsatzes von Dichlormethan mit Präparationen der „Erfolgsorgane" Leber und Lunge untersucht.

Die Untersuchungen führten zu dem Ergebnis, daß der Metabolismuweg über Glutathiontransferase(n) bei der Maus sehr bedeutend war, bei Ratte und Hamster jedoch sehr viel weniger beschritten wurde. Am niedrigsten waren diese Enzymaktivitäten beim Menschen. Hieraus wurde die Erklärung für die besondere Karzinogenität von Dichlormethan bei der Maus abgeleitet.

Die Verbindung der pharmakokinetischen Modellierung mit in den USA besonders gebräuchlichen statistischen Extrapolationsmethoden des „risk assessment" (Weibull-Modell, Multistagemodell) ergab schließlich, daß das bei der Maus offensichtliche Risiko der Induktion von Leber- und Lungentumoren durch Dichlormethan beim Menschen innerhalb der Grenzen der geltenden MAK/TLV-Werte vernachlässigbar gering sein sollte.

Derzeitiger Diskussionsstand

Diskussionen der oben skizzierten Befunde der experimentellen Arbeiten von Green et al. [7, 8] mit der darauf fußenden Risikoabschätzung in nationalen und supranationalen (EG) Gremien ergaben folgende Argumente:

1. Die Folgerungen bezüglich des Risikos von Leber- und Lungentumoren erscheinen insgesamt plausibel. Offen ist jedoch die mechanistische Verbindung des glutathionabhängigen Stoffwechselweges mit der Kanzerogenität. Eine solche Verbindung ist am ehesten über einen reaktiven Metaboliten möglich. Dies stünde jedoch in einem gewissen Gegensatz zu den oben genannten Befunden zur fehlenden Gentoxizität von Dichlormethan. In diesem Punkt besteht weiterer Klärungsbedarf.

2. Ein klarer Nachweis der Kanzerogenität beim Menschen aus epidemiologischen Studien war bisher nicht zu erbringen. Die Evidenz aus den vorliegenden Studien wurde 1986/1987 durch IARC als „inadäquat" beurteilt [11].

Diese Bewertung schloß auch die damals schon bekannte sehr umfangreiche Studie bei Eastman Kodak (Rochester, NY) ein, deren Interpretation jedoch nicht unumstritten war und aus der sich weitere Fragen ergeben.

„Eastman-Kodak-Studie" von Hearne et al. [10]

Im Jahre 1984 wurde eine Kohorte von 1030 Arbeitern bei Eastman Kodak untersucht, die im Durchschnitt über 22 Jahre gegenüber 26 ppm (8 h/d) Dichlormethan exponiert waren. Verglichen mit der Allgemeinbevölkerung wurde in diesem Kollektiv keine Vermehrung der aus dem Tierexperiment möglicherweise zu erwartenden Tumoren (Lungenkrebs: 14 Fälle beobachtet, 21 erwartet; Leberkrebs: 0 Fälle beobachtet, 0,8 erwartet) gefunden. Ähnliches galt für koronare Erkrankungen. Bei der Anlage der Studie hätte eine Vermehrung von Lungenkrebs auf ein RR von 1,6 entdeckt werden können.

Unerwartet war jedoch das Auftreten von Pankreaskarzinomen in der Studie (8 insgesamt beobachtet, bei 3,1 erwarteten Fällen, SMR = 2,58). Während die Autoren in ihrer Diskussion [10] sehr stark auf die Tierexperiment beobachteten Tumorlokalisationen Bezug nahmen, wurde von Gewerkschaftsseite [13] eine solche Argumentation nicht akzeptiert und darauf hingewiesen, daß dieser Befund ernst zu nehmen sei, zumal aus der Betrachtung der Latenzzeiten weitere Argumente zu entnehmen seien.

Bei der bisherigen Diskussion in der Bundesrepublik (BGA) wurde ein ähnlicher Standpunkt vertreten. Die „Eastman-Kodak-Studie" wurde zwar nicht als Beweis einer krebserzeugenden Wirkung von Dichlormethan angesehen (in Übereinstimmung mit IARC, 1987, [11]), jedoch wurde sie als ernsthafter Hinweis auf eine mögliche Karzinogenität mit dem Zielorgan des Pankreas beim Menschen gewertet.

Es ist vielfach bekannt, daß die Organotropie chemischer Karzinogene von Spezies zu Spezies stark wechseln kann.

Bei diesem bisherigen Diskussionsstand erscheint die Einstufung von Dichlormethan in die Gruppe B der MAK-Liste, bzw. Kategorie 3 (R40) der EG, weiterhin als gerechtfertigt. Ebenso bleibt das Petitum zur Notwendigkeit weiterführender Studien bestehen.

Neuer Ansatz

Die Risikoextrapolation für Methylenchlorid aus dem Tierexperiment bezieht sich nach dem oben Gesagten auf die Zielorgane (der Maus) Lunge und Leber. Die einleitend geschilderten neuen Erkenntnisse zum Metabolismus von Methylhalogeniden im Blut des Menschen veranlaßten uns, ähnlichen Phänomenen auch im Falle des Dichlormethan nachzugehen.

Zu diesem Zwecke untersuchten wir das Blut von Personen, die zuvor bereits als „Konjugierer" oder „Nichtkonjugierer" typisiert worden waren, im Hinblick auf die Fähigkeit, ^{14}C-markiertes Dichlormethan zu metabolisieren. Das citratversetzte Blut wurde dabei im geschlossenen Inkubationsglas mit ^{14}C-Dichlormethan inkubiert. Hierbei zeigte sich, daß bei Verwendung des Blutes von „Metabolisierern" (nur bei diesen) wasserlösliche Metabolite (Abb. 1) zu proteingebundene Metabolite (Abb. 2) zeitabhängig gebildet werden.

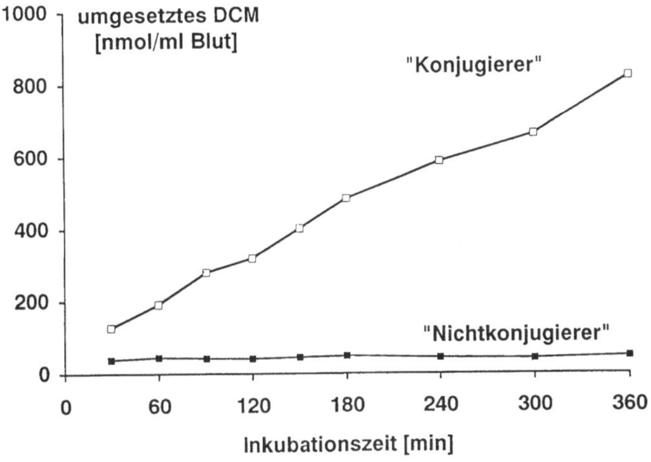

Abb. 1. Umsatz von ^{14}C-Dichlormethan im menschlichen Blut: Entstehung wasserlöslicher Metabolite bei „Metabolisierern" und „Nichtmetabolisierern"

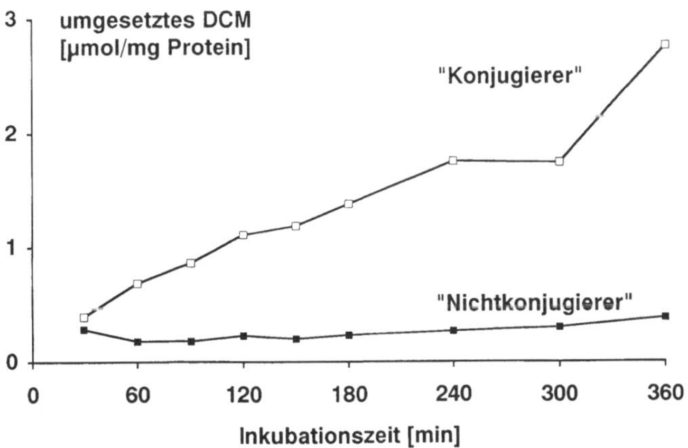

Abb. 2. Umsatz von ^{14}C-Dichlormethan im menschlichen Blut: Entstehung proteingebundener Metabolite bei „Metabolisierern" und „Nichtmetabolisierern"

Zur Zeit untersuchen wir die zugrundeliegenden Mechnismen. Die Möglichkeit eines Metabolismus von Dichlormethan im Blut bei nur einem Teils der menschlichen Population wirft jedoch Fragen auf, die auch die Gültigkeit der tierexperimentellen Risikoextrapolation betreffen.

Insbesondere könnten die bisherigen Fokussierung der Betrachtung beim Menschen ausschließlich auf die Organe Leber und Lunge fraglich erscheinen.

Als notwendig und sinnvoll erscheinen weiterführende Untersuchungen auf folgenden Gebieten:

- Charakterisierung des Metabolismus von Dichlormethan im Blut des Menschen im Hinblick auf die Stoffwechselwege, die der Speziesextrapolation zugrundeliegen.
- Einführung der Typisierung von „Konjugierern" und „Nichtkonjugierern" in eine epidemiologische Studie zum Zusammenhang des Auftretens von Pankreastumoren, in Abhängigkeit von der beruflichen Tätigkeit.

Literatur

1. Andersen ME, Clewell HJ, Gargas ML, Smith FA, Reitz RH (1987) Physiologically based pharmacokinetics and the risk assessment process for methylene chloride. Toxicol Appl Pharmacol 87:185–205
2. DFG (1986), Dichlormethan, Nachtrag 1986. In: Toxikologisch-arbeitsmedizinische Begründungen von MAK-Werten. Loseblattsammlung. VCH, Weinheim
3. van Door R, Borm PJA, Leijdekkers CM, Henderson PT, Reuvers J, van Bergen TJ (1988) Detection and identification of S-methylcysteine in urine of workers exposed to methyl chloride. Int Arch Occup Environ Health 46:99–109
4. ECETOC (1987) Technical Report No. 26: The assessment of carcinogenic hazard for human beings exposed to methylene chloride. ECETOC, Bruxelles
5. ECETOC (1989) Technical Report No. 34: Methylene chloride (Dichloromethane): an overview of experimental work investigating species, differences in carcinogenicity and their relevance to man. ECETOC, Bruxelles
6. Gansewendt B, Deutschmann S, Schröder K, Hallier E (1990) Systemic genotoxocity of methyl bromide and methyl iodide in rats. Nauny-Schmiedeberg's Arch Pharmacol [Suppl] 341:R28
7. Green T, Provan WM, Collinge DC, Guest AE (1988) Macromolecular interactions of inhaled methylene chloride in rats and mice. Toxicol Appl Pharmacol 93:1–10
8. Green T, Provan WM, Dugard PH, Cook SK (1988) ECETOC Technical Report No. 32: Methylene chloride (Dichloromethane) human risk assessment using experimental animal data. ECETOC, Bruxelles
9. Hallier E, Deutschmann S, Reichel C, Bolt HM, Peter H (1990) A comparative investigation of the metabolism of methyl bromide and methyl iodide in human erythrocytes. Int Arch Occup Environ Health 62:221–225
10. Hearne FT, Grase F, Pifer JW, Friedlander BR, Raleigh RL (1987) Methylene chloride mortality study: dose-response characterization and animal model comparison. J Occup Med 29:217–228
11. IARC (1987) Monographs on the Evaluation of Carcinogenic Risks to Humans, Suppl 7. IARC, Lyon, pp 194–195
12. Kornbrust DJ, Bus J, Doerjer G, Swenberg JA (1982) Association of inhaled ^{14}C-methyl chloride with macromolecules from various tissues. Toxicol Appl Pharmacol 65:122–134

13. Mirer EF, Silverstein M, Park R (1988) Letter to the editor. J Occup Med 30:475–476
14. NTP (1986) Toxicology and carcinogenesis studies of dichloromethane (methylene chloride) in F 344/M rats and B6C3F$_1$ mice. NTPTR 306, NIH Publ. No. 86–2562, US Dept. of Health and Human Services
15. Ottenwälder H, Peter H (1988) DNA binding assay of methylene chloride in rats and mice. Arch Toxicol 63:162–163
16. Peter H, Laib RJ, Ottenwälder H, Topp H, Rupprich N, Bolt HM (1985) DNA binding assay of methylene chloride. Arch Toxicol 57:84–87
17. Peter H, Deutschmann S, Reichel C, Hallier E (1989) Metabolism of methyl chloride by human erythrocytes. Arch Toxicol 63:351–355
18. Reitz RH, Mendrala AL, Guengerich FP (1989) In vitro metabolism of methylene chloride in human and animal tissues: use in physiologically based pharmacokinetic models. Toxicol Appl Pharmacol 97:230–246

Die Verwendung der alkalischen Filterelution zur Detektion genschädigender Belastungen am Arbeitsplatz

J. Fuchs und F. Oesch

Die Erkennung für den Menschen krebsgefährdender Stoffe bereitet grundsätzliche methodische Schwierigkeiten.

Epidemiologische Studien können in vielen Fällen wichtige Hinweise für ein erhöhtes Risiko für Angehörige bestimmter Berufsgruppen auffinden. Da die Kanzerogenese ein sehr langwieriger Prozeß ist, können derartige Studien nur Ereignisse erfassen, die mehrere Jahre oder sogar Jahrzente zurückliegen. In der Zwischenzeit könnten durch Innovationen im Produktionsprozeß schon neue Kanzerogene eingeführt worden sein. Der Erfolg von Arbeitsschutzmaßnahmen läßt sich erst sehr viel später beurteilen. Bei einem Mißerfolg der Schutzmaßnahmen wäre es aber wichtig, dieses schnell zu erkennen, um weitere verbesserte Maßnahmen ergreifen zu können. Weiterhin ist die Erkennung von Kanzerogenen, bedingt durch die Limitierung der Anzahl der zur Verfügung stehenden Fälle, beschränkt auf außerordentlich aktive Substanzen oder auf spezielle, selten auftretende Krebsarten.

Ein weiteres gegenwärtig zur Beurteilung der Kanzerogenität von Chemikalien herangezogenes Verfahren ist der Krebstest mit Tieren. Um mit einer beschränkten Anzahl von Tieren eine ausreichend sichere Aussage zu erhalten, müssen diesen Tieren im Vergleich zu der Exposition, der Menschen ausgesetzt sind, sehr hohe Dosen der zu testenden Substanzen verabreicht werden. Ob die dabei gewonnenen Ergebnisse auf eine niedrige Dosis extrapoliert und auf den Menschen übertragen werden können, wird von einigen Wissenschaftlern in Frage gestellt [1–3]. Weiterhin zeigen die verschiedenen Tierarten schon untereinander und ebenso im Vergleich zu menschlichen Geweben teilweise unterschiedliche Metabolisierungsmuster [7, 25]. Ebenso wurden Unterschiede in der Kanzerogenität von verschiedenen Substanzen in den einzelnen Tierarten gefunden [6]. Eine Übertragung der Ergebnisse aus dem Krebstest mit Tieren auf den Menschen ist auch daher unsicher. Die Ausbildung von Krebs ist oft durch ein Zusammenwirken vieler verschiedener, teilweise unbekannter Substanzen bedingt. Die Cokanzerogenität durch Umwelt-, Arbeitsplatz-, Freizeit-, oder Nahrungseinflüsse beim Menschen kann im Tierversuch praktisch nicht simuliert werden. Zudem sind die Kanzerogenitätstests mit Tieren sehr teuer und mit 2–4 Jahren Dauer für eine aktuelle Arbeitsplatzbeurteilung ungünstig langsam.

Zur Ergänzung der Krebstests mit Tieren wurden ein Reihe von Short-term – oder Indikatortests entwickelt. Diesen Tests ist gemeinsam, daß sie schnell durchführbar sind und im Vergleich zu den Tierversuchen auch wesentlich billiger sind.

Teilweise können diese Tests direkt am Menschen durchgeführt werden. In solchen Fällen entfällt die problematische Übertragung von im Tierversuch gewonnenen Erkenntnissen auf die Spezies Mensch. Bei direkt am Menschen durchgeführten Tests können auch die komplizierten Mischexposition erfaßt werden, die auf die Beschäftigten am Arbeitsplatz einwirken.

Die Short-term-Tests erfassen aber nicht den Endpunkt „Krebs" sondern andere biologische Parameter wie die Zahl der Chromosomenaberrationen, der DNA-Addukte oder der Strangbrüche der DNA. Diese Ereignisse können, müssen aber nicht Krebs auslösen. Der Hauptanteil der Schäden wird durch die zelleigenen Reparatursysteme beseitigt, ein Teil der Schäden bewirkt keine Änderung der Erbinformation oder befindet sich auf nicht transskribierten Abschnitten der DNA. Schließlich können durch die gesetzten Schäden auch für die Zelle lebenswichtige Funktionen beeinflußt sein, so daß die Zelle nicht mehr teilungsfähig ist oder abstirbt. Es ist z.Z. noch nicht bekannt, welcher Anteil der gemessenen Schäden tatsächlich ein Initiationsereignis der Kanzerogenese darstellt. Der Einfluß der aufgefundenen Schäden auf die Promotion einer transformierten Zelle ist ebenfalls noch ungeklärt.

Für viele krebserregende Substanzen konnte aber eine Korrelation zwischen der Zahl der verursachten DNA-Schäden und dem kanzerogenen Potential dieser Substanzen im Tierversuch gefunden werden [23, 26]. Die Übertragung einer quantitativen Beziehung auf den Menschen bereitet aber weiterhin grundsätzliche Schwierigkeiten.

Die Alkalische Filterelution

Wir setzten zur Untersuchung von Arbeitnehmern auf eine genschädigende Belastung durch die Arbeitsplatzumgebung die alkalische Filterelution ein. Die alkalische Filterelution erfaßt je nach Versuchsaufbau die biologischen Endpunkte: DNA-Einzelstrangbrüche, alkalilabile Stellen der DNA, DNA-DNA- oder DNA-Protein-Quervernetzungen.

Bei der In-vitro-Exposition von Rattenhepatozyten konnten mit dieser Methode 92% Prozent der im Tierversuch als kanzerogen erkannten Substanzen und 85% der im Tierversuch nicht kanzerogenen Substanzen richtig nachgewiesen werden [26]. Auch im Tierversuch konnten DNA-Strangbrüche durch kanzerogene Substanzen nachgewiesen werden [4, 27, 28]. Quantitative Untersuchungen mit radioaktiv markierten DNA-Proben ergaben mit dieser Methode eine Nachweisgrenze von einem DNA-Schaden pro 10^7 Nukleotiden [18].

Da die alkalische Filterelution nicht die einzelnen Substanzen selbst sondern deren Wirkung auf die DNA nachweist, brauchen die betreffenden Substanzen nicht bekannt zu sein. Sie kann daher als Screeningtest auch bei kompliziert zusammengesetzten, teilweise unbekannten Expositionen, wie sie in der Arbeitsplatzumgebung vorliegen, eingesetzt werden.

Bei der von uns eingesetzten Variante der alkalischen Filterelution wurden die zu untersuchenden Zellen auf einen Polycarbonatfilter (Porengröße 2 μm) aufgebracht, dort lysiert und gewaschen, so daß nur noch die doppelsträngige DNA auf dem Filter verblieb. Die DNA wurde dann mit einem alkalischen Medium (pH 12,6) bei 10 °C langsam durch den Filter eluiert. In dem alkalischen Medium windet sich die DNA in Einzelstränge auf. Je mehr Einzelstrangbrüche in der DNA vorhanden sind, desto schneller erfolgt dieser Aufwindungsprozeß und je kürzer die einzelsträngigen Bruchstücke sind, desto schneller eluieren diese durch den Filter. Die Geschwindigkeit des DNA-Durchlaufs ist daher ein Maß für die Anzahl der ursprünglich vorliegenden Einzelstrangbrüche. Ebenso wie Einzelstrangbrüche werden alkalilabile Stellen der DNA detektiert. Alkalilabile Stellen sind Schäden an der DNA, die erst durch Einfluß des alkalischen Mediums in Einzelstrangbrüche überführt werden.

Die durch den Filter laufende DNA wurde über einen Zeitraum von 10 Stunden gesammelt (Eluatfraktion). Der Filter wurde ausgebaut und die noch darauf befindliche DNA durch Ultraschall abgelöst (Filterfraktion). Die DNA-Menge in der Filterfraktion und in der Eluatfraktion wurden nach Neutralisation und Zugabe des DNA-Farbstoffs Hoechst H 33258 fluorometrisch bestimmt. Die Elutionsrate wurde als der negative dekadische Logarithmus des Bruchteils der DNA in der Filterfraktion an der Gesamt-DNA-Menge berechnet.

Durch die Anwendung einer fluorometrischen Methode zum Nachweis der eluierten DNA-Menge konnte auf eine radioaktive Markierung der DNA verzichtet werden [4]. Damit war es möglich, das Verfahren auch auf die direkte Untersuchung von DNA-Schäden im Menschen anzuwenden.

Die alkalische Filterelution reagiert sehr empfindlich auf Störungen (z.B. Erschütterungen, Temperatur- oder pH-Wertabweichungen). Auch bisher nicht geklärte systematische Unterschiede zwischen verschiedenen Operatoren wurden beoachtet. Von Larsen [19] wurde ebenfalls eine schlechte Vergleichbarkeit der Ergebnisse verschiedener Labors angemerkt.

Zur Standardisierung der Methode wurden verschiedene Verfahren vorgeschlagen. Bermudez [4] ließ radioaktiv markierte Kontrollzell-DNA gemeinsam mit der zu untersuchenden DNA auf dem gleichen Filter eluieren. Die gesamte eluierte DNA-Menge wurde fluorometrisch, der Anteil der Kontrollzell-DNA radiometrisch bestimmt. Die Elutionsrate der Testzell-DNA wurde jeweils auf die Elutionsrate der Kontroll-DNA normiert.

Skare u. Schrotel [27] verglichen die Elutionsraten der jeweils auf separaten Filtern mitlaufenden DNA aus Kontrollzellen mit den Werten, die sie aus früheren Experimenten gesammelt hatten. Nur wenn die Elutionsrate innerhalb des Konfidenzintervalls der historischen Kontrollwerte lag, wurden die Daten des aktuellen Versuchs akzeptiert.

Das Verfahren von Bermudez besitzt theoretisch den Vorteil auch eventuell vorliegende Unterschiede in der Beschaffenheit der einzelnen Filter zu erfassen. Wir konnten jedoch mit dieser Standardisierungsmethode nicht die gewünschten Ergebnisse erzielen [10].

In unseren Versuchen ließen wir die DNA aus Kontrollzellen auf separaten Filtern mitlaufen. Diese DNA wurde wie die Testzell-DNA fluorometrisch quantifiziert. Die Notwendigkeit der radioaktiven Markierung der Kontrollzell-DNA entfiel somit. Die Elutionsraten der DNA der Testzellen wurden auf die Elutionsrate der DNA aus den Kontrollzellen normiert (normierte Elutionsrate).

Für die Untersuchungen von menschlichen Probanden wurden in Kultur gehaltene V79-Zellen (Lungenfibroblasten des Chinesischen Hamsters) als Kontrollzellen eingesetzt. Ein Auswahlkriterium war die Forderung, daß die Kontrollzell-DNA möglichst ähnlich der zu untersuchenden humanen DNA sein sollte. Spätere Versuche ergaben aber, daß auch die einfacher kultivierbaren E.-coli-Bakterien gleichermaßen zu Standardisierung der Methode geeignet waren [16].

Die Organe, in denen beim Menschen die meisten Krebserkrankungen ihren Ursprung nehmen, wie z.B. Lunge, Dickdarm, Brust, Bauchspeicheldrüse, Prostata oder Magen, sind für eine routinemäßige Zellentnahme nicht zugänglich. Für eine routinemäßige Untersuchung von Arbeitnehmern in den verschiedenen Berufsgruppen mußten daher andere Zellen verwendet werden.

Als Untersuchungsgegenstand wurde von uns die DNA aus den leicht zugänglichen mononukleären Blutzellen menschlicher Probanden ausgewählt. Die ausdifferenzierten mononukleären Blutzellen sind kein Angriffspunkt für die Krebsentstehung. Die meisten potenziellen Kanzerogene werden aber vom Körper aufgenommen und zirkulieren in der Blutbahn. Viele Stoffe werden erst durch Metabolisierung in verschiedenen Körperorganen, hauptsächlich in der Leber, zu kanzerogenen Stoffen aktiviert. Die mononukleären Blutzellen stehen dabei in engem räumlichen Kontakt zu den Fremdstoffen, so daß anzunehmen ist, daß ein Teil der Schäden, die diese Fremdstoffe in den verschiedenen Organen des Körpers bewirken auch in den mononukleären Blutzellen zu finden sind. Die mononukleären Blutzellen können teilweise die Fremdstoffe auch selbst metabolisieren und aktivieren. Diese Zellen sollten daher als Indikator für die Belastung des Gesamtorganismus dienen können. Das Verhältnis der in den mononukleären Blutzellen nachweisbaren Schäden zu der Anzahl der Schäden in dem Zielorgan dürfte für jede kanzerogene Substanz verschieden sein. Ohne zusätzliche Informationen können daher die durch die verschiedenen chemischen Substanzen in den mononukleären Blutzellen hervorgerufenen Schäden nicht quantitativ miteinander verglichen werden. Zur Untersuchung von Substanzen, die ihre kanzerogene Wirkung lokal an der Applikationsstelle begrenzt zeigen, dürften die mononukleären Blutzellen als Indikator wenig geeignet sein.

Den Probanden wurden durch venöse Punktion 10 ml Blut abgenommen. Durch mehrmalige Ficoll Metrizoatezentrifugation und Lyse der restlichen Erythrozyten wurden die mononukleären Zellen isoliert. Die heparinisierten Blutproben wurden eisgekühlt in der Regel im PKW transportiert. Ein Transport von Blutproben über 150 km (ca. 2 h Fahrzeit) hatte ebenso wie eine Standzeit von bis zu 5 h zwischen Blutentnahme und Weiterverarbeitung keinen Eilnfluß auf die Elutionsraten.

Bisher ist es uns nocht nicht gelungen, Blutproben über einen längeren Zeitraum zu konservieren, um z.B. eine weitere Transportstrecke zu überbrücken oder um einzeln anfallende Proben zu sammeln und effektiver gemeinsam zu bearbeiten.

Für unser Standardprotokoll setzten wir eine Zeitspanne von maximal 2 h zwischen Blutentnahme und Weiterverarbeitung an.

Untersuchungen in verschiedenen Berufsgruppen

Durch epidemiologische Studien konnte eindeutig nachgewiesen werden, daß das Rauchen eine der wichtigsten Ursachen für die Krebsentstehung beim Menschen ist.

Auch bei In-vitro-Experimenten führte die Exposition von humanen Lungenkarzinomzellen mit Zigarettenrauchkondensat zu einer Erhöhung der mittels der alkalischen Filterelution nachweisbaren DNA-Strangbrüche [21].

Bei den beruflich nicht exponierten Kontrollprobanden zeigten in unseren Untersuchungen allerdings sowohl die weiblichen als auch männlichen Raucher nur eine geringfügig (ca. 10%) erhöhte Elutionsrate gegenüber den jeweiligen nichtrauchenden Kontrollen. Der Unterschied konnte erst in einer größeren Gruppe als statistisch signifikant bestätigt werden. Eine durch das Rauchen verstärkte Bildung von DNA-Proteincrosslinks, die meßtechnisch eine erhöhte DNA-Strangbruchrate maskieren würde, konnte weder bei den weiblichen noch bei den männlichen Rauchern mit ausreichender statistischer Signifikanz nachgewiesen werden.

Die bei beruflich nicht exponierten Rauchern gegenüber den entsprechenden Nichtrauchern nur wenig erhöhte Elutionsrate könnte darauf hindeuten, daß die Schäden durch Zigarettenrauchen überwiegend lokal auf das Atemwegs- und Lungengewebe begrenzt sind und daß die Anzahl der in den peripheren Blutzellen nachweisbaren Schäden so gering ist, daß sie nur wenig oberhalb der Nachweisgrenze liegt.

In den untersuchten Berufsgruppen war aber noch ein zusätzlicher Effekt des Rauchens zu beobachten. Der Anstieg der Elutionsraten bei rauchenden Kfz-Mechanikern und rauchenden Malern während der Arbeitswoche ist geringer ausgeprägt als bei den nichtrauchenden Kollegen. Die Annahme, daß bei Rauchern die DNA in den peripheren mononukleären Blutzellen bereits so stark geschädigt ist, daß eine zusätzliche Belastung keine weitergehende Schädigung bewirkt, konnte durch unsere Untersuchungen nicht bestätigt werden. So ist bei den rauchenden Kfz-Mechanikern im Vergleich zu Malern oder Arbeiterinnen in chemischen Reinigungen und insbesondere zu den mit alkylierenden Chemotherapeutika behandelten Krebspatienten nur eine geringe Schädigung der DNA festzustellen, eine obere Grenzschädigung kann daher bei den Kfz-Mechanikern noch nicht erreicht sein. Trotzdem ist auch in dieser Gruppe der Anstieg der Elutionsraten während der Arbeitswoche bei den Nichtrauchern größer als bei den Rauchern. Weiterhin könnte der geringere Anstieg der Elutionsraten bei rauchenden Arbeitnehmern während der Arbeitswoche durch die Induktion des DNA-Reparatursystems erklärt werden [22]. Durch das induzierte Reparatursystem könnten die entstehenden Schäden bei Rauchern schneller repariert werden und so bei der Messung ein geringer Primärschaden vorgetäuscht werden.

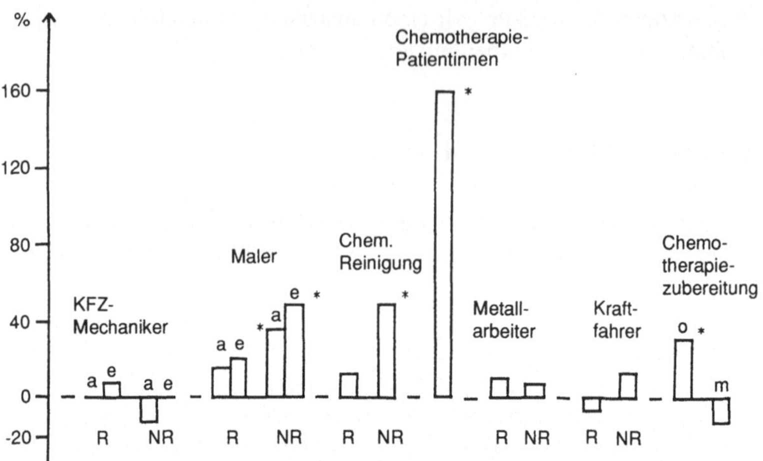

Abb. 1. Prozentuale Abweichungen der Gruppenmediane der Elutionsraten der DNA aus mononukleären Blutzellen von Arbeitnehmern aus verschiedenen Berufsgruppen gegenüber nicht spezifisch belasteten Kontrollgruppen mit ähnlichen Rauchgewohnheiten; *R* Raucher, *NR* Nichtraucher, *a* Messung am Wochenanfang, *e* Messung am Wochenende, *o* Messung vor Einbau der Absaugvorrichtungen, *m* Messung nach Einbau der Absaugvorrichtungen, * Abweichungen statistisch signifikant gegenüber Kontrollgruppe ($p < 0{,}05$, U-Test)

In Abb. 1 ist eine Zusammenstellung der Abweichungen der Gruppenmediane der normierten Elutionsraten der DNA aus mononukleären Blutzellen einiger der untersuchten Kollektive bezogen auf die Mediane der normierten Elutionsraten der DNA der jeweiligen Kontrollgruppen dargestellt. Die Gruppe von Krebspatientinnen, die mit alkylierenden Chemotherapeutika behandelt wurden, zeigte im Mittel eine 157% höhere Elutionsrate als die Kontrollgruppe. In den untersuchten Berufsgruppen wurden weit geringere Schädigungen gefunden. Für die hier dargestellten Untersuchungen wurden falls möglich, gezielt Betriebe ausgewählt, die nach Voruntersuchungen eine überdurchschnittliche Belastung erwarten ließen. Die Ergebnisse sind daher eher als Spitzenwerte denn als Mittelwerte für eine Berufssparte anzusehen. Als Kontrolle wurden von uns Menschen ausgewählt, bei denen wir keine speziellen Expositionen erkennen konnten (z.B. Büroangestellte, Studenten).

Mit ausreichender statistischer Sicherheit wurde eine gegenüber der jeweiligen Kontrollgruppe erhöhte Schädigung bei nichtrauchenden Malern und bei nichtrauchenden Angestellten in chemischen Reinigungen gefunden. Beide Gruppen zeigten im Median eine etwa 50% höhere Elutionsrate der DNA der mononukleären Blutzellen als die jeweiligen Kontrollgruppen. Kfz-Mechaniker und Maler wurden vor Beginn der Arbeitswoche nach einem arbeitsfreien Wochenende und nach der maximalen Schadstoffakkummulation am Ende der Arbeitswoche untersucht. Ein Anstieg während der Arbeitswoche war zwar im direkten Vergleich in keiner der untersuchten Gruppen mit ausreichender Signifikanz feststellbar, eine Tendenz zu einer erhöhten Schädigung zum Ende der Arbeitswoche war aber in beiden untersuchten Berufsgruppen, Kfz-Mechanikern und Malern, und zwar sowohl in der rauchenden wie auch in der nichtrauchenden Untergruppe zu erkennen. In der Gruppe der Chemotherapeutika zubereitenden Krankenschwestern konnte ein Erfolg der durchgeführten Arbeitsschutzmaßnahmen dokumentiert werden. Nach Einführung der Schutzmaßnahme (Einzelabzüge) war ein signifikanter Rückgang der Belastung erkennbar. Nicht ausreichend signifikant waren die in unseren Untersuchungen festgestellten Erhöhungen der Elutionsraten bei Kfz-Mechanikern, rauchenden Malern, rauchenden Arbeitnehmerinnen in chemischen Reinigungen und bei Berufskraftfahrern.

Metallarbeiter sind einer potentiellen genschädigenden Belastung durch N-Nitrosodiethanolamin (NDELA) ausgesetzt. In vielen bei spanenden Verarbeitungsprozessen eingesetzten, wassermischbaren Kühlschmiermittelkonzentraten ist Diethanolamin enthalten. In Verbindung mit Nitriten aus dem zur Verdünnung zugesetzten Leitungswasser oder aus der unsachgemäßen Zumischung von anderen nitrithaltigen Kühlschmiermitteln kann sich N-Nitrosodiethanolamin bilden. Die NDELA-Belastung in Metallverarbeitungsbetrieben wurde bereits in mehreren Untersuchungen festgestellt [5, 13].

NDELA ist kanzerogen in der Ratte und in der Maus [15,20, 24]. Eine mutagene Wirkung auf Salmonella typhimurium konnte ebenfalls gezeigt werden [8, 12]. Die DNA-schädigende Wirkung von NDELA konnte u.a. durch die Bestimmung von Chromosomenaberrationen, durch die Anzahl der Schwesterchromatidaustausche und Mikronuklei in kultivierten humanen Lymphozyten [9] und auch durch die Zahl der DNA-Einzelstrangbrüche im Tierversuch bei Ratten nachgewiesen werden [28].

Der Median der Elutionsraten der DNA von Metallarbeitern war nur geringfügig (13%) gegenüber dem Median der Elutionsraten der DNA der Kontrollgruppe erhöht [14]. Die gefundene Erhöhung konnte bei dem untersuchten Gruppenumfang von 65 Metallarbeitern aus 7 kleineren bis mittelgroßen Betriebn bzw. 54 Kontrollpersonen nicht als statistisch signifikant nachgewiesen werden. Auch nach Aufteilung der Gruppen in Raucher und Nichtraucher war keine statistisch signifikante Erhöhung der Elutionsraten gegenüber den jeweiligen Kontrollgruppen nachweisbar. In der Abb. 2 sind die normierten Elutionsraten der DNA der mononukleären Blutzellen der nichtrauchenden Metallarbeiter aufgeteilt in zwei Gruppen mit Arbeitnehmern, die mehr als 4,5 h/d bzw. die weniger als 4,5 h/d der Belastung ausgesetzt waren, in Perzentildarstellung gezeigt. Eine erhöhte Schädigung durch die längere Belastung am Arbeitsplatz war deutlich erkennbar. Metallarbeiter, die länger der Belastung ausgesetzt waren, zeigten im Median eine etwa 45% höhere Elutionsrate als die Arbeitnehmer, die für kürzere Zeit der Belastung ausgesetzt waren. Der statistische Vergleich (U-Test) bestätigte die Signifikanz des Unterschieds mit p < 0,01. Bei den rauchenden Metallarbeitern war nur ein wesentlich geringerer Unterschied zu erkennen. Die Gesamtgruppe der Metallarbeiter zeigte noch einen Unterschied von etwa 30%. Es kann angenommen werden, daß bei den gegebenen Arbeitsplatzbedingungen in dieser Arbeitnehmergruppe ein wesentlicher Teil der Gesamtaufnahme von NDELA durch die Haut erfolgt und daß daher die Konzentration von NDELA in der Raumluft der Betrie-

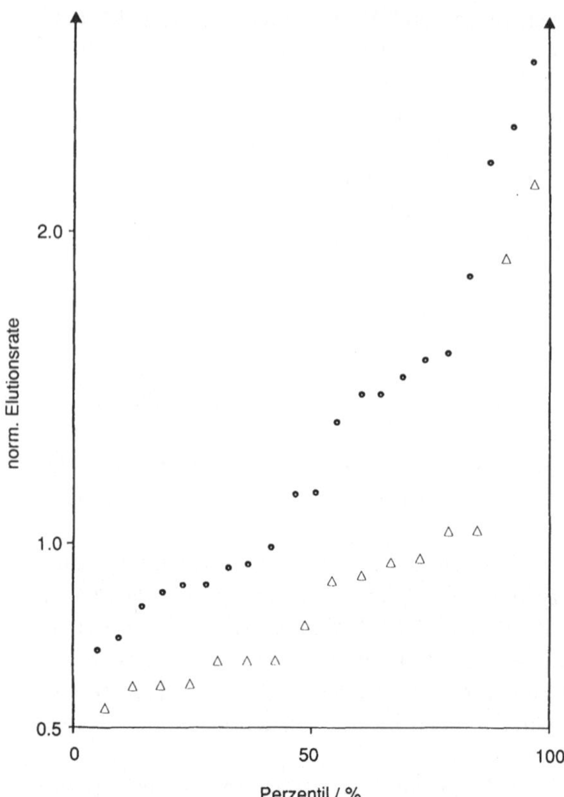

Abb. 2. Normierte Elutionsraten der DNA aus mononukleären Blutzellen von nichtrauchenden Metallarbeitern; • Arbeitnehmer mit mehr als 4,5 h Kühlschmiermittelkontakt, Δ Arbeitnehmer mit weniger als 4,5 h Kühlschmiermittelkontakt

be einen weniger geeigneten Parameter zur Bestimmung der individuellen Belastung darstellt. Trotzdem zeigte sich eine statistisch signifikante Korrelation der Elutionsraten der DNA der Metallarbeiter mit der Raumluftkonzentration von NDELA in den Betrieben. Möglicherweise werden die Unterschiede in der Belastung durch die individuell unterschiedlichen Hautkontakte in einer größeren Gruppe aufgehoben, so daß die mittlere genschädigende Belastung durchaus eine Funktion der Raumluftkonzentration von NDELA ist.

In Abb. 3 sind die normierten Elutionsraten der DNA aus mononukleären Blutzellen von Chemotherapeutika zubereitenden Krankenschwestern vor und nach Einführung von neuen Arbeitsschutzmaßnahmen in Perzentildarstellung gezeigt. Die Krankenschwestern arbeiteten mit einer Vielzahl verschiedener Chemotherapeutika. In der ersten Untersuchung vor Einführung neuer Arbeitsschutzmaßnahmen zeigten diese Krankenschwestern eine im Gruppenmedian um 31% erhöhte Elutionsrate gegenüber der Kontrollgruppe. Der Unterschied war statistisch signifikant mit $p < 0,01$ (U-Test). Die Elutionsraten der Krankenschwestern waren in dieser Untersuchung sehr inhomogen verteilt. Dieses könnte z.B. durch eine individuell stark unterschiedliche Exposition bedingt sein. Nach Einführung der Arbeitsschutzmaßnahme (Installation von Einzelabzügen) war eine statistisch signi-

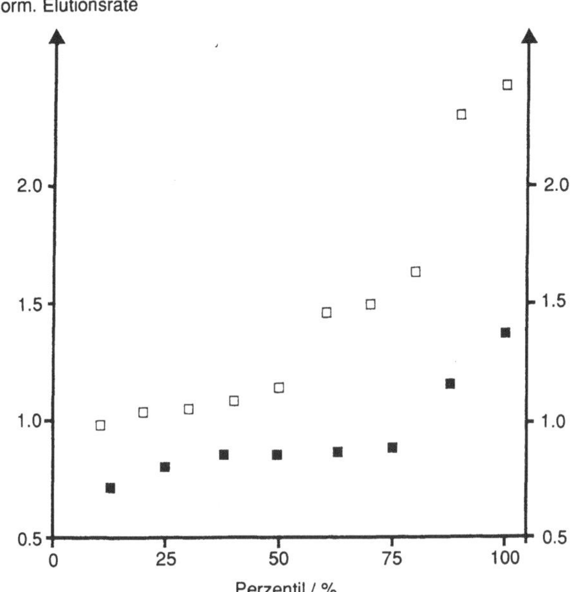

Abb. 3. Normierte Elutionsraten der DNA aus mononukleären Blutzellen von Chemotherapeutika zubereitenden Krankenschwestern; ❑ Messung vor Einbau der Absaugvorrichtungen, ▪ Messung nach Einbau der Absaugvorrichtungen. Der Unterschied zwischen den beiden Gruppen war statistisch signifikant mit $p < 0{,}01$ (U-Test)

fikante Reduzierung der Einzelstrangbrüche auf das Niveau der Kontrollen zu erkennen. Der Unterschied der beiden Gruppen vor bzw. nach Installation der Abzüge war signifikant mit $p < 0{,}01$. Auch bei Betrachtung des direkten Vergleichs der jeweiligen betroffenen Personen vor und nach Einbau der Absaugvorrichtungen war der Erfolg der Maßnahme deutlich erkennbar (s. Abb. 4).

In Abb. 5 sind die Elutionsraten der DNA der mononukleären Blutzellen von Krebspatienten, die sich einer Chemotherapie unterzogen, und von Kontrollprobanden dargestellt. Bei diesen Patienten wurden unterschiedliche Krebserkrankungen diagnostiziert und daher nach unterschiedlichen Therapieschemata Behandlungen durchgeführt. Die Gruppe von Patienten, deren Therapieschemata Alkylantien enthielten, zeigten im Gruppenmittel eine gegenüber der Kontrollgruppe um 128% statistisch hoch signifikant ($p < 0{,}005$) erhöhte Elutionsrate [17]. Bei Patienten, deren Therapieschemata keine alkylierenden Substanzen enthielten, konnte keine signifikante Erhöhung der Elutionsraten gegenüber der Kontrollgruppe beobachtet werden.

In Abb. 6 sind die normierten Elutionsraten der DNA aus mononukleären Blutzellen von Krebspatientinnen mit Ovarialkarzinom, die nach dem CP-Schema (Cyclophosphamid/Carboplatin) behandelt wurden, vor und nach einem Chemotherapiezyklus dargestellt. Die Patientinnen befanden sich in unterschiedlichen Therapiezyklen. Schon vor dem aktuellen Zyklus zeigten die Patientinnen eine im

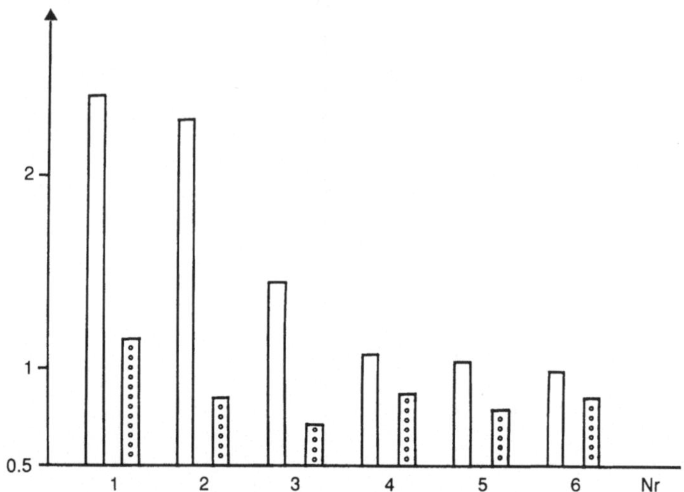

Abb. 4. Personenbezogener Vergleich der normierten Elutionsraten der DNA aus mononukleären Blutzellen von Chemotherapeutika zubereitenden Krankenschwestern vor und nach der Durchführung einer Arbeitsschutzmaßnahme; ☐ Messung vor Einbau der Absaugvorrichtungen, ⊡ Messung nach Einbau der Absaugvorrichtungen

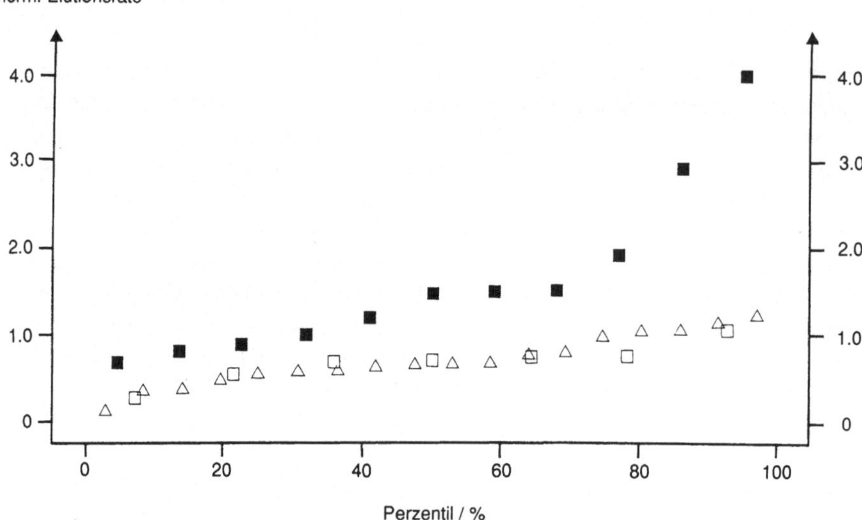

Abb. 5. Normierte Elutionsraten der DNA aus mononukleären Blutzellen von Chemotherapiepatienten und von Kontrollprobanden, ■ Patienten, die alkylierende Chemotherapeutika erhielten, ☐ Patienten, die nicht-alkylierende Chemotherapeutika erhielten, △ Kontrollprobanden

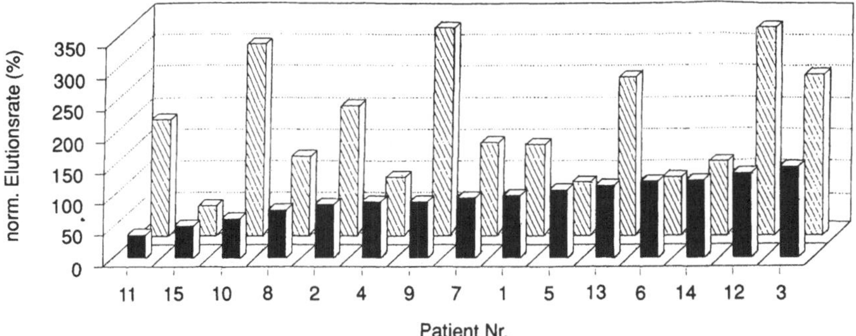

Abb. 6. Normierte Elutionsraten der DNA aus mononukleären Blutzellen von Ovarialkarzinom-Patientinnen mit Chemotherapie (Cyclophosphamid/Carboplatin); ▆ Messung vor dem aktuellen Chemotherapiezyklus, ▨ Messung nach dem aktuellen Chemotherapiezyklus

Mittel um 37% erhöhte Elutionsrate gegenüber der Kontrollgruppe. Am Ende des aktuellen Therapiezyklus war im Gruppenmittel eine Erhöhung der Elutionsraten um 157% gegenüber der Kontrollgruppe zu beobachten. Die Chemotherapie mit Alkylantien führt in mononukleären Blutzellen vieler, aber nicht aller Behandelten zu einem massiven Anstieg der Anzahl der DNA-Strangbrüche. Der Anstieg der Strangbruchraten während der Behandlung läßt möglicherweise eine Voraussage des Therapieerfolges zu.

Mittels der alkalischen Filterelution kann die genschädigende Belastung durch in der Arbeitsplatzumgebung vorliegende Stoffe auf Arbeitnehmer untersucht werden. Die Auswirkungen der Exposition potentieller kanzerogener Substanzen werden direkte am Menschen untersucht. Auch komplexe Expositionen können erfaßt werden, ohne daß dabei die einzelnen genschädigenden Substanzen bekannt sein müssen. Das Krebsrisiko der Arbeitnehmer in den betreffenden Berufsgruppen kann durch diese Untersuchung z.Z. nicht absolut bestimmt werden. Anhaltspunkte für eine Abschätzung des Krebsrisikos können aber durch den Vergleich mit Gruppen mit quantitativ und qualitativ gut bestimmbarer Exposition, bei denen das Krebsrisiko epidemiologisch bestimmt wurde, z.B. radioaktiv belastete Personen, gewonnen werden [11].

Weitere Hinweise zur Beurteilung der gefundenen Schäden in den einzelnen Berufsgruppen sollten den Ergebnissen der Untersuchungen von Chemotherapiepatientinnen entnommen werden können. Das vorgestellte Testverfahren bietet den Vorteil, Änderungen der genschädigenden Belastung kurzfristig detektieren zu können. Damit wird es möglich, den Erfolg von neuen Arbeitsschutzmaßnahmen zur Verringerung der genschädigenden Belastung am Arbeitsplatz zu beurteilen und bei einem Mißerfolg entsprechende weitere Maßnahmen zu ergreifen.

Danksagung. Die Untersuchung in der Gruppe der Metallarbeiter wurde in Zusammenarbeit mit dem Hessischen Sozialministerium, Wiesbaden, durchgeführt. Wir danken Herrn Dr. G. Hiltl und Herrn H.-G. Bienfait, Hessisches Sozialministerium, Wiesbaden und

Herrn Dr. U. Bolm-Audorff, z.Z. Amt für Arbeitsschutz, Hamburg, für die freundliche Zusammenarbeit.

Literatur

1. Ames BN, Gold SL (1990a) Chemical carcinogenesis: too many rodent carcinogenes. Proc Natl Acad Sci USA 87:7772–7776
2. Ames BN, Profet M, Gold SL (1990b) Dietary pesticides (99.99% all natural). Proc Natl Acad Sci USA 87:7777–7781
3. Ames BN, Profet M, Gold SL (1990c) Nature's chemicals and synthetic chemicals: comparative toxicology. Proc Natl Acad Sci USA 87:7782–7786
4. Bermudez E, Mirsalis JC, Eales HC (1982) Detection of DNA damage in primary cultures of rat hepatocytes following in vivo and in vitro exposure to genotoxic agents. Environ Mutagen 4:667–670
5. Bolm-Audorff U, Spiegelhalder B, Bienfait H-G, Preussmann R (1989) Häufigkeit nitrosaminhaltiger Kühlschmiermittel in der Metallindustrie. In: Jansen G (Hrsg) Verhandlungen der Deutschen Gesellschft für Arbeitsmedizin. Stuttgart
6. Bridges BA (1988) Genetic toxicology at the crossroads – a personal view on the deployment of short-term tests for predicting carcinogenicity. Mutat Res 205:25–31
7. Daniel FB, Schut HAJ, Sandwisch DW, Schenk KM, Hoffmann CO, Patrick JR, Stoner GD (1983) Interspecies comparisons of benzo(a)pyrene metabolism and DNA adduct formation in cultured human and animal bladder and tracheobronchial tissues. Cancer Res 43:4723–4729
8. Denkel E, Pool BL, Schlehofer JR, Eisenbrand G (1986) Biological activity of N-nitrosodiethanolamine and of potential metabolites which may arise after activation by alcohol dehydrogenase in Salmonella typhimurium, in mammalian cells, and in vivo. J Cancer Res Clin Oncol 111:149–153
9. Dittberner U, Eisenbrand G, Zankl H (1988) Cytogenetic effects of N-nitrosodiethanolamine (NDELA) and NDELA-monoacetate in human lymphocytes. J Cancer Res Clin Oncol 114:575–578
10. Doerjer G, Buchholz U, Kreutzer K, Oesch F (1988) Biomonitoring of DNA damage by alkaline filter elution. Int Arch Occup Health 60:169–174
11. Ehrenberg L, Hiesche KD, Ostermann-Golkar S, Wennberg I (1983) Evaluation of genetic risk of alkylating agents: tissue dose in the mouse from air contaminated with ethylene oxide. Mutat Res 24:83–103
12. Eisenbrand G, Denkel E, Pool BL (1984) Alcoholdehydrogenase as an activating enzyme for N-nitrosodiethanolamine (NDELA): in vitro activation of NDELA to a potent mutagen in Salmonella typhimurium. J Cancer Res Clin Oncol 108:76–80
13. Fan TY, Morrison J, Rounbehler DP, Ross R, Fine DH (1977) N-Nitrosodiethanolamine in synthetic cutting fluids: a part per hundred impurity. Science 196:70–71
14. Fuchs J, Burg J, Bienfait H-G, Hiltl G, Bolm-Audorff U (1991) Monotoring the effects of the occupational exposure of metal workers. Naunyn-Schmiedeberg's Arch Pharmacol 343 [Suppl]: 32
15. Hecht SS, Lijinsky W, Kovatch RM, Chung FL, Saavedra JE (1989) Comparative tumorigenicity of N-nitroso-2-hydroxy-morpholine, N-nitrosodiethanolamine and N-nitrosomorpholine in A/J mice and F344 rats. Carcinogenesis 10:1475–1477
16. Hengstler JG (1991a) Alkalische Elution mononukleärer Zellen von Patienten mit zytostatischer Therapie, Rauchern und Nichtrauchern sowie Nachweis von DNA-Strangbrüchen in Zellkultursystemen. Dissertation, Mainz
17. Hengstler JG, Fuchs J, Oesch F (1991b) DNA strand breaks caused by chemotherapy with alkylating agents in humans. J Cancer Res Clin Oncol 117 [Suppl]:41

18. Kohn KW, Ewing RAG, Erickson LC, Zwelling LA (1980) Measurement of strand breaks and cross-links by alkaline elution. In: Friedberg EC, Hanawalt PC (eds) DNA repair. New York, pp 379–401
19. Larsen KH, Brash D, Cleaver JE, Hart RW, Maher VM, Painter RB, Sega GA (1982) DNA repair assays as tests for environmental mutagens. A report of the U.S. EPA Gene-tox Program. Mutat Res 98:287–318
20. Lijinsky W, Kovatch RM (1985) Induction of liver tumors by nitrosodiethanolamine at low doses. Carcinogenesis 6:1679–1681
21. Nakayama T, Kaneko M, Kodama M (1985) Cigarette smoke induces DNA single-strand breaks in human cells. Nature 314:462–464
22. Oesch F, Aulmann W, Platt KL, Doerjer G (1987) Individual differences in DNA repair capacities in man. Arch Toxicol [Suppl] 10:172–179
23. Parodi S, Taningher M, Santi L (1988) Utilization of the quantitative component of positive and negative results of short-terms tests. Mutat Res 205:283–294
24. Preussmann R, Habs M, Habs H, Schmähl D (1982) Carcinogenicity of N-nitrosodiethanolamine in rats at five different dose levels. Cancer Res 42:5167–5171
25. Schut HAJ, Daniel FB, Schenk KM, Loeb TR, Stoner GD (1984) Metabolism and DNA adduct formation of 2-acetylamino-fluorene by bladder explants from human, dog, monkey, hamster and rat. Carcinogenesis 5:1287–1292
26. Sina JF, Bean CL, Dysart GR, Taylor VI, Bradley MO (1983) Evaluation of the alkaline elution/rat hepatocyte assay as a predictor of carcinogenic/mutagenic potential. Mutat Res 113:357–391
27. Skare JA, Schrotel KR (1985) Validation of an in vivo alkaline elution assay to detect DNA damage in rat testicular cells. Environ Mutagen 7:563–576
28. Sterzel W, Eisenbrand G (1986) N-Nitrosodiethanolamine is activated in the rat to an ultimate genotoxic metabolite by sulfotransferase. J Cancer Res Clin Oncol 111:20–24

Analysen zum erhöhten Krebsrisiko für ausgewählte Tätigkeitsgruppen und anerkannte Berufskrebse im Gebiet der neuen Bundesländer

R. Bergschicker, A. Bräunlich, G. Enderlein, K. Krutz, A. Lorenz und H. Stark

Einleitung

Die Aufdeckung und quantitative Bewertung arbeitsbezogener Krebsrisiken erfordert bei der Vielzahl der meist kombiniert auftretenden, potientiell kanzerogenen Substanzen einen beträchtlichen Aufwand und ein breites Spektrum epidemiologischer Analysen. Dabei erweisen sich die langen Latenzzeiten und die Kombination mit außerberuflichen Faktoren als erschwerend. An der Klärung dieser Probleme beteiligten sich auch engagierte Arbeitsmediziner der ehemaligen DDR. Stellvertretend seien hier G. W. Konetzke; G. Bittersohl; W. Schüttmann und W. Sturm genannt, die wesentliche Impulse für die Forschung zum arbeitsbezogenen Krebsrisiko gaben. Als Standardwerk über krebserzeugende Substanzen diente die Monografie von Teichmann et al. [24].

Bei staatlichen Stellen und Betriebsleitungen gab es demgegenüber Bestrebungen zur Verheimlichung des arbeitsbedingten Krebsrisikos. So durfte in Hinweisen zum Arbeitsschutz wie im Merkblatt zum Asbest [27] nur allgemein von Gesundheitsgefährdung geschrieben werden. Die zweite Auflage des Buches „Krebserzeugende Faktoren in der Arbeitsumwelt" von Konetzke et al. [10] wurde eingezogen. Mehrere Berichte über epidemiologische Untersuchungen in Betrieben wurden als vertraulich eingestuft. Die Wismut AG hielt bis 1989 alle Fakten über den Uranerzbergbau geheim.

Im folgenden soll zunächst eine Übersicht über die Erfassung der gegenüber Kanzerogenen exponierten Erwerbstätigen und ihre arbeitsmedizinische Betreuung gegeben werden. Dann werden die als Berufskrankheit anerkannten Karzinome in Beziehung zu Noxen und Wirtschaftszweigen analysiert. Abschließend wird ein Überblick über durchgeführte epidemiologische Studien gegeben. Es ist aus Platzgründen nicht möglich, alle wesentlichen Arbeiten aufzuführen, die sich mit kanzerogenen Risiken im Bereich der neuen Bundesländer befaßten.

Übersicht über Anzahl der exponierten Erwerbstätigen und ihre arbeitsmedizinische Betreuung

Die zentrale Erfassung der exponierten Erwerbstätigen erfolgte in der ehemaligen DDR jährlich durch die für Betriebe mit mehr als 10 Beschäftigten obligatorische

Arbeitshygienische Berichterstattung. Bei Umgang mit chemischen Gefahrstoffen wurde die Bewertung der Gesundheitsgefährdung nach der toxischen Wirkung vorgenommen und war an die Überschreitung von MAK-Werten [28] gebunden. Als exponiert galten die Erwerbstätigen, an deren Arbeitsplätzen die arbeitshygienischen Grenzwerte zumindest zeitweise überschritten wurden. Bei Gefahrstoffen mit kanzerogenen Eigenschaften wurden keine Einschränkungen hinsichtlich der Dauer der Einwirkung gemacht.

Übersichten über krebserzeugende Faktoren in der Arbeitsumwelt mit Hinweisen zur Ermittlung berufsbedingter Expositionen gaben v.a. Konetzke [10, 11], Sturm [23] und Schüttmann [20, 21]. Im Verzeichnis der Schad- und Belastungsfaktoren für die arbeitshygienische Komplexanalyse wurden in der 1. Fassung 1976 krebserzeugende Faktoren (C 1 und C 2 ohne C 3) mit C markiert, in den Ausgaben ab 1980 [31] ist differenzierter und erweitert C 1, C 2 und C 3 unter der Rubrik Wirkqualität angegeben:

C 1   –   kanzerogen für den Menschen (epidemiologisch gesichert);
C 2   –   wahrscheinlich kanzerogen für den Menschen (durch Einzelbeobachtungen belegt);
C 3   –   kanzerogene Wirkung für den Menschen nicht klassifizierbar (im Tierversuch nachgewiesen).

In den TGL [28] über arbeitshygienische MAK-Werte erfolgte diese Markierung ohne Einbeziehung der C 3-Substanzen später.

Tabelle 1 informiert über die mit dem Arbeitshygienischen Bericht 1989 erfaßten Exponierten gegen krebserzeugende Gefahrstoffe. Die Erfassung der Teer-, Bitumen-, Ruß- und Anthracenexponierten war im Auftreten krebserzeugender polyzyklischer aromatischer Kohlenwasserstoffe (PAH) in Pyrolyseprodukten begründet.

Für die aufgeführten 9 Gefahrstoffe waren arbeitsmedizinische Vorsorgeuntersuchungen nach der Zweiten Durchführungsbestimmung zur Verordnung über die Verhütung, Meldung und Begutachtung von Berufskrankheiten [29] vorgeschrieben. Die Anzahl der 1989 durchgeführten Überwachungsuntersuchungen sind in Tabelle 1 mit aufgeführt. Die Abweichungen zwischen der Anzahl der Exponierten und den Überwachungsuntersuchungen sind vorwiegend durch unterschiedliche Untersuchungsintervalle bei einzelnen Gefahrstoffen und die Fluktuation der Erwerbstätigen bedingt. Ferner waren unter den Untersuchungskategorien C 25 bzw. C 31 Vorsorgeuntersuchungen bei Dimethylsulfat- und Acrylnitrilexposition vorgeschrieben. Die Zahl der krebserzeugenden Gefahrstoffe liegt jedoch weit über der Zahl der Stoffe, die von den Kategorien für spezielle Vorsorgeuntersuchungen abgedeckt wurden.

Mit der Zweiten Durchführungsbestimmung (1981) und weiter präzisiert mit der Vierten Durchführungsbestimmung [29, 32] zur Berufskrankheitenverordnung wurde sichergestellt, daß sich Arbeitnehmer nicht nur während, sondern auch nach einer Tätigkeit mit Asbeststaubexposition ärztlichen Untersuchungen unterziehen können. Die Betriebe hatten diese Arbeitnehmer bei Beendigung der Tätigkeit an die für den Wohnort zuständige Poliklinische Abteilung für Lungenkrankheiten

Tabelle 1. Gegen Karzinogene exponierte Erwerbstätige und diesbezüglich dokumentierte arbeitsmedizinische Überwachungsuntersuchungen im Bereich der neuen Bundesländer 1989

Gefahrstoff	Exponierte 1989 n		Überwachungsuntersuchungen 1989 n	
	Männer	Frauen	Männer	Frauen
Asbesthaltige Stäube	26469	728	8723	463
Benzol	3420	2662	1229	947
Chrom und Verbindungen	2114	509	792	160
Arsen und Verbindungen	149	35	182	54
Aromatische Nitro- und Aminoverbindungen	2163	616	2116	529
Vinylchlorid	305	106	366	177
Nickel und Verbindungen	921	348	386	137
Teer, Bitumen	4184	14	2729	72
Kadmium und Verbindungen	496	227	329	135

und Tuberkulose (PALT) zu melden, die die geforderten Thoraxröntgen- und Dispensaireuntersuchungen durchzuführen hatten. Ferner waren nach dem Ausscheiden aus der Exposition jährlich bei Benzen die Kontrolle der hämatologischen Parameter, bei 4-Aminobiphenyl, Benzidin und β-Naphtylamin die Kontrolle auf Mikrohämaturie vorgeschrieben.

Unabhängig von der staatlichen Vorgabe hat Ebert [8] für den Bezirk Halle mit dem Ziel einer lebenslänglichen gesundheitlichen Überwachung ein „Register für beruflich mit Kanzerogenen belastete Werktätige" initiiert, in dem die Belastung der Arbeitnehmer durch ausgewählte Kanzerogene am Arbeitsplatz unter Berücksichtigung von Disposition und Exposition sowie Confounder erfaßt wurde. Die Erfassung beschränkte sich auf Asbestfeinstaubexposition (5810 Exponierte) und die Einwirkung ausgewählter chemischer Kanzerogene (Benzen 891; Bitumen, Teer 759; Chrom(VI)-Verbindungen 615; Nickel und Verbindungen 241; Aromatische Amine 182; Dimethylsulfat 158; Acrylnitril 109; Ethylenoxid 104 Exponierte).

Dieses Register wurde als vertrauliche Dienstsache eingestuft und war nur einem streng ausgewählten Personenkreis zugänglich.

Anerkannte Berufskrebse im Zeitraum 1982–1990

Im Bereich der neuen Bundesländer wurden im Zeitraum 1982–1990 durchschnittlich 532 Karzinome pro Jahr als Berufskrankheit anerkannt. Das sind rund 1% der im Krebsregister jährlich erfaßten Neuzugänge [16]. Im internationalen Schrifttum wird eingeschätzt, daß an der Entstehung von ca. 5% der Karzinome berufliche Einflüsse maßgeblich beteiligt sind. Von Ebert [8] wurde eine Stich-

Tabelle 2. Als Berufskrankeiten anerkannte bösartige Neubildungen im Zeitraum von 1982 bis 1990

BK-Nr.	Bösartige Neubildungen	1982–1990 n
90	Der Haut (exkl. durch ionisierende Strahlung)	71
91	Durch chemische Kanzerogene (exkl. Hauttumoren)	135
92	Durch ionisierende Strahlung	2038
93	Durch Asbest	2485

probenkontrolle bei Neuzugängen zum Krebsregister im Bezirk Halle für primäre Tumoren der Atemwege, der Leber und der ableitenden Harnwege durchgeführt. Bei 13% der Fälle ergab sich ein begründeter Verdacht für den Einfluß beruflicher Faktoren auf die Tumorentwicklung, in keinem Fall war aber eine ärztliche und betriebliche Verdachtsmeldung über eine Berufskrankheit erfolgt. Es muß daher eine hohe Dunkelziffer bei berufsbedingten Krebserkrankungen, speziell bei chemischen Gefahrstoffen in Betracht gezogen werden. Dafür sind in erster Linie lange Latenzzeit, Fluktuation der Arbeitnehmer, lückenhafte Erfassung und Berücksichtigung der beruflichen Anamnese durch den behandelnden Arzt sowie unzureichende Kenntnisse bei den Ärzten, Arbeitnehmern und Arbeitgebern verantwortlich.

Eine Aufgliederung der Berufskrebse entsprechend der seit 1981 gültigen Liste der Berufskrankheiten zeigt Tabelle 2.

Darüber hinaus wurden 56 Tumoren im Sonderentscheidverfahren (analog § 551, Abs. 2 der RVO) als berufsbedingt anerkannt. Einen Überblick über angezeigte, dem Grunde nach anerkannte und erstmals entschädigte Berufskrebse gibt Abb. 1. Insgesamt wurden von den angezeigten Berufskrebsen 87% als Berufskrankheit anerkannt und fast alle entschädigt.

Für die Anerkennung von Krebserkrankungen als BK galten folgende Kriterien [12]:

1. Medizinisch-diagnostische Absicherung des Karzinoms;
2. quantitativer (im Ausnahmefall qualitativer) Nachweis des krebserregenden Gefahrstoffes;
3. Expositionsdauer und Latenzzeit müssen den arbeitsmedizinischen Erfahrungen entsprechen;
4. Organlokalisation und seine histologische Differenzierung entsprechen arbeitsmedizinisch-epidemiologischen Erkenntnissen;
5. Ausschluß außerberuflicher Noxen als überwiegende Ursache.

Die statistischen Informationen basieren auf der Dokumentation der Arbeitshygieneinspektionen der Bezirke der ehemaligen DDR und des Gesundheitswesens der Wismut AG (Tabelle 3) und wurden für den Uranerzbergbau dankenswerterweise von Jönson und Mitarbeitern zur Verfügung gestellt. Für einige nach-

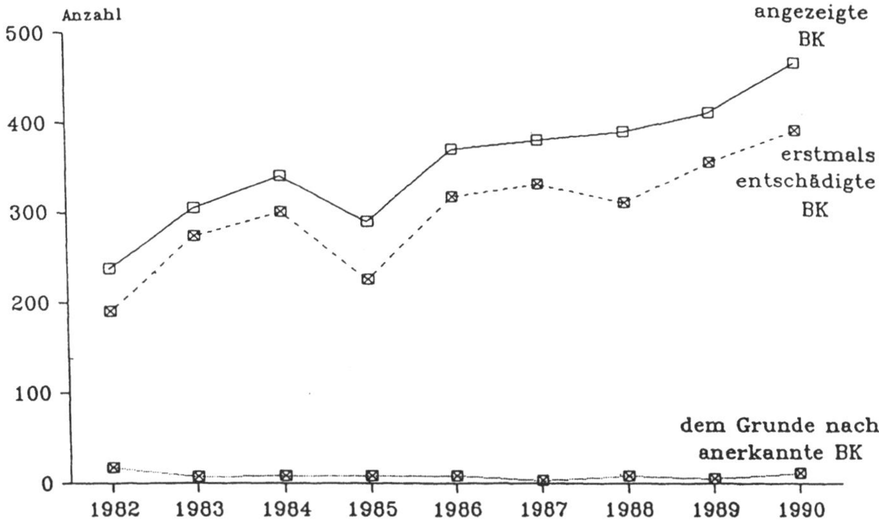

Abb. 1. Angezeigte und anerkannte Berufskrebse (BK 90–93) mit Aufteilung auf erstmals entschädigte und dem Grunde nach anerkannte BK – neue Bundesländer Entwicklung von 1982–1990 (ohne Uranerzbergbau Wismut)

folgend analysierte Aspekte konnten die Angaben zu den 42 Fällen der im Uranerzbergbau der Wismut anerkannten BK 90, 91 und 93 nicht mit einbezogen werden.

Berufskrebse haben einen relativen Anteil an der Gesamtzahl der anerkannten Berufskrankheiten von 7,4% und zwar mit steigender Tendenz: 5,1% im Jahre 1982; 11,2% im Jahre 1990. Der Anstieg ist im Zeitraum 1982 bis 1990 ausschließlich auf asbestinduzierte Karzinome zurückzuführen. Die anerkannten Berufskrebse manifestierten sich zu 95,6% am Atmungssystem einschließlich Pleura und obere Atemwege (Tabelle 4).

Die Relation der anerkannten Berufskrebse Männer zu Frauen verhält sich wie 27 zu 1.

Neben geringerer und seltenerer Exposition spiegelt sich insbesondere bei den asbestinduzierten Tumoren auch die geringere Rate von Raucherinnen in höheren Altersgruppen bei den Frauen wider. Rauchen und Asbest wirken überadditiv bei bösartigen Neubildungen am Atmungssystem.

In Tabelle 6 werden die bestätigten Berufskrebse in den alten und neuen Bundesländern verglichen.

Die weitaus höhere Anzahl anerkannter Berufskrebse in den neuen Bundesländern, bezogen auf die Anzahl der Erwerbstätigen, ist zum einen Folge des Uranerzbergbaus sowie der hohen Belastungen und der überalterten, auf Verschleiß gefahrenen Produktionsanlagen in vielen Wirtschaftszweigen. Zum anderen wichen die Anerkennungskriterien beider Teile Deutschlands z.T. erheblich voneinander ab. Darauf wird in den folgenden Abschnitten eingegangen.

Tabelle 3. Anerkannte Berufskrebse (einschließlich Uranerzbergbau Wismut)

Bösartige Neubildungen	BK-Listen Nr.	1982	1983	1984	1985	1986	1987	1988	1989	1990	Gesamt
– der Haut	90	15	9	11	3	8	5	5	8	7	71
– durch chemische Kanzerogene	91	15	15	19	16	13	8	16	19	14	135
– durch ionisierende Strahlung	92	275	237	222	204	235	214	208	279	164	2038
– durch Asbest	93	162	248	273	208	297	311	289	334	363	2485
– Sonderentscheid		2	3	4	11	5	7	8	10	6	56
Berufskrebse gesamt		469	512	529	442	558	545	526	650	554	4785
Anteil in % an Gesamtzahl aller BK		5.1	5.5	6.3	5.5	7.8	9.0	9.1	11.4	11.2	7.4
BK gesamt		9216	9357	8409	8001	7200	6041	5800	5697	4939	64660

Tabelle 4. Beruflich bedingte Krebserkrankungen nach Organmanifestation (Anerkannte Berufskrankheiten 1982–1990 ohne BK 90, 91, 93 im Uranerzbergbau)

Organ	BK-Fälle *n*	Anteil an der Gesamtzahl der Krebsfälle v.H.
Lunge, insbesondere Bronchien	3812	80,4
Brustfell (Pleura)	616	13,0
Kehlkopf	86	1,8
Haut	71	1,5
Blutbildendes Organ	45	0,9
Bauchfell	44	0,9
Nase, Nasopharynx, Hypopharynx, Trachea	21	0,4
Harnwege	13	0,3
Pericard	2	0,04
Nicht näher bezeichnet	33	0,7
Gesamt	4743	100,0

Tabelle 5. Berufskrebsfälle bei Männer und Frauen 1982–1990

Bösartige Neubildungen	Männer	Frauen
– der Haut	62	9
– durch chemische Kanzerogene	125	10
– durch ionisierende Strahlung	2037	1
– durch Asbest	2335	150
Gesamt (ohne Sonderentscheid)	4559	170

Tabelle 6. Bestätigte Berufskrebse in den neuen und alten Bundesländern

Jahr	Neue Bundesländer	Alte Bundesländer [7]
1982	469	128
1983	512	164
1984	529	201
1985	442	237
1986	558	291
1987	545	375
1988	526	434
1989	650	521

Tabelle 7. Berufsbedingte Krebserkrankungen (anerkannte BK-Fälle) nach dem verursachenden Gefahrstoff (ohne Bronchialkrebse in Verbindung mit silikotischen Schwielen)

Gefahrstoff	Neue Bundesländer 1982–1990 1978–1986		Alte Bundesländer[a]	
	Fälle n	Anteil	Fälle n	Anteil
Asbest	2487	52,0	1021	71,6
Ionisierende Strahlung (durch radioaktive Stoffe)	2034	42,5	43	3,0
UV-Strahlung	55	1,1	–	–
Benzol und Homologe	45	0,9	38	2,7
Teer, Pech, Bitumen Ruß, PAH	41	0,9	54	3,8
Chrom und Verbindungen	24	0,5	38	2,7
Arsen und Verbindungen	23	0,5	16	1,1
Halogenkohlenwasserstoffe	11	0,2	32	2,2
Aromatische Amino- und Nitroverbindungen	10	0,2	149	10,5
Nickel und Verbindungen	6	0,1	6	0,4
Holzstäube	6	0,1	22	1,5
Röntgenstrahlen	4	0,1	6	0,4
Sonstige	39	0,8	–	
Gesamt	4785	100,0	1425	100,0

[a] Nach Butz [7].

Tabelle 7 zeigt die Rangfolge der häufigsten Kanzerogene, die in beiden Teilen Deutschlands Berufskrebse verursacht haben. Dabei wurde auf die Einbeziehung der mit silikotischen Schwielen verbundenen Bronchialkrebse verzichtet, die in den neuen Bundesländern als Silikosekomplikationen prinzipiell akzeptiert sind, in die Statistik der Berufskrebse jedoch nicht einbezogen wurden.

Tabelle 8 gibt einen Überblick zur Verteilung der Berufskrebse auf Wirtschaftsbereiche. 41,4% aller anerkannten berufsbedingten Krebse entstanden im Uranerzbergbau (vorwiegend durch Radon- und Radonfolgeprodukte). Danach folgen: Chemische Industrie (10%), Erzbergbau, Metallurgie und Kali (6%), Landwirtschaft (4,5%) und Verkehrswesen (4,4%). Diese Wirtschaftsbereiche erzeugten über drei Viertel aller Berufskrebse.

Bösartige Neubildungen der Haut (BK-Nr. 90)

Von den insgesamt 69 anerkannten Hauttumoren waren 55 durch UV-Strahlung bedingt bei Berufen mit vorwiegender Tätigkeit im Freien (Land- und Forstarbeiter, Fischer, Straßen-, Gleisbau- und Tiefbauarbeiter). Chemische Substanzen

Tabelle 8. Beruflich verursachte bösartige Neubildungen im Gebiet der neuen Bundesländer, Neuzugänge nach ausgewählten Wirtschaftszweigen im Zeitraum 1982–1990 (ohne Sonderentscheidverfahren)

Wirtschaftszweig	Berufsbedingte bösartige Neubildungen gesamt	Darunter			
		Bösartige Neubildung der Haut	Bösartige Neubildung durch chemische Kanzerogene	Bösartige Neubildung durch ionis. Strahlung	Bösartige Neubildung durch Asbest
	BK 90–93		BK 91	BK 92	BK 93
		Anzahl			
Kohle und Energie	193	3	14	–	176
Erzbergbau, Metallurgie Kali	296	1	21	106	168
Chemische Industrie	452	–	15	–	437
Elektrotechnik/Elektronik	108	–	6	1	101
Schwermaschinen- und Anlagenbau (SMAB)	265	2	8	–	255
Maschinenbau ohne SMAB	112	1	7	–	104
Textil-, Bekleidungs- Lederindustrie	55	–	1	–	54
Lebensmittelindustrie	38	5	–	–	33
Glas-/Keramikindustrie	43	–	1	–	42
Zellstoff-/Papierindustrie	13	–	–	–	13
Holz-, Möbel-, Spielwaren- industrie	18	–	4	–	14

Tabelle 8 (Fortsetzung)

Wirtschaftszweig	Berufsbedingte bösartige Neubildungen gesamt	Darunter			
		Bösartige Neubildung der Haut	Bösartige Neubildung durch chemische Kanzerogene	Bösartige Neubildung durch ionis. Strahlung	Bösartige Neubildung durch Asbest
	BK 90–93		BK 91	BK 92	BK 93
		Anzahl			
Örtlich geleitete Industrie (ohne Lebensmittel- und Holzindustrie)	61	3	2	–	56
Bauwesen	267	3	3	–	261
Verkehrswesen	207	6	7	–	194
Land-, Forst- und Nahrungsgüterwirtschaft	214	38	10	–	166
Gesundheitswesen, soziale Betreuung	35	–	–	4	31
Uranerzbergbau Wismut	1956	2	3	1913	37
Übrige	396	9	33	14	343
Gesamt	4729	71	135	2038	2485

(Bitumen, PAH-haltiger Ruß, Arsen) verursachten 9 der anerkannten Hautkrebse. In den neuen Bundesländern wurde neben Ruß, Paraffin, Teer, Anthracen, Pech u.ä. auch UV-Strahlung als krebserzeugender Einfluß einbezogen. Die verhältnismäßig kleine Zahl als Berufskrankheit anerkannter Hautkrebse läßt vermuten, daß eine berufliche Ursache nicht häufig genug erwogen wird.

Für die 49 Hauttumoren der Anerkennungsjahre 1981 bis 1985 analysierten Ziegler et al. [25] die Gutachten und fanden 32 Plattenepithelkarzinome, 17 Basaliome und 12 aktinische Keratosen.

Bösartige Neubildungen durch chemische Kanzerogene (BK-Nr. 91)

In der Liste der Berufskrankheiten sind folgende Gefahrstoffe aufgeführt: Nickel und Verbindungen, Chrom und Verbindungen, Arsen und Verbindungen, organische Phosphorverbindungen, Benzen, Vinylchlorid, Aromatische Halogenkohlenwasserstoffe, Aromatische Nitro- und Aminoverbindungen.

In Tabelle 9 werden die anerkannten Berufskrebse durch chemische Kanzerogene nach ursächlichem Gefahrstoff, Diagnose und ausgeübter Tätigkeit aufgeschlüsselt. In der Rangfolge der Hauptverursacher dominiert mit 45 BK-Fällen Benzen als weit verbreitetes Extraktions- und Lösungsmittel oder als Rückstand (Verunreinigung in Kohlenwasserstoffgemischen). Es gelang nur teilweise Benzen als Lösungsmittel zu substituieren und unerwünschten Benzenbeimengungen (z.B. in Benzin) zu verringern oder zu beseitigen. Entgegen dem Anerkennungsmodus als BK in den Altbundesländern wurden in der ehemaligen DDR alle Hämoblastosen – sofern eine mit gesundheitlichem Risiko verbundene Benzenexposition vorlag – als BK-Nr. 91 anerkannt [6]. Auffällig ist, daß die akute myeloische Leukämie in der Statistik nur vereinzelt auftaucht.

Bösartige Neubildungen und ihre Vorstufen durch ionisierende Strahlung
(BK-Nr. 92)

Mit 2038 Anerkennungen in der Zeitperiode 1982 bis 1990 ist diese Gruppe nach den asbestbedingten Tumoren der häufigste Berufskrebs. 94% der Tumoren sind bei Bergleuten im Uranerzbergbau durch Radonfolgeprodukte und langlebige Alpha-Strahler der Uranzerfallsreihe induziert. Sie manifestierten sich am Respirationstrakt als Bronchialkarzinom. Im erzgebirgischen Uranerzbergbau, der 1947 aufgenommen wurde, waren die Bergleute unter Tage einer hohen Strahlenbelastung ausgesetzt, die bis 1955 teilweise weit über 150 WLM/Jahr betrug und von 1955 bis 1975 durch Veränderungen der Technologie auf 2 WLM/Jahr abgesenkt wurde. Die Zeiten hoher Strahlenbelastung waren mit einer massiven Quarzstaubexposition gekoppelt. Bei der großen Anzahl der in den Anfangsjahren im Uranerzbergbau unter diesen Hochrisikobedingungen eingesetzten Personen mußte zwangsläufig eine große Anzahl von Lungenkarzinomen entstehen. Vom Gesundheitswesen der Wismut AG wurden die eingehenden Verdachtsmeldungen ent-

Tabelle 9. Bösartige Neubildungen durch chemische Kanzerogene (BK-Nr. 91); Anerkannte Berufskrankheiten auf dem Gebiet der neuen Bundesländer 1982–1990

Gefahrstoff (n)	ICD-Nr.	Art der bösartigen Neubildung (n)	Tätigkeiten (n)
Benzen (45)	204.0, 204.1 204.9, 205.1, 205.8, 205.9 207.0, 207.8 208.0	– Leukämie (32)	– Anwendung von Entfettungs-, Reinigungs- und Extraktionsmitteln (16) – Verwendung von Klebern und Lacken (13)
	203.0, 203.8 202.8	– Plasmozytom (4) – malignes Non-Hodgkin-Lymphom (2)	– Herstellung und Verteilung von Vergaserkraftstoffen einschl. Wartung der Anlagen (6)
	201.9	– Morbus Hodgkin (1)	– Laborarbeiten (4)
	238.4	– Polycythaemia vera (1)	– sonstige (6)
	161.0, 161.9	– sonstige bösartige Neubildungen (5)	
Chromium (24)	162.3, 162.4, 162.9 147.8	– Brochialkarzinom (21) – bösartige Neubildung von von Nasopharynx/Trachea (2)	– Herstellung, Bearbeitung und Beschichtung von Metallen (12) – Maler- und Fußbodenarbeiten (3)
	161.9	– Larynxkarzinom (1)	– Metallschweißen (3) – sonstige (6)
Arsen (21)	162.2–162.5, 162.9	– Brochialkarzinom (20)	– Gewinnung, Aufbereitung und Herstellung von NE-Metallen (14)
	161.8	– Larynxkarzinom (1)	– Pflanzenschutzarbeiten (7)

Aromatische Nitro- und Amino- verbindungen (10)	188.9, 236.7	– Harnblasenkarzinom (9)	– Herstellung einschl. Wartung der Anlagen (5)
	205.1	– chronische myeloische Leukämie (1)	– Verwendung von Farben und Lacken (1)
			– Vulkanisieren (2)
			– sonstige (2)
Aromatische Halogenkohlen- wasserstoffe (7)	162.5, 162.9	– Bronchialkarzinom (5)	– Pflanzenschutzarbeiten (4)
	148.9	– bösartige Neubildung des Hypopharynx (1)	– sonstige (3)
	205.9	– myeloische Leukämie (1)	
Nickel (6)	162.3, 162.9	– Bronchialkarzinom (5)	– Gewinnen und Aufbereiten von Bodenschätzen (5)
	161.8	– Larynxkarzinom (1)	– Oberflächen behandeln und Be- schichten von Metall (1)
Cadmium (1)	162.9	– Bronchialkarzinom (1)	– Oberflächen behandeln und Beschichten von Metall (1)
Sonstige (18)			

Gesamt 132 (ohne Fälle im Uranerzbergbau)

sprechend den jeweils international empfohlenen Grenzen für die Gesamtstrahlenbelastung (zunächst 450 WLM, später 200 WLM) beurteilt und bei Überschreitung unabhängig von den Rauchgewohnheiten zur Anerkennung als Berufskrankheit empfohlen. Allerdings ist mit einer größeren Dunkelziffer bei kurzzeitig Beschäftigten mit extrem hoher Exposition in den Anfangsjahren des Uranerzbergbaus zu rechnen. Die übrigen Lungenkrebse entstanden im sächsischen Bleierzbergbau durch inhalative Aufnahme radioaktiver Stoffe mit nachfolgender Kontamination der Atemwege. Vier Berufskrebse wurden im Gesundheitswesen bei Röntgenstrahlenexposition anerkannt.

Bösartige Neubildungen durch Asbest (BK-Nr. 93)

In den 60er und 70er Jahren hatte in der ehemaligen DDR, wie weltweit, der Umfang der Anwendung von Asbest und asbesthaltigen Materialien in vielen Wirtschaftszweigen bedeutend zugenommen. Die Anzahl der asbestexponierten Beschäftigten war angestiegen und die durch Asbest bedingten Erkrankungen nahmen beträchtlich zu.

Mit 2487 anerkannten Tumorerkrankungen im Zeitraum 1982 bis 1990 nehmen die bösartigen Neubildungen durch Asbest den 1. Rang unter den berufsbedingten Krebserkrankungen mit einer seit Jahren zunehmenden Inzidenz ein. Die häufigste Art der Neubildung ist das Bronchialkarzinom (61,9%), gefolgt vom Mesotheliom (27%) und dem Larynxkarzinom (3,1%) (Tabelle 10). Die Steigerungsrate betrug für den Zeitraum 1982–1989 für das Bronchialkarzinom das 3fache (250 zu 83). Die Zahl der anerkannten Mesotheliome blieb seit 1982 annähernd konstant (1982: 70, 1989: 63).

In einer katamnestischen Untersuchung von Beck et al. [3, 4] wurden die 1633 Mesotheliome (1000 Männer, 633 Frauen) der Jahrgänge 1970 bis 1980 des Nationalen Krebsregisters analysiert. In 54,3% bei den Männern und 19,9% bei den Frauen war eine berufliche Exposition gegenüber Asbest zu sichern. Die Rauchgewohnheiten konnten nicht berücksichtigt werden. Bei Männern (91,4%) und Frauen (73,3%) überwog das Pleuramesotheliom. Peritonealmesotheliome traten bei Frauen 2,4mal häufiger als bei Männern auf. Unter den Tätigkeiten dominierten die Verwendung von asbesthaltigen Isolier- und Dichtungsmaterialien in Chemieanlagen, Heizungen und Industrieöfen und von Talkum mit Asbestanteilen sowie die Bearbeitung von Asbestzementprodukten.

Für die Bestätigung eines asbestinduzierten Bronchialkrebses wurde zunächst das gleichzeitige Vorliegen einer Asbestose gefordert, 1977 diese Position jedoch nicht unumstritten verlassen. Als ätiologisches Indiz galten von diesem Zeitpunkt an der quantitative, im Ausnahmefall qualitative Asbestfaserstaubnachweis in der Luft am Arbeitsplatz. Wenn bei Rauchern die Asbeststaubeinwirkung für sich ausgereicht hätte die Krebserkrankung zu verursachen, wurde auch in diesem Fall die berufliche Ätiologie bestätigt.

Tabelle 10. Bösartige Neubildungen durch Asbest (BK-Nr. 93); Anerkannte Berufskrankheiten im Gebiet der neuen Bundesländer im Zeitraum 1982–1990 (ohne Uranerzbergbau Wismut)

| Art der Neubildung | ICD-Nr. | Fälle absolut nach Art des Gefahrstoffes | | | | | | Gesamt |
		Roh-asbest	Asbest-zement.-beton	Isolier-mat. aus Asbest	Talkum mit Asbest	Asbest-produkte	Asbesthalt. Stäube n.n. bez.	
Brochialkarzinom	162.2–162.9	45	128	168	174	943	234	1692
Pleuramesotheliom	163.0–163.9	18	28	85	95	324	65	615
Peritonealmeso-tehliom	158.8–158.9	4	2	3	14	18	3	44
Perikardmeso-theliom	164.1	–	1	–	–	1	–	2
Larynxkarzinom	161.0–161.9; 235.6	4	6	8	4	35	19	76
Sonstige		–	–	1	2	13	3	19
Gesamt		71	165	265	289	1334	324	2448

Darüber hinaus war die BK-Nr. 93 auch für andere Tumorlokalisationen geöffnet, z.B. das Larynxkarzinom, dessen Anerkennung als Berufskrankheit dem Einzelfall vorbehalten blieb.

Die höchste Anzahl von BK-Anerkennnungen haben für den Zeitraum 1982 bis 1990 die Wirtschaftszweige Chemische Industrie (n = 437), Bauwesen (n = 261), Schwermaschinen- und Anlagenbau (n = 255), Verkehrswesen (n = 194), Kohle und Energie (n = 176).

Die bereits in den 70er Jahren bestehenden Vorschriften zur Asbeststaubbekämpfung und Asbestsubstitution wurden zunehmen verschärft [28]. Nachdem bereits seit 1969 das Verbot des Asbestspritzisolierens und andere Forderungen galten und bis auf Einzelfälle auch durchgesetzt wurden, bestanden seit 1985 folgende strengere Vorschriften:

- Verwendungsverbot von Krokydolith und von Materialien, die diesen Stoff enthalten;
- Verwendungsverbot von Asbest und asbesthaltigen Materialien für Isolierungen gegen Wärmeverluste und als Hitzeschutzunterlagen;
- Verbot der zweckentfremdeten Verwendung asbesthaltiger Materialien (z.B. Feuerschutzmaterialien) ohne Vorliegen der Notwendigkeit;
- Verbot der Verwendung von Winkelschleifern und anderen schnellaufenden handgeführten Bearbeitungsgeräten ohne ausreichende Absaugung zum Bearbeiten von Asbestzement und anderen asbesthaltigen Erzeugnissen.

Durch die Bemühungen zur Substitution und Staubbekämpfung wurde die Zahl der Asbestexponierten laut arbeitshygienischer Berichterstattung von 1982–1989 um mehr als 50% reduziert, die Asbeststaubkonzentration an vielen Arbeitsplätzen gesenkt und der Rohasbestimport wesentlich verringert. Als Hilfsmittel diente der Asbestkatalog [26].

Während bei der Asbestsubstitution in Baumaterialien nur Teilerfolge erzielt werden konnten (z.B. harte Mineralwolleplatten als Ersatz für asbesthaltige Sokalitplatten), gelang diese beispielsweise für Dichtungen und Packungen im Niedertemperaturbereich nahezu vollständig. In den letzten Jahren konnte der Import von asbestfreiem Talkum im wesentlichen gewährleistet werden, in zahlreichen Fällen wurde Talkum substituiert (z.B. durch Mahlkaolin, Kartoffelstärke, Zinkstearat).

Infolge der langen Latenzzeit und der erst seit der 2. Hälfte der 70er Jahre zunehmend strengeren Vorschriften zur Asbeststaubbekämpfung und Asbestsubstitution ist in den nächsten Jahren mit einer weiterhin steigenden Anzahl asbestverursachter Tumoren zu rechnen.

Sonderentscheide (analog § 551, Absatz 2 der RVO)

Berufskrebse, die nach § 2 der BK-Verordnung im Sonderentscheid über die Obergutachtenkommission für BK anerkannt wurden, sind in Tabelle 11 aufgelistet. Es handelt sich vorwiegend um Karzinome der Atemwege, die durch nicht in der BK-Liste explizit angegebene chemische Kanzerogene verursacht wurden.

Tabelle 11. Anerkannte Berufskrebse nach § 2 der BK-Verordnung (Sonderentscheid) 1982 bis 1990, $n = 56$

Diagnosen	BK-Fälle	Gefahrstoffe: BK-Fälle (n)
Bronchialkarzinom	37	Ruß, Teer, Bitumen, Pech (13), PAH (9), aromatische Halogenkohlenwasserstoffe (3), Holzschutzmittel (3), Asbest (2), Dimethylsulfat (2), Räucherrauche (1), Schweißrauche (1), aliphatische Nitrosamine (1), Triazole u. Derivate (1), ionisierende Strahlung (1)
Larynxkarzinom	7	Ruß, Teer, Bitumen, Pech (4), PAH (1), aromatische Halogenkohlenwasserstoffe (1), Gummichemikalien (1)
Karzinom der Nase, Nasennebenhöhlen	6	Hölzer (5), Holzspanplatten (1)
Karzinom des Hypopharynx	2	Teer, Bitumen, Pech (1), aromatische Halogenkohlenwasserstoffe (1)
Harnblasenkarzinom	4	Teer, Bitumen, Pech (2), PAH (2)

Ergebnisse epidemiologischer Studien

Epidemiologische Studien sind für die Quantifizierung des von Gefahrstoffen am Arbeitsplatz ausgehenden Krebsrisikos unabdingbar. Die Anzahl der im Bereich der neuen Bundesländer durchgeführten Studien ist unter Berücksichtigung eines vorhandenen Krebsregisters relativ gering. Gründe dafür liegen nicht nur im hohen Aufwand für eine den methodischen Ansprüchen genügende epidemiologische Studie, sondern auch in technisch-organisatorischen Schwierigkeiten bei der Beschaffung und Auswertung der benötigten Daten. Speziell Fallkontrollstudien standen Schwierigkeiten bei der Genehmigung von Befragungen entgegen. Zudem bedurfte es persönlichen Engagements, die bei staatlichen Stellen und Betriebsleitungen vorhandenen Tendenzen zur Verheimlichung des Krebsrisikos von Substanzen am Arbeitsplatz zu überwinden.

Im folgenden sollen kurz mehrere retrospektive Kohortenstudien und 2 Fallkontrollstudien beschrieben werden, die Grundansprüchen an die Planung und Auswertung genügen. Darüber hinaus wurden verschiede Fallsammlungen mit Hinweisen auf berufliche Krebsrisiken beschrieben und publiziert.

Retrospektive Kohortenstudie zum Lungenkrebsrisiko und zur Mortalität
von Bergleuten im Thüringer Schieferbergbau

Diese umfangreiche Untersuchung wurde unter Leitung des Nationalen Krebsregisters mit Partnern aus der Arbeitsmedizin durchgeführt [16]. Einbezogen sind als Totalerhebung alle männlichen Bergleute (n = 2483), die im Kreis Lobenstein mindestens ein Jahr zwischen 1953 und 1985 tätig waren. Auf der Grundlage der Tätigkeit und vorliegender Meßwerte erfolgte die Bildung von 2 Gruppen mit hoher bzw. geringer Quarzstaubexposition. Das Rauchverhalten konnte nicht berücksichtigt werden. Analysiert wurden die Gesamtmortalität und die Krebshäufigkeit anhand der Totenscheine und des Krebsregisters im Zeitraum 1970–1985. Die statistische Auswertung erfolgte nach der Personenjahrmethode. Bezogen auf die altersspezifische Mortalität der männlichen Gesamtbevökerung hat die Gesamtkohorte der Schieferbergleute keine erhöhte Mortalität insgesamt, darunter an allen Karzinomen und speziell am Lungenkrebs. Auch für die 284 Silikotiker ergab sich kein erhöhtes Krebsrisiko. Bei Arbeitern mit hoher Quarzstaubexposition ist die standardisierte Mortalitätsrate mit SMR = 140 für 16 beobachtete Lungenkrebsfälle erhöht, aber bei einem 95%-Konfidenzintervall von 80–228 nicht signifikant. Da nicht zu erwarten ist, daß im Thüringer Schieferbergbau weniger geraucht wird als im Durchschnitt der ehemaligen DDR, gibt die Studie keinen Hinweis für einen deutlichen Einfluß von Quarzstaubexposition auf die Lungenkrebsinzidenz.

Retrospektive Kohortenstudie zur Karzinomhäufigkeit in Relation zur Asbeststaubexposition bei männlichen Beschäftigten einer Schiffswerft

Mit methodischer Betreuung durch das Zentralinstitut für Arbeitsmedizin realisierte die Betriebsärztin Pilz [18] die Erhebung. Unter den 3267 im Jahre 1968 an der Werft Beschäftigten, die zwischen 1905 und 1940 geboren wurden und nach 1968 in Wismar wohnhaft sind, waren 643 stark asbeststaubexponiert. Als Vergleichskohorten dienten die männlichen Erwachsenen der Stadt Wismar und der ehemaligen DDR. Die Berücksichtigung des Rauchens erfolgte durch eine Fallkontrollstudie innerhalb der Kohorte. Erfaßt wurden alle gemeldeten Lungenkarzinome im Zeitraum 1971 bis 1980. Altersstandardisiert stehen 23 beobachteten Fällen in der stark exponierten Kohorte gegenüber: 5,9 erwartete Fälle für die übrigen Werftarbeiter, 6,4 erwartete Fälle in der Stadt Wismar und 7,23 in der DDR.

Für die Wirkung des Rauchens bei asbeststaubexponierten Werftarbeitern ergibt sich ein Oddsverhältnis von 7,7 und bei nichtexponierten Werftarbeitern von 3,4 bezogen auf einen Nichtraucheranteil von 34% bei den Kontrollen. Damit zeigt sich eine starke Wirkung des Rauchens und eine deutliche Asbestwirkung bei positiver Wechselwirkung. Sehr bemerkenswert ist, daß die Lungenkarzinominzidenz der schwach exponierten übrigen Werftarbeiter nicht über dem Vergleichswert der Stadt Wismar liegt.

Retrospektive Kohortenstudie zur Karzinominzidenz von langzeitig pestizidexponierten Beschäftigen der Landwirtschaft

Von Barthel [1] wurde für 1658 Personen, die beginnend im Zeitraum 1948–1972 mindestens 5 Jahre im Pflanzenschutz tätig waren, die Karzinominzidenz im Zeitraum 1970–1978 auf der Grundlage von Totenscheinen und des Krebsregisters erhoben. Das Rauchverhalten einer Stichprobe aus dieser Kohorte weicht nicht wesentlich von dem einer zufälligen Stichprobe aus der Bevölkerung ab. Infolge der Spezialisierung der Tätigkeiten in der Landwirtschaft der ehemaligen DDR waren die betrachteten Pflanzenschutzwarte und Agronomen langzeitig im Jahr stärker exponiert. Das Spektrum der eingesetzten Fungizide, Insektizide und Herbezide umfaßt viele kanzerogene Substanzen, es war darüber hinaus einer starken zeitlichen Veränderung unterworfen. Unter den 169 beobachteten Karzinomfällen waren 50 Lungentumoren. Bezogen auf die alters- und geschlechtsspezifischen Raten aus der Bevölkerung ergeben sich 27,5 erwartete Fälle und damit eine signifikante Erhöhung der Inzidenz an Bronchialkarzinomen um den Faktor 1,8.

Retrospektive Kohortenstudie zur Karzinominzidenz
bei Schädlingsbekämpfern

In analoger Weise wie bei den Pestizidexponierten ermittelte Barthel 1985 [2] für 1214 Schädlingsbekämpfer, die zwischen 1945 und 1980 mindestens 5 Jahre exponiert waren, die Karzinominzidenz in den Jahren 1972–1982 nach dem Krebsregister. Diese Tätigkeitsgruppe war bei ganzjährigem Pestizidkontakt überwiegend in geschlossenen Räumen ausgesprochen stark gegen Pestiziden mit kanzerogener Potenz wie DDT und HCH exponiert. Altersstandardisiert auf die männliche Bevölkerung zeigt sich eine signifikante Erhöhung der Gesamtmortalität durch Karzinome auf das 1,33fache. Die Erhöhung trat bei vielen Tumorlokalisationen auf, mit 14 beobachteten zu 7,8 erwarteten Fällen absolut am höchsten beim Magenkrebs. Bei multipler Betrachtungsweise kann die angezeigte Signifikanz bei Ösophaguskarzinomen (4 beobachtete zu 0,93 erwarteten Fällen) und Melanomen (2 zu 0,34 Fällen) nicht aufrecht erhalten werden.

Retrospektive Kohortenstudie der Karzinominzidenz
eines Betriebes der Kohleelektrodenherstellung

Für 4836 männliche Produktionsarbeiter, die vor 1976 mindestens einem Jahr in dem Betrieb beschäftigt waren, erfaßte die Betriebsärztin G. Lange [14] die Karzinominzidenz im Zeitraum 1968 bis 1980 nach dem Krebsregister. Die Kohorte wurde in Exponierte gegen Asbest und/oder polycyclische Kohlenwasserstoffe (speziell Teer, Pech und Ruß) und Nichtexponierte eingeteilt. Beim Vergleich der beiden Teilkohorten zeigte sich altersstandardisiert eine um den Faktor 1,7–1,9 erhöhte Inzidenz für Karzinome der Lunge, des Darmtrakts und der Harnblase. Allerdings gab es bei den Nichtexponierten einen wesentlich höheren Anteil Nichtraucher, so daß diese expositionsbezogenen Risikoabschätzungen zu hoch sind.

Retrospektiver Vergleich der Krebsinzidenzen
in 2 Chemiebetrieben mit stark unterschiedlicher Exposition
gegen polyzyklische Kohlenwasserstoffe

Schunk [22] beobachtete eine um den Faktor 3 erhöhte Krebsinzidenz bei einer Kohorte von 76 männlichen Produktionsarbeitern eines kleinen Teerverarbeitungsbetriebes, die massiv gegen polyzyklische Kohlenwasserstoffe (Teer mit hohem Benzpyrenanteil) exponiert waren. Die Vergleichskohorte von 440 männlichen Arbeiten entstammte einem Gummiverarbeitungsbetrieb mit geringer Expositionsintensität gegen polycyclische Kohlenwasserstoffe (Ruß mit geringem Benzpyrenanteil). Das Rauchverhalten wurde kontrolliert, aber keine Altersstandardisierung vorgenommen.

Fallkontrollstudien für Karzinome der Nase und ihrer Nebenhöhlen
in Bezug zur Holzstaubexposition

Für 1788 (von 2311 im Krebsregister erfaßten) Karzinome der Nase und ihrer Nebenhöhlen, die im Zeitraum 1958 bis 1979 auftraten, wurde von Gibel et al. [9] für die Nordbezirke und Scheidt et al. [19] für die Südbezirke die Berufsanamnese erfaßt. Der Anteil der in der Holzindustrie tätigen Fälle wurde zum Anteil der Beschäftigten der Holzindustrie laut Stichtagserfassung der Volkszählung in Beziehung gesetzt. Berücksichtigt man Fluktuation und Altersgang so ergibt sich nach Möhner [17] ein etwa um den Faktor 1,7 erhöhtes Risiko für die holzstaubexponierten Erwerbstätigen. Die unbereinigten Werte lagen bei 4,8 (Gibel et al.) und 3,6 (Scheidt et al.).

Fallkontrollstudie zur Abhängigkeit von Basaliomen
vom ausgeübten Beruf

Ziegler et al. [25] erfaßten die Berufsanamnese von 300 Basaliompatienten (unter 75 Jahre alt) der Leipziger Hautklinik der Jahre 1982–1984 und von einer Kontrollgruppe mit gleicher Alters- und Geschlechtsverteilung aus der gleichen Region. Unter den Basaliompatienten fanden sich 14 Kürschner und Rohfellverarbeiter, in der Kontrollgruppe keine Beschäftigten dieser Tätigkeitsgruppe. Auch nach dem Anteil dieser Tätigkeitsgruppe in der Gesamtpopulation der Erwerbstätigen des Bezirkes Leipzig ist maximal 1 Fall gegenüber 14 beobachteten zu erwarten, der Unterschied ist hochsignifikant. Im Rauchverhalten unterscheiden sich Fälle und Kontrollen nicht. Wegen dieses hohen relativen Risikos befürworten die Autoren sogar die Anerkennung von Basaliomen und Plattenepithelkarzinomen bei Kürschnern und Rohfellbearbeitern mit mehrjähriger Tätigkeit als Berufskrankheit. Bei diesen Tätigkeiten bestehen viele Kontaktmöglichkeiten zu Kanzerogenen wie chlorierte Kohlenwasserstoffe, Arsen und Chromverbindungen.

*Lungenkrebsrisiko durch radoninduzierte ionisierende Strahlung
im erzgebirgischen Bergbau*

Vor 1989 war die Durchführung epidemiologischer Studien im Uranerzbergbau der Wismut nicht möglich. Jetzt stehen 2 Studien kurz vor ihrem Abschluß:

- retrospektive Kohortenstudie zum Lungenkrebsrisiko bei Beschäftigten zweier Fluß- und Schwerspatgruben mit hoher bzw. geringer Strahlenbelastung (S. Hähnel, D. Arndt);
- Pilotstudie (Fallkontrollstudie) zum erhöhten Lungenkrebsrisiko bei männlichen Bürgern des Kreises Aue (W. H. Mehnert; D. Laußmann; D. Arndt).

Beide Studien zeigen deutlich den hohen Stellenwert einer massiven beruflichen Radonexposition bei der Entstehung des Lungenkrebses.

Zusammenfassende Einschätzung

Bei diesen Studien bemühten sich die Autoren, die in der internationalen und nationalen Literatur beschriebenen Vorgaben zur Planung und Auswertung zu realisieren. Es wurde i. allg. großer Wert auf die vollständige Erfassung der Kohorten gelegt, auch aus der Exposition ausgeschiedene Erwerbstätige wurden einbezogen, so daß Selektionseffekte begrenzt sind. Das Alter wurde bei retrospektiven Kohortenstudien (mit Ausnahme von [22]) durch Standardisierung berücksichtigt. Der Störfaktor Rauchen konnte meist kontrolliert, nicht aber für alle Kohortenmitglieder erfaßt werden. Die Expositionsbewertung wurde nur relativ grob vorgenommen, so daß keine Dosis-Wirkungs-Beziehungen ableitbar waren.

Die Studien lassen erkennen, welche bislang viel zu wenig genutzten Möglichkeiten das vorhandene Krebsregister für eine Identifikation und Abschätzung von berufsbezogenen Krebsrisiken bietet, zumal sich die rechentechnische Situation stark verbessert hat. Entscheidend für eine präzise Risikoabschätzung ist neben der Erfassung von Confoundern und Effektmodifikatoren die saubere Abgrenzung von Expositionskohorten, die möglichst nach der Intensität abgestuft sind. Darüber hinaus verspricht auch eine exploratorische Suche nach Auffälligkeiten wertvolle Pilotinformationen. Grundlagen für die Nutzung des Krebs- und Mortalitätsregisters für die arbeitsmedizinische Epidemiologie werden im Rahmen des Forschungsprogramms „Arbeit und Technik" geschaffen. Dabei wird dem Datenschutz besondere Aufmerksamkeit gewidmet.

Literatur

1. Barthel E (1981) Krebsrisiko bei Pestizid-Exponierten der Landwirtschaft. Arch Geschwulstforsch 51:579–585
2. Barthel E (1985) Erhöhte Mortalität an Ösophaguskrebs, Magenkrebs und Hautmelanom bei pestizid-exponierten Schädlingsbekämpfern in der DDR. Arch Geschwulstforsch 55:481–488

3. Beck B, Staneczek W (1987) Epidemiologie und Ursachen des Mesothelioms in der DDR. Z Klin Med 42:1509–1512

4. Beck B, Konetzke GW, Ludwig W et al (1982) Malignat pericardial mesotheliomas and asbestos exposure: a case report. Am J Ind Med 3:149–152

5. Bittersohl G (1971) Epidemiologische Untersuchungen über Krebserkrankungen in der chemischen Industrie. Arch Geschwulstforsch 38:198–209

6. Boewer C (1986) Zur kanzerogenen Wirkung langjähriger Benzenexposition. Folia Hämatol 113:615–632

7. Butz M (1990) Beruflich verursachte Krebserkrankungen, 3. Aufl Berufsgenossen-schaften, Sankt Augustin

8. Ebert R (1986) Stellung, Aufgaben und Möglichkeiten der Arbeitshygieneinspektionen bei der Bewertung der beruflichen Belastung – dargestellt an einem Register für Ar-beitsplätze und Exponierte mit beruflicher Belastung durch Kanzerogene, Martin-Lu-ther-Univ. Halle Wittenberg, Med Fakultät, Diss B

9. Gibel W, Nischan P, Staneczek W (1985) Zur Frage eines Berufskrebses bei Karzino-men der Nase und ihrer Nebenhöhlen bei Holzstaubexponierten. Arch Geschwulst-forsch 55:279–284

10. Konetzke GW et al (1984) Krebserzeugende Faktoren in der Arbeitsumwelt: Volk und Gesundheit Berlin, 1. Aufl 1980, 2. Aufl 1984 (nicht ausgelierfert)

11. Konetzke GW (1983) Hinweise zur Ermittlung von berufsbedingten Expositionen ge-genüber krebserzeugenden Faktoren in der Arbeitsumwelt. Z Ärztl Fortbild 77:867–869

12. Konetzke GW, Rebohle E, Heuchert G (1984) Berufskrankheiten. Volk und Gesund-heit, Berlin

13. Konetzke GW (1985) Kriterien und Hinweise zur Anerkennung von bösartigen Tumo-ren als Berufskrankheit. Z Ärztl Forbild 79:89–90

14. Lange G (1987) Über das Krebsrisiko in einem Betrieb der Kohleelektrodenherstellung. Dissertation A, Akademie Ärztl Fortb, Berlin

15. Mehnert WH, Staneczek W, Tanneberger S (1985) Neubildungen. Gesundheitswes DDR 21:61–86

16. Mehnert WH et al (1990) A mortality study of a cohort of slate quarry workers in the German Democratic Republic. In: Simonato L et al (eds) Occupational exposure to silicia and cancer risk. IARC, Lyon

17. Möhner M (1988) Zur Analyse des Auftretens von Karzinomen der Nase und ihrer Ne-benhöhlen bei Holzstaubexponierten. Arch Geschwulstforsch 58:67–68

18. Pilz IM (1986) Retrospektive Untersuchungen zur Asbestexposition bei Werftarbeitern mit bösartigen Neubildungen von Bronchus und Lunge. Dissertation A. Akad Ärztl Fortb, Berlin

19. Scheidt R, Ehrhardt HP, Bartsch R (1987) Gehäuftes Auftreten von bösartigen Tumo-ren im Bereich der Nase und ihrer Nebenhöhlen bei Beschäftigten der Holzindustrie und anderen Industriezweigen. Arch Geschwulstforsch 57:393–399

20. Schüttmann T, Jänisch W (1981) Chemische Verbindungen und Krebsrisiko. Arch Ge-schwulstforsch 51:561–566

21. Schüttmann W (1982) Ionisierende Strahlung von Bronchialkarzinom. Z Erkrank At-mungsorg 159:3–15

22. Schunk W (1979) Zur Frage der Beziehung zwischen der Exposition gegenüber poly-cyclischen Kohlenwasserstoffen und der Häufigkeit von Krebserkrankungen in zwei Chemiebetrieben Thüringens. Z Ärztl Fortbild 7:84–88

23. Sturm W (1982) Beitrag zur Bedeutung des Asbestes für die Epidemiologie des Bron-chialkarzinoms. Z Erkrank Atmungsorg 159:16–23

24. Teichmann B, Schramm T, Teichmann M (1970) Substanzen mit kanzerogener Wir-kung. 3. Ausg Zentralinstitut für Krebsforschung, Berlin

25. Ziegler V et al (1989) Berufsbedingte Hauttumoren in der DDR. Dermatol Monatsschr 175:76–81

26. Asbestkatalog (1981) Asbesthaltige Produkte und Substitutionsmöglichkeiten. Arbeitshygieneinspektion Schwering. (Hrsg) 2. überarb Aufl, Schwerin
27. Merkblatt zur Verhütung von Berufskrankheiten durch Asbeststaub (1985) Hrsg: Zentralinstitut für Arbeitsmedizin, 4. Aufl, Berlin
28. Autorenkollektiv: Arbeitshygienische Normen und MAK-Werte, 1. Aufl 1969, 7. Aufl 1989. Tribüne, Berlin
29. Zweite Durchführungsbestimmung zur Verordnung über die Verhütung, Meldung und Begutachtung von Berufskrankheiten – Arbeitsmedizinische Tauglichkeits- und Überwachungsuntersuchungen – vom 25. August 1981, Gbl I Nr 28 S 337
30. Dritte Durchführungsbestimmung zur Verordnung über die Verhütung, Meldung und Begutachtung von Berufskrankheiten – Änderung der Anlage zur Zweiten Durchführungsbestimmung „Kategorien und Zeitabstände der Wiederholungsuntersuchungen" – vom 13. Oktober 1988, Gbl I 1989 Nr 2 S 17
31. Arbeitsmedizinische Tauglichkeits- und Überwachungsuntersuchungen – Rechtsvorschriften und Arbeitshygienische Komplexanalyse – Rechtsvorschriften und Arbeitsmedizinische Untersuchungsmethoden – Ministerium für Gesundheitswesen, Berlin 1988
32. Vierte Durchführungsbestimmung zur Verordnung über die Verhütung, Meldung und Begutachtung von Berufskrankheiten – Lungenkrankeiten durch Stäube – vom 13. Oktober 1988, Gbl I 1989 Nr 2 S 19

Die individuelle Prävention –
Aufgabe und Perspektiven
der klinischen Arbeitsmedizin, Toxikologie
und Gefahrstoffanalytik

Krebsrisiken am Arbeitsplatz:
Zur Situation der klinischen Arbeitsmedizin

H.-J. Woitowitz

Einführung

Die Schwerpunktförderung zu speziellen Fragen der Krebsrisiken am Arbeitsplatz
neigt sich dem Ende zu. Erklärtes Ziel war es, auf 4 Wegen einen wissenschaftlichen Beitrag zur Verringerung der Krebsgefährdung weiter Teile der arbeitenden
Bevölkerung zu leisten (Tabelle 1).

Tabelle 1. Zielsetzung des BMA/BMFT-Förderprogrammes „Krebsrisiken
am Arbeitsplatz" 1985–90

BMA/BMFT-Förderprogramm 1985–90: „Krebsrisiken am Arbeitsplatz"

Zielsetzung:
  I.   Erkennen, Beheben, Vermeiden der Risiken.
  II. Entwicklung diesbezüglich praktikabler Methoden.
  III. Evaluierung der B-Stoffproblematik.
  IV. Evaluierung von Ersatzstoff- und Verfahrenstechniken zur Risiko-
       minimierung.

Fortschritte von wesentlicher Bedeutung konnten zweifellos erzielt werden.
Vieles bleibt jedoch noch zu tun. Aus der Sicht der klinischen Arbeitsmedizin
stellen sich die gegenwärtige Situation und die zukünftigen Aufgaben wie folgt
dar.

Situation der arbeitsmedizinischen Onkologie

Leben und Gesundheit weiter Teile der arbeitenden Bevölkerung sind auch gegenwärtig durch krebserzeugende Gefahrstoffe der Arbeitswelt in vielfältiger
Weise bedroht. Die weitreichende Bedeutung und dringende Notwendigkeit einer
zukünftigen Schwerpunktförderung läßt sich aus folgender Situationsanalyse der
arbeitsmedizinischen Onkologie begründen. Der herausragende Erkenntniszuwachs der experimentellen Krebsforschung hat es in den letzten 20 Jahren ermöglicht, zahlreiche krebserzeugende Prinzipien als

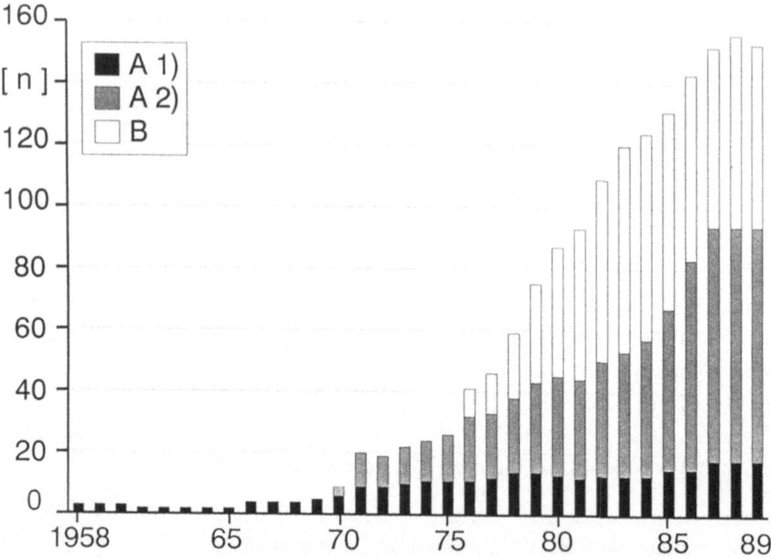

Abb. 1. Einstufung krebserzeugender Gefahrstoffe durch die Senatskommission der Deutschen Forschungsgemeinschaft zur Prüfung gesundheitsschädlicher Arbeitsstoffe. *A1)* Stoffe, die beim Menschen erfahrungsgemäß bösartige Geschwülste zu verursachen vermögen; *A2)* Stoffe, die sich im Tierversuch unter vergleichbaren Bedingungen der möglichen Exponierung des Menschen am Arbeitsplatz als eindeutig krebserzeugend erwiesen haben; *B)* Stoffe mit begründetem Verdacht auf krebserzeugendes Potential

- im Tierversuch eindeutig krebserzeugend und zwar unter Bedingungen, die der möglichen Exponierung des Menschen am Arbeitsplatz vergleichbar sind (A 2-Stoffe), bzw.
- als Stoffe mit begründetem Verdacht auf krebserzeugendes Potential (B-Stoffe)

zu identifizieren und einzustufen [10] (Abb. 1).

Die Dynamik im Erkenntniszuwachs hinsichtlich der A 2- und B-Stoffe darf andererseits nicht übersehen lassen, daß das Wissen um die Zahl der eindeutig für den Menschen als krebserzeugend ausgewiesenen Arbeitsstoffe (A 1-Stoffe) eher stagniert. Die Gründe hierfür können an dieser Stelle nicht im einzelnen untersucht werden. Es steht jedoch außer Zweifel, daß in unserer industriellen und handwerklichen Lebenswirklichkeit eine beträchtliche Anzahl bestimmter Personengruppen durch ihre Arbeit den besonderen Einwirkungen der krebserzeugenden A 2- und krebsverdächtigen B-Stoffe in erheblich höherem Grade als die übrige Bevölkerung ausgesetzt sind (vgl. § 552 Abs. 1 und 2 RVO). Hier bleibt für die arbeitsmedizinisch-epidemiologische Onkologie ein Aufgabenfeld höchster Priorität zu bearbeiten.

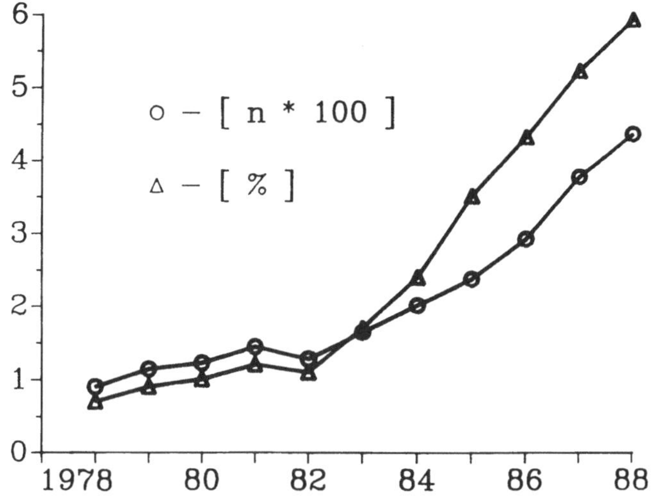

Abb. 2. Annerkannte Berufserkrankungen in der Bundesrepublik Deutschland 1978–88 (n · 100) sowie ihr Verhältnis zu den insgesamt bestätigten Berufskrankheiten (%)

Zunehmende Bedeutung der Berufskrebsproblematik

Die dringende Notwendigkeit einer derartigen Schwerpunktförderung läßt sich aus den bisherigen Erfahrungen mit der Umsetzung arbeitsmedizinisch-onkologischer Erkenntnisse in die Praxis ableiten. Staat, Gesellschaft, Öffentlichkeit und die Sozialpartner stehen vor der Tatsache eines seit gut 10 Jahren stetig steigenden Trends jährlich anerkannter Berufserkrankungen. In der Zeit von 1978–1988 hat sich ihre Zahl von n = 90 auf n = 434 nahezu verfünffacht (Abb. 2).

Besorgnis erregt darüber hinaus der Trend im relativen Verhältnis zwischen den anerkannten Berufskrebserkrankungen und den insgesamt jährlich bestätigten Berufskrankheiten [5, 6]. Dieser Prozentanteil nahm von 0,7% 1978 auf 5,9% im Jahre 1988, d.h. überproportional um mehr als das achtfache zu (vgl. Abb. 2).

Asbestfaserstaub als zentrales Lehrstück
für die arbeitsmedizinische Onkologie

Die Aufschlüsselung der anerkannten Berufskrebserkrankungen nach den ursächlich wirksamen krebserzeugenden Prinzipien ergibt für die Jahre 1987–88 folgendes Bild [6] (Tabelle 2).

Mit weitem Abstand (73,5%) führen derzeit die in der Regel tödlichen Erkrankungen an durch Asbestfaserstaub verursachtem diffusen malignen Mesotheliom und Lungenkrebs das Berufskrebsgeschehen unseres Landes an. Bedenken erweckt in diesem Zusammenhang besonders die Dynamik des jährlichen Anstieges

Tabelle 2. Aufschlüsselung der 1987–88 anerkannten $n = 809$ Erkrankungsfälle an Berufskrebs nach den ursächlich wirksamen krebserzeugenden Prinzipien. (Nach Butz [6])

Krebserzeugende Prinzipien	n	%
Asbestfaserstaub	595	(73,5)
Arylamine	64	(7,9)
Eichen-, Buchenholzstaub	34	(4,2)
PAH	30	(3,7)
Chromate	22	(2,7)
Benzol	17	(2,1)
Ionisierende Strahlen	16	(2,0)
Arsen, -verbindungen	12	(1,5)
Silikotische Schwiele	10	(1,2)
Halogenkohlenwasserstoffe	7	(0,9)
Nickel, -verbindungen	2	(0,2)
Gesamt	809	(100,0)

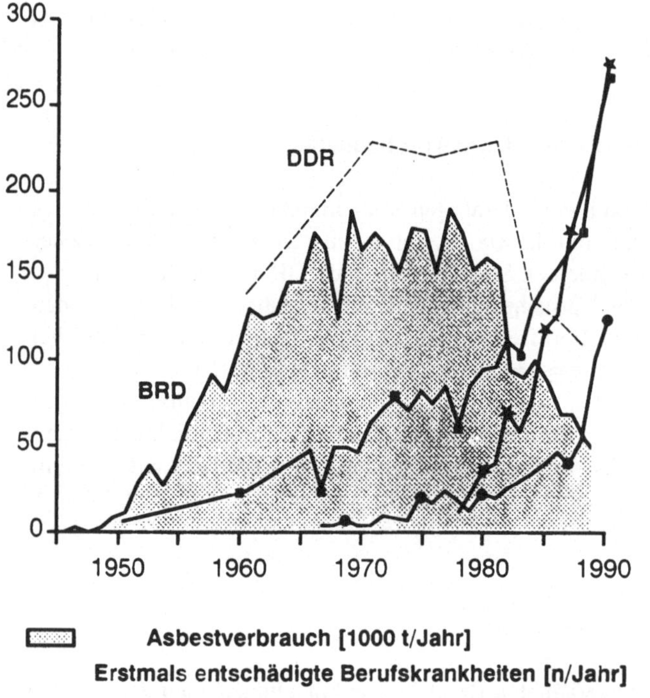

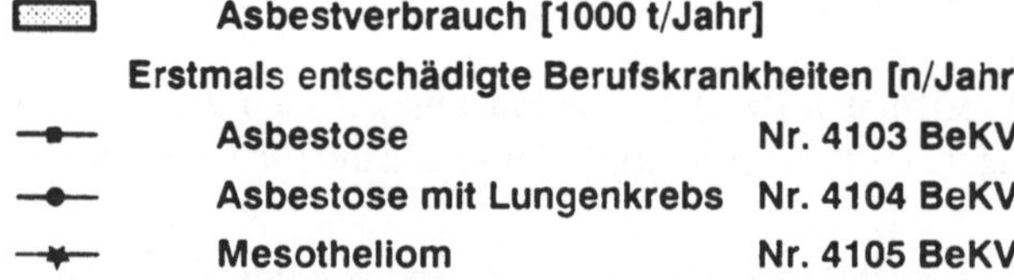

Abb. 3. Asbestverbrauch und erstmals in der Bundesrepublik Deutschland als Berufskrankheit entschädigte, Asbestfaserstaub-verursachte Erkrankungen bzw. Todesfälle bis 1989. Additiv eingetragen wurden die Asbestverbrauchszahlen der ehemaligen DDR

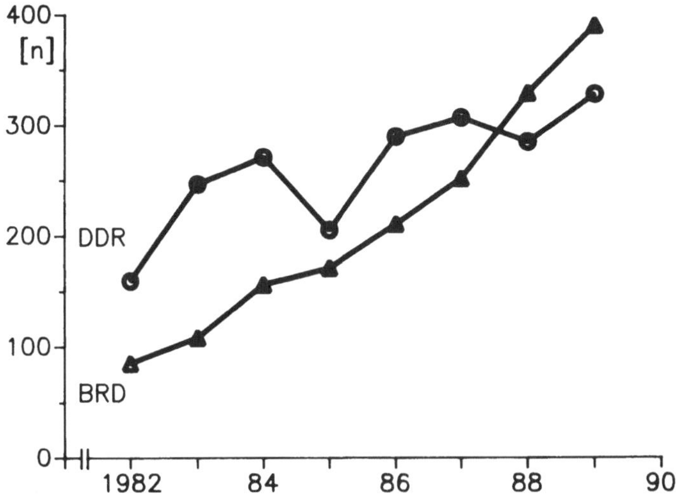

Abb. 4. In den alten (BRD) und neuen Ländern (DDR) der Bundesrepublik Deutschland 1982–89 erstmals entschädigte, durch Asbestfaserstaub verursachte Berufserkrankungen. Das im Verhältnis zu den Bevölkerungszahlen überproportionale Ausmaß der Berufskrebsproblematik in der ehemaligen DDR bzw. ein in der Vergangenheit in der Bundesrepublik unterschätztes Ausmaß wird deutlich erkennbar

beider zuvorgenannten, nun erstmals entschädigten Berufskrebserkrankungen [23] (Abb. 3).

Die additiv eingetragenen jährlichen Asbestverbrauchszahlen der ehemaligen DDR lassen es erwarten, daß mindestens für die folgenden 2 Jahrzehnte mit weiterhin steigenden Erkrankungshäufigkeiten gerechnet werden muß. So zeigen etwa die Erkrankungszahlen der als durch Asbestfaserstaub verursachten und als Berufskrebs entschädigten Tumoren in den alten und neuen Bundesländern der Bundesrepublik Deutschland für die Jahre seit 1982 folgende Entwicklung [25] (Abb. 4).

Inwieweit es sich in der ehemaligen DDR um ein – im Verhältnis zu den Bevölkerungszahlen – überproportionales bzw. um ein in der Vergangenheit in der Bundesrepublik unterschätztes Ausmaß der Asbestfaserstaub-verursachten Berufskrebsproblematik handelt, kann an dieser Stelle nicht näher untersucht werden.

Dreißigjahresregel der Latenzzeit

Die historische Entwicklung des Arbeitsschutzes wurde seit der Bismarckzeit geprägt durch ein Ursache-Wirkungs-Verständnis vom Typ des schlagartig eintretenden Arbeitsunfalles (Abb. 5).

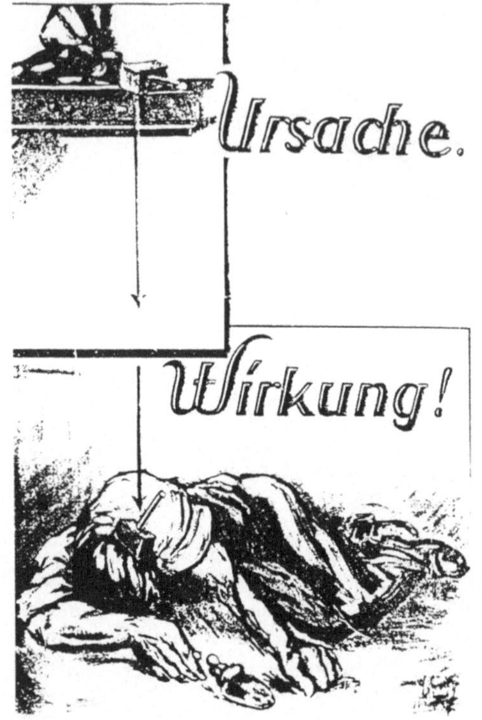

Abb. 5. Historisch gewachsenes Verständnis über die Zusammenhänge zwischen der in Sekundenbruchteilen „schlagartig" schädigenden Einwirkungsdauer eines typischen Arbeitsunfalles (Aufschlag des Hammers) mit der in Sekundenbruchteilen folgenden Latenzzeit bis zur eingetretenen Wirkung (Schädelbruch)

Die Zeitdeterminanten sowohl der

– schädigenden Einwirkungsdauer (hier: Aufschlag des Hammers) als auch der
– Latenzzeit bis zur daraus folgenden Wirkung (hier: Diagnose „Schädelbruch")

bemessen sich beim typischen Arbeitsunfall jeweils nach Sekundenbruchteilen.

Nicht voll in das Bewußtsein der Experten der Arbeitssicherheit gedrungen ist der krasse Gegensatz der Zeitdeterminanten bei Berufskrebserkrankungen als dem Prototyp der industriellen Latenzschäden [24]. Diese Zeitabläufe können am derzeit häufigsten Typus einer Berufskrebserkrankung, dem diffusen, malignen „Asbest-verursachten Mesotheliom des Rippenfells" (Nr. 4105 BeKV) verdeutlicht werden (Abb. 6).

Die Dreißigjahresregel der Latenzzeit ergibt sich aus der Beobachtung, daß im Median (= 50%-Wert) der Summenhäufigkeitsverteilung, die Diagnose erst 32 Jahre nach Beginn der Asbestfaserstaubeinwirkung am Arbeitsplatz eintrat mit Extremwerten zwischen 10 und 60 Jahren. Norpoth hat für weitere, wichtige Lokalisationen von Berufskrebserkrankungen vergleichbare Latenzzeiten nachgewiesen [13]. Im Gegensatz zur nach Sekundenbruchteilen messenden Dauer der schädigenden Einwirkung beim schlagartig ablaufenden Arbeitsunfall liegt der Medianwert für die Dauer der schädigenden Einwirkung von Asbestfaserstaub am Arbeitsplatz für n = 166 Arbeitnehmer mit tödlichem Pleuramesotheliom bei ca.

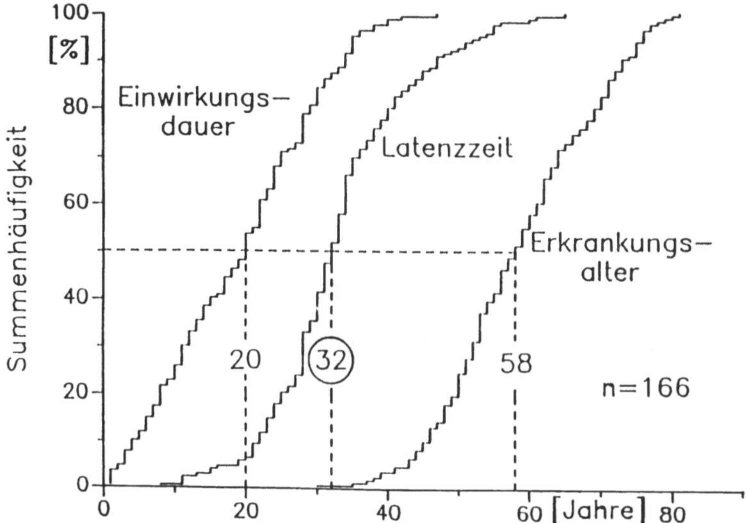

Abb. 6. Die „Dreißigjahresregel" der Latenzzeit für Berufskrebserkrankungen an asbest-verursachtem Pleuramesotheliom (vgl. Nr. 4105 BeKV) ergibt sich aus der Beobachtung, daß im Median (= 50%-Wert) der Summenhäufigkeitsverteilung der Tod 32 Jahre nach Beginn der Asbestfaserstaubgefährdung am Arbeitsplatz eintrat. Die Lebensspanne ab Diagnose beträgt etwa 0,5–2 Jahre. Ebenfalls angegeben finden sich die Medianwerte der Gefährdungsdauer am Arbeitsplatz (20 Jahre) sowie des Erkrankungsalters von 58 Jahren bei 166 Patienten einer auf Berufserkrankungen spezialisierten arbeits- und sozialmedizinischen Universitäts-Poliklinik. Die minimalen und maximalen (Extrem-) Werte der Latenzzeit, Gefährdungsdauer und des Erkrankungsalters ergeben sich aus den jeweiligen Enden der 3 Verteilungskurven

20 Jahren. Die Extremwerte der Einwirkungsdauer liegen zwischen wenigen Wochen und mehr als 40 Jahren. Die sich aus den Zeitdeterminanten der Einwirkungsdauer und insbesondere der jahrzehntelangen Lantenzzeit für den sozialrechtlich geforderten Beweis der doppelten Kausalität bei Berufskrebserkrankungen ergebenden Beweisnotstände liegen auf der Hand. Sie spiegeln sich in den hohen Ablehnungsquoten für Versicherte bzw. ihre Hinterbliebenen mit begründetem Verdacht auf eine Berufskrebserkrankung wieder [22, 25].

Art und Ausmaß der Anwenderproblematik

Wesentliche neue Erkenntnisse der arbeitsmedizinischen Onkologie betreffenden Art und Ausmaß der Krebsrisiken an Arbeitsplätzen handwerklich Beschäftigter. Meist handelt es sich um die Anwendung industriell hergestellter Produkte, die lediglich stundenweise verarbeitet werden und krebserzeugende Gefahrstoffe als oftmals nicht deklarierte Bestandteile enthalten. In früheren Jahrzehnten betraf das Berufskrebsproblem demgegenüber weit überwiegend Beschäftigte in der indu-

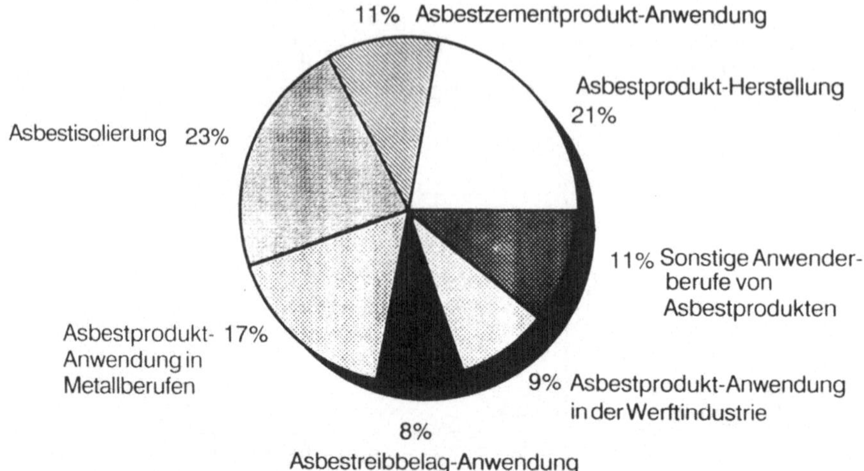

Abb. 7. Aufteilung der Asbestfaserstaubeinwirkung am Arbeitsplatz nach Branchen bei
$n = 166$ Erkrankten mit diffusem, malignen Mesotheliom der Pleura anhand des Kranken-
gutes einer auf Berufskrankheiten und speziell Berufskrebserkrankungen ausgerichteten
Universitätspoliklinik. Etwa 80% der Erkrankten sind Angehörige meist qualifizierter
Handwerksberufe, die lediglich stundenweise asbesthaltige Produkte angewendet hatten

striellen Herstellung von krebserzeugenden Gefahrstoffen bzw. von derartige Bestandteile enthaltenden Produkten [8].

Wiederum am Beispiel des diffusen, malignen Pleuramesothelioms läßt es sich
zeigen, daß im Krankengut einer auf Berufskrankheiten und speziell Berufskrebserkrankungen ausgerichteten Universitätspoliklinik lediglich ca. ein Fünftel
($35:165 = 21\%$) der Erkrankten in der eigentlichen, aus Rohasbest Asbestprodukte
herstellenden Industrie tätig waren. Bei vier Fünfteln der Patienten mit diffusem
malignem Pleuramesotheliom mußte die schädigende Einwirkung auf die Anwendung asbesthaltiger Produkte – meist in qualifizierten Handwerksberufen – zurückgeführt werden (Abb. 7).

Das Spektrum der primär nicht als Angehörige der eigentlichen Asbestindu-
strie zu betrachtenden Berufsgruppen mit Erkrankungen an diffusem, malignen
Mesotheliom (DMM) ist außerordentlich breit. Dies gilt einmal nach berufsgenos-
senschaftlichen Erfahrungen [4]. Aber auch für unsere, im Rahmen der BMFT-ge-
förderten, laufenden, multizentrischen und multidisziplinären Untersuchungen zur
Analyse von Risiko- und Einflußfaktoren des diffusen malignen Mesothelioms der
Pleura (Kurztitel: DMM-Studie; Förderkennzeichen 01 HK 076 A/640) erhobenen
Daten trifft diese Feststellung zu [18, 20] (Tabelle 3).

Hiernach finden sich die höchsten relativen Risiken, an asbestfaserstaubverur-
sachtem, diffusem, malignen Mesotheliom der Pleura zu sterben, in den Berufsgruppen der Maschinenschlosser, Bauschlosser, Schweißer und Tischler. Pethran

Tabelle 3. Mesotheliominzidenz in 24 ausgewählten Berufsgruppen nach berufsgenossenschaftlichen Erfahrungen an $n = 226$ Verstorbenen 1978–1983 und Odds ratio's für die relativen Risiken anhand von 284 Erkrankungsfällen dieser Berufsgruppen aus der laufenden, BMFT-geförderten DMM-Studie (vgl. Text) im Fallkontrollansatz. Die höchsten relativen Risiken, am Mesotheliom zu sterben, finden sich u.a. für die Berufsgruppen der Maschinenschlosser, Bauschlosser, Schweißer, Tischler und Gummiverarbeiter

24 ausgewählte Berufe	Butz 1986 Mesotheliome		DMM-[a] Mesoth.	Kontr.	Odds
	n	N[b]	n	n	ratio
Kunststoffverarbeiter	0	0,0	2	2	0,65
Kfz-Mechaniker	1	0,0	2	4	0,32
Kfz-Fahrer	1	0,0	13	13	0,63
Geschäftsführer	1	0,0	5	5	0,64
Bürofachleute	5	0,0	22	31	0,41
Maurer	4	0,1	3	7	0,27
Bauhilfsarbeiter	2	0,1	2	1	1,30
Hilfsarbeiter	1	0,1	0	1	0
Lagerarbeiter	2	0,1	5	5	0,64
Gummiverarbeiter	1	0,2	4	0	» 1
Reparaturschlosser	5	0,3	4	6	0,42
Elektromonteur	10	0,3	9	4	1,47
Tischler	10	0,4	11	3	2,43
Näher	2	0,4	0	0	–
Maschinenschlosser	17	0,6	13	2	4,37
Chemiearbeiter	13	0,7	2	0	» 1
Dachdecker	3	0,7	1	1	0,65
Schweißer	8	0,8	5	1	3,28
Schlosser u. Bauschlosser	13	0,8	5	1	3,28
Weber	3	1,0	0	0	–
Formsteinhersteller	3	1,1	0	0	
Spinner	10	3,2	0	0	–
Isolierer	10	3,7	2	0	» 1
Mineralaufbereiter	9	7,7	0	0	–
Sonstige	92		174	97	1,42
Gesamt	226		284	184	

[a] Längste Beschäftigung, deren Beginn ≥ 20 Jahre zurück liegt.
[b] Mesotheliome je 10.000 Beschäftigte zwischen 1978 und 1983

hat kürzlich entsprechende Forschungsresultate u.a. aus der DMM-Studie mitgeteilt [15].

„Man monitoring" krebsverdächtiger B-Stoffe

Moderne Analytik der klinischen Arbeitsmedizin erlaubt es heute, im menschlichen Lungengewebe retinierte Einzelfasern der verschiedensten umweltrelevanten Minerale anhand ihrer Elementzusammensetzung und Kristallgitterstruktur zu

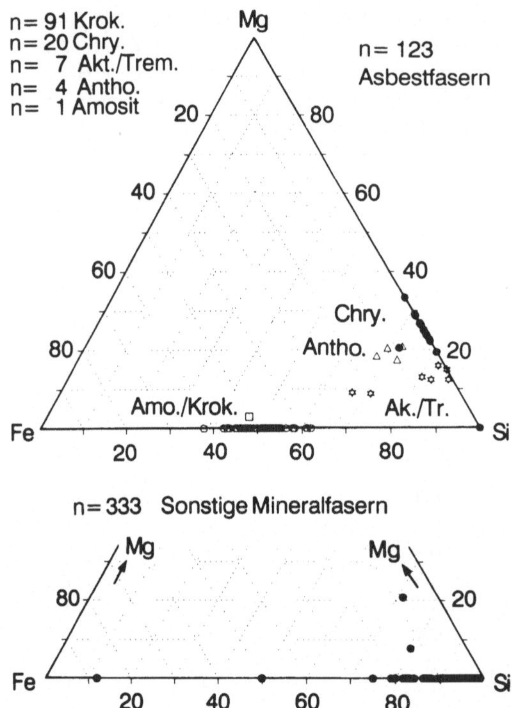

Abb. 8. Ergebnisse der ARTEM-Analyse an Mineralfasern aus dem Lungengewebe von 9 Mesotheliompatienten der BMFT-geförderten DMM-Studie (s. Text). Aufgrund der quantitativen Elementanalyse werden die qualitativ als Asbeste (oben) oder sonstige Mineralfasern *(unten)* klassierten Fasern in GIBBS-Diagramme eingezeichnet. Dargestellt sind die in ihrer Summe auf 100% normierten Intensitäten der Elemente Fe, Si und Mg. Hierbei wird die Peakintensität aus der Impulszahl von jeweils 10 zentralen Kanälen bei Abzug des Untergrundes ermittelt. *Krok.* Krokydolith, *Chry.* Chrysotil, *Akt./Trem.* Aktinolith/Tremolit, *Antho.* Anthophyllit

identifizieren und zu klassieren. Dies soll anhand von Untersuchungen an Lungengewebe von Patienten mit Pleuramesotheliom aus der genannten DMM-Studie beispielhaft aufgezeigt werden. Als Methode der Wahl wurde die analytische Rastertransmissionselektronenmikroskopie (ARTEM) angewandt. Anhand der quantitativen Elementanalyse lassen sich die qualitativ als eine der 5 Asbestarten klassierten n = 123 Fasern von 9 Mesotheliompatienten ebenso wie weitere n = 333 sonstige Mineralfasern nach ihren als Summe auf 100% normierten Intensitäten der Elemente Eisen (Fe), Silizium (Si) und Magnesium (Mg) in GIBBS-Diagramme einzeichnen und topographisch differenzieren (Abb. 8).

Bekanntlich sind künstliche Mineralfasern seit Jahren als B-Stoffe geführt. Eine Überprüfung und Verschärfung der Einstufung insbesondere von als Asbestersatzfasern eingesetzten Mineralfasern wird gegenwärtig vorbereitet [10, 16].

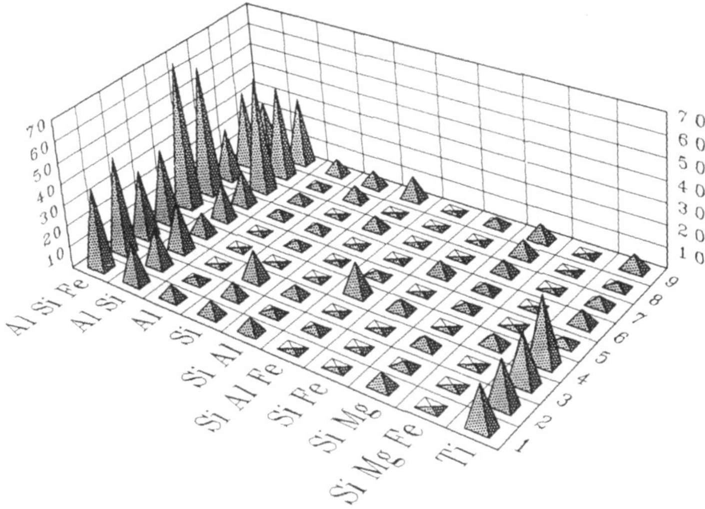

Abb. 9. Ergebnisse der ARTEM-Analyse an 290 von $n = 333$ sonstigen Mineralfasern aus dem Lungengewebe von 9 Mesotheliompatienten der BMFT-geförderten DMM-Studie (vgl. Legende zu Abb. 8 und Text) mit den dargestellten 10 Elementkombinationen

Abbildung 8 zeigt, daß es methodisch grundsätzlich gelingt, im Rahmen des man monitoring die gesichert sehr stark krebserzeugenden Asbestfasern von sonstigen Mineralfasern zu differenzieren. Dabei lassen sich z.T. deutliche Unterschiede in der Elementzusammensetzung der sonstigen Mineralfasern aller Längen im Lungengewebe von an Pleuramesotheliom verstorbenen Arbeitnehmern diagnostizieren (Abb. 9).

Besondere Berufskrebsmanifestation am Atemorgan

Die Senatskommission der Deutschen Forschungsgemeinschaft zur Prüfung gesundheitsschädlicher Arbeitsstoffe hat nach Kriterien der klinischen Arbeitsmedizin als Staub- oder Rauchpartikel einatembare Gefahrstoffe gemäß ihrer bevorzugten Deposition im Atemtrakt unterteilt in die Fraktionen des

- Nasen-Rachen-Kehlkopfstaubs,
- Tracheobronchialstaubs sowie
- Alveolarstaubs [10].

Unter Berücksichtigung dieser wirkungsbezogenen Anteile nimmt die Zahl anerkannter Berufkrebserkrankungen offenbar mit zunehmender Eindringtiefe der inhalativ aufgenommenen krebserzeugenden Prinzipien von der Mundhöhle und inneren Nase bis hin zur Pleura zu (Tabelle 4).

Die vorliegenden berufsgenossenschaftlichen Daten weisen auf die extreme Häufung der Berufskrebserkrankungen durch einatembare krebserzeugende Prin-

Tabelle 4. Aufschlüsselung der $n = 809$ in den Jahren 1987 und 1988 berufsgenossenschaftlich anerkannten Berufserkrankungen nach den primären Manifestationsorganen. Nahezu 85% aller gegenwärtigen Anerkennungen betreffen Tumoren des oberen und tieferen Atemtraktes sowie der Pleura. (Nach Butz [6])

Manifestationsorgane	n	[%]
Pleura, Bronchien, Kehlkopf	650	(80,3)
Harnwege	64	(7,9)
Innere Nase	34	(4,2)
Bauchfell	21	(2,6)
Blutbildende Organe	17	(2,1)
Haut	14	(1,7)
Leber	8	(1,0)
Zunge	1	(0,1)
Gesamt	809	(100,0)

zipien im Bereich des Atemorgans hin. Nahezu 85% aller gegenwärtigen Anerkennungen betreffen primäre Tumoren des oberen und tieferen Atemtraktes einschließlich der Pleura [6].

International liegt von 2 renommierten britischen Wissenschaftlern eine quantitative Abschätzung u.a. der Ursachen von Tumoren infolge Krebsgefährdung am Arbeitsplatz für die USA vor. Nach sorgfältiger, auf der Grundlage der besten, verfügbaren Daten vorgenommene Schätzung werden 4% aller Krebstodesfälle einer Krebsgefährdung am Arbeitsplatz zugeschrieben. Als Streubreite vertretbarer Schätzungen finden sich 2–8% angegeben [7].

Der hier ebenfalls besonders hervortretende Anteil der Lungenkrebstodesfälle, welcher für die USA der Krebsgefährdung am Arbeitsplatz zugeordnet wird, beträgt
- 15% für männliche und
- 5% für weibliche Arbeitnehmer.

Falls man bereit ist, anzunehmen, daß die Folgen des technologischen Einsatzes krebserzeugender Prinzipien in den höchst entwickelten westlichen Industriestaaten nicht entscheidend voneinander abweichen und daher die genannten Schätzwerte aus den USA Anhaltspunkte auch für die alten 11 Länder der Bundesrepublik Deutschland geben können, ergibt sich folgende Größenordnung für das Berufskrebsproblem zum Beispiel für das Jahr 1985 (Tabelle 5).

Die Gegenüberstellung zeigt bei einer mittleren Schätzung von jährlich nahezu 3.500 arbeitsbedingten Todesfällen an Lungenkrebs eine berufsgenossenschaftlich für die Jahre von 1978–1986 gemittelte, jährliche, als Berufskrankheit bestätigte Anzahl von 56 Erkrankungen an Lungenkrebs.

Allein anhand dieser Gegenüberstellung läßt sich aus der Sicht der klinischen Arbeitsmedizin die herausragende Bedeutung und dringende Notwendigkeit weiterer Forschungsansätze zur Identifizierung der tatsächlichen „Krebsrisiken am Arbeitsplatz" begründen.

Tabelle 5. Größenordnung für die USA prozentual geschätzter, durch Krebsgefährdung am Arbeitsplatz verursachter Todesfälle an Krebs insgesamt sowie an Lungenkrebs. Gegenübergestellt sind die aufgrund dieser Schätzwerte 1985 für die Bundesrepublik ggf. zu erwartenden Fallzahlen sowie die berufsgenossenschaftlich 1978–1986 bestätigten Erkrankungen an Berufskrebs insgesamt, an Lungenkrebs und Mesotheliom (vgl. Text)

I. R. Doll, R. Peto (1981) USA	[%]	Bundesrepublik, 1985
Krebstodesfälle insgesamt	(4 [2–8])	ca. 6500?
Lungenkrebs, Männer	(15)	ca. 3255
Frauen	(5)	ca. 224

II. M. Butz (1988), Gewerbliche BGn "Bestätigte" Berufskrebserkrankungen	1978–1986		/Jahr
	n	[%]	n
Gesamt	1491	(100)	166
Lungenkrebs	505	(33,9)	56
Mesotheliom	628	(42,1)	70

Generierung von Arbeitshypothesen über Krebsrisiken am Arbeitsplatz

Wissenschaftliche Analysen von Daten der Sozialleistungsträger erlauben es, Arbeitshypothesen über bisher unbekannte Krebsrisiken bestimmter Berufsgruppen zu generieren. Auf der Grundlage des § 20 des Gesundheitsreformgesetzes (SGB V) erhalten derartige Forschungsansätze zukünftig wachsende Bedeutung. Als ein Beispiel seien aus der Fülle des Datenmaterials der Träger der gesetzlichen Rentenversicherung folgende Anhaltspunkte für die Bedeutung der Arbeitsumwelt als Ursache für das Krebsgeschehen dargestellt. Es handelt sich um die verdienstvollen sozialmedizinischen Analysen zu den Zusammenhängen zwischen „Krankheit und Beruf" von Blohmke u. Reimer [3]. Ausgewählt sei die Überhäufigkeit der Zugänge an Erwerbsunfähigkeitsrenten wegen bösartiger Neubildungen der Atmungsorgane bei männlichen Angehörigen verschiedener Berufsgruppen (Abb. 10).

So zeigen etwa Mitglieder der Arbeiterrentenversicherung in der Berufsgruppe 22, d.h. der Steinbearbeiter, Keramiker, Glasmacher etc. – gegenüber der Erwartung von 100 Prozent – mit einer Häufigkeit von 154 Prozent eine Überhäufigkeit der Diagnose „Bösartige Neubildungen der Atmungsorgane" von 154% minus 100% = 54%. Unter den Mitgliedern der Angestelltenversicherung ragt insbesondere die Überhäufigkeit an Tumoren des Atemorganes von 215% – 100% = 115% in der Berufsgruppe 37, d.h. in der Nahrungsmittel-, Getränke- und Tabakwarenbranche heraus [3, 22].

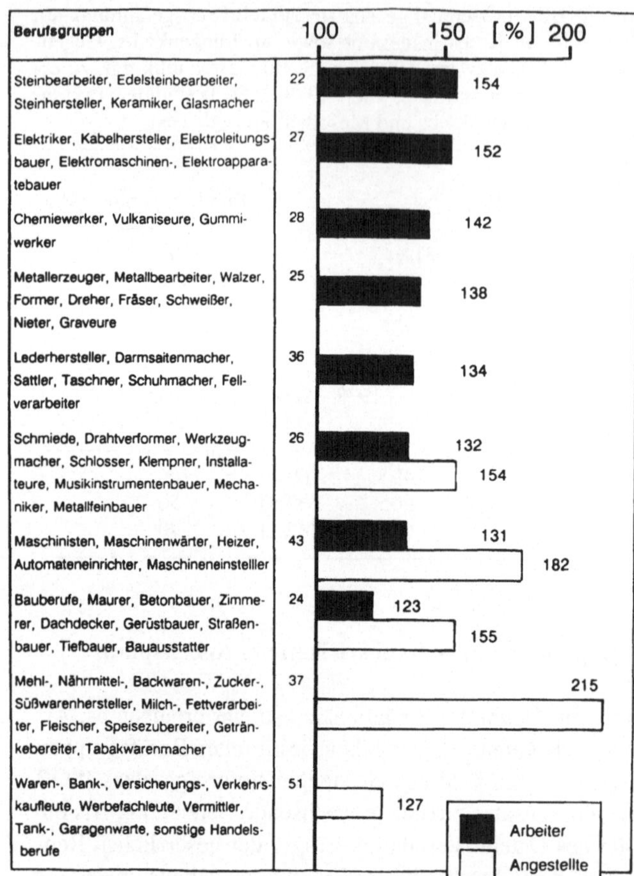

Abb. 10. Überhäufigkeit (O/E-Rate) für Zugänge an Erwerbsunfähigkeitsrenten der Diagnosegruppe „Bösartige Neubildungen der Atmungsorgane" (ICD 140, 160–163) bei Arbeitern und Angestellten, unterteilt nach Berufsgruppen. Die Erwartungshäufigkeit von 100 Prozent ergibt sich aus der Häufigkeit der Diagnose in der Gesamtheit der Diagnosen. (Nach Blohmke u. Reimer [3])

Die Realität synkanzerogener Kombinationseffekte

Seit Jahrzehnten hat die experimentelle Krebsforschung auf die große Bedeutung synkanzerogener Kombinationseffekte hingewiesen. Wie verdanken besonders K. H. Bauer bereits 1949 die Erkenntnis, daß „bei der Cancerisierung zwei oder mehrere Faktoren so zusammenwirken, daß sie die Geschwülste häufiger, schneller oder an vorbestimmter Stelle zur Entwicklung bringen" [1] (Tabelle 6).

Schüler K. H. Bauers, so etwa Preussmann, haben das Prinzip der synkanzerogenen Kombinationseffekte in eine moderne Form gebracht (Tabelle 6).

Tabelle 6. Synkanzerogene Kombinationseffekte nach Erkenntnissen der experimentellen Krebsforschung. (Nach Bauer [1])

„ ... bei der Cancerisierung wirken zwei oder mehrere Faktoren so zusammen, daß sie die Geschwülste häufiger, schneller oder an vorbestimmter Stelle zur Entwicklung bringen."

Nach Preussmann et al. (1981) beruht die Umweltkarzinogenese wesentlich auf

Kombinationseffekten[a] von
– Kanzerogenen untereinander sowie
– Kanzerogenen mit anderen Chemikalien.

---

[a] Kombinationseffekte im Sinne einer Verstärkung der kanzerogenen Wirkung – selbst bei sehr niedrigen Dosen – sind zahlreich im Tiermodell bewiesen worden.

Die klinische Arbeitsmedizin hat erst in den letzten Jahren anhand reicher Fallerfahrung die große praktische Bedeutung und Tragweite synkanzerogener Kombinationseffekte für die Krebsgefährdung am Arbeitsplatz bei zahlreichen Berufsgruppen klar erkannt [21]. Stellvertretend sei als ein Beispiel für synkanzerogene Gefährdungen der Bereich des Schwarzdeckenbaus, wie er im Rahmen unserer BMFT-geförderten Feldstudie „Identifizierung und Abschätzung des Krebsrisikos bei Verwendung von Bitumen-, Asphalt- und Teerprodukten, insbesondere im Straßenbau" (Förderungskennzeichen 01 VD 093/9), dargestellt. Eingesetzt

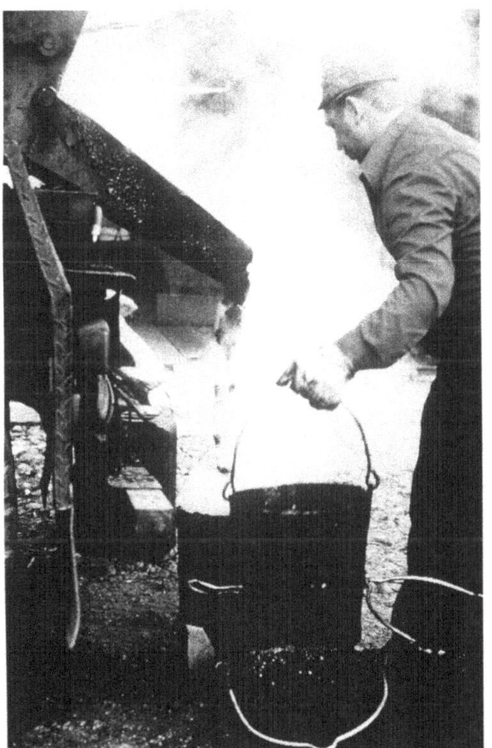

Abb. 11. Die Arbeitsumwelt des Teerkochers während des Abfüllvorganges. Die synkanzerogene Einwirkung verschiedener polyzyklischer aromatischer Kohlenwasserstoffe *(PAH)* und sogenannter Heterozyklen *(N-PAH)* konnte sicher nachgewiesen werden [11, 12]

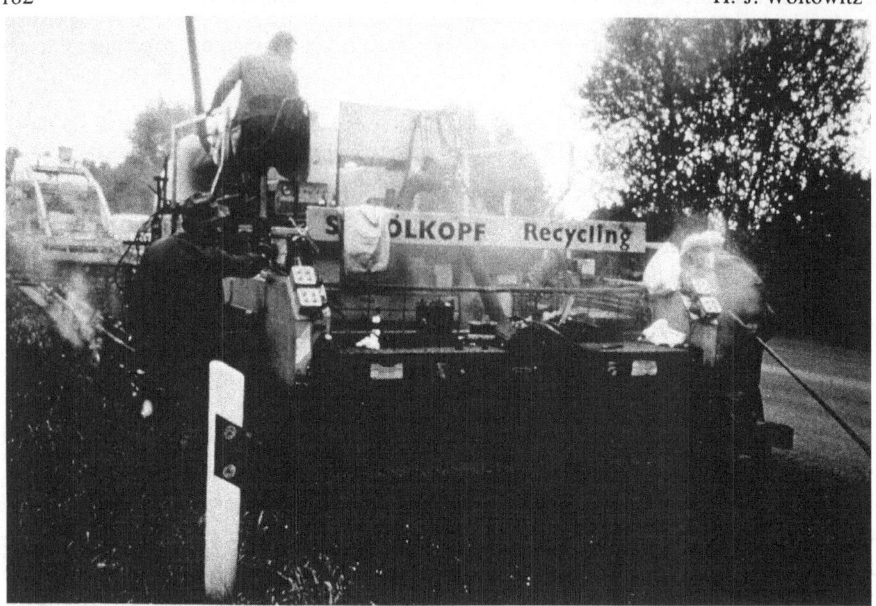

Abb. 12. Die Arbeitsumwelt beim Schwarzdeckenbau mit Carbobitumen unter Verwendung moderner Straßenteermaschinen. In der Nähe der Verteilerbohle ist von einer synkanzerogenen Einwirkung verschiedener polyzyklischer aromatischer Kohlenwasserstoffe *(PAH)* unter weiterer kanzerogener und nicht kanzerogener Gefahrstoffe (vgl. Abb. 13) mit Sicherheit auszugehen

werden konnten Methoden sowohl des Air monitorings als auch des Biomonitorings [11, 12] (Abb. 11).

Der Teerkocher alter Schule füllt aus seinem beheizten Fahrzeugtank den Teer ab, um ihn an den Ort des Einbaus zu bringen. Mit Sicherheit gelangen dabei die verschiedenen polyzyklischen aromatischen Kohlenwasserstoffe sowie u.a. stickstoffhaltige Heterozyklen, die bisher wenig erforscht sind, zur synkanzerogener Einwirkung.

Moderne Arbeitsverfahren des Straßenbaus setzen Teerfahrzeuge ein (Abb. 12).

Die Bedienungsmannschaft einer modernen Straßenteermaschine und hier besonders bei der Tätigkeit auf der Verteilerbohle des Fertigers ist im Falle des Einbaus von Carbobitumen mit Sicherheit einer synkanzerogenen Einwirkung ausgesetzt. Ein charakteristisches Gaschromatogramm der Atemluft bei Verwendung von Carbobitumen im Straßenbau zeigt beispielhaft Abb. 13.

Jeder Peak des Gaschromatogramms entspricht einem Gefahrstoff. Benannt wurden wichtige der identifizierbaren, nichtkanzerogenen Chemikalien ebenso wie einige der bekannten, gesichert krebserzeugenden polyzyklischen aromatischen Kohlenwasserstoffe [Chrysen, Benzo(b)fluoranthen, Benzo(a)pyren].

Es gehört zweifellos zu den bemerkenswerten Erfolgen des BMA/BMFT-Förderprogrammes 1985–90, daß aufgrund der Identifikation und Veröffentlichung von Art und Ausmaß der synkanzerogenen Krebsgefährdung am Arbeitsplatz des

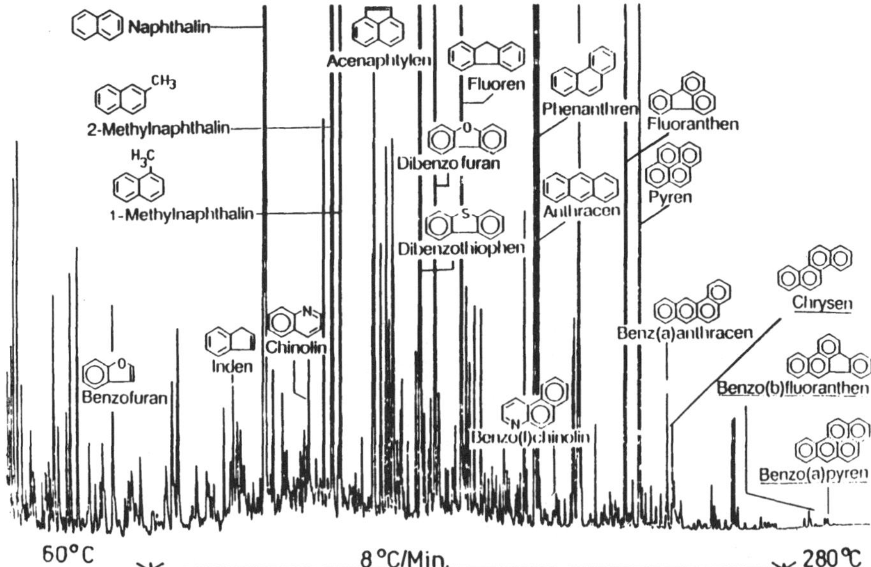

Abb. 13. Gaschromatogramm der Atemluft auf der Verteilerbohle des Fertigers beim Schwarzdeckenbau unter Verwendung von Carbobitumen. Jeder Peak entspricht einem Gefahrstoff. Benannt wurden wichtige der identifizierbaren nichtkanzerogenen Chemikalien sowie einige der bekannten, gesichert krebserzeugenden polyzyklischen aromatischen Kohlenwasserstoffe *(unterstrichen)*

Schwarzdeckenbauers von den zuständigen Behörden auf den Verzicht des Carbobitumens zugunsten weit unbedenklicher Ersatzstoffe erfolgreich hingewirkt werden konnte [12]. Das Beispiel zeigt, wie eines der erklärten Ziele dieses Programms, die Minimierung der Krebsrisiken am Arbeitsplatz durch Ersatzstofftechnologien, im Sinne einer wissenschaftlich untermauerten Problemlösung erreicht werden kann.

Epidemiologische Erforschung synkanzerogener Kombinationseffekte

Abschließend soll anhand von drei Beispielen auf die grundsätzliche gegebene Fähigkeit epidemiologischer Ansätze zur Evaluierung synkanzerogener Kombinationseffekte unter den realen Bedingungen der Lebenswirklichkeit eingegangen werden.

Synkanzerogene Kombinationseffekte am Arbeitsplatz

Bereits 1972 konnte Bittersohl an 30000 Beschäftigten der chemischen Großindustrie im damals anderen Teil Deutschlands einen eindrucksvollen Beitrag für das Ausmaß der synkanzerogenen Risikosteigerung für Karzinome aller Organsy-

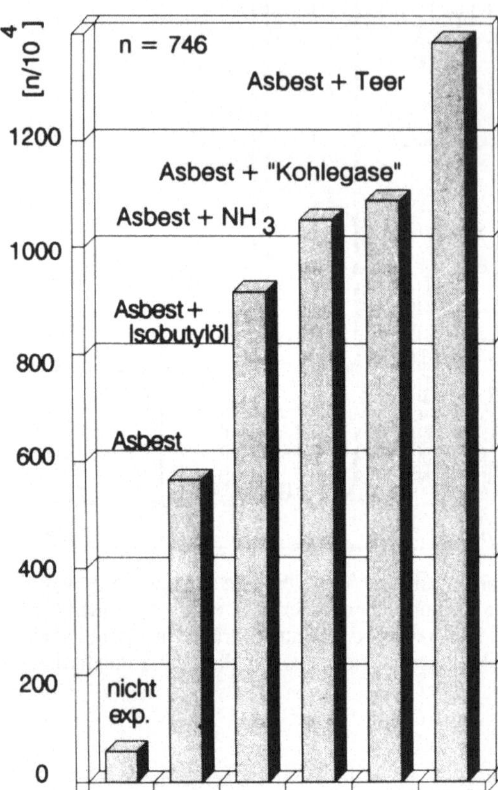

Abb. 14. Synkanzerogene Risikosteigerungen für Karzinome aller Organsysteme als Kombinationseffekt der Einwirkung von Asbestfaserstaub und anderen, z.T. nichtkanzerogenen und z.T. kanzerogenen Gefahrstoffen der chemischen Großindustrie der ehemaligen DDR. (Nach Bittersohl [2])

steme leisten. Es handelt sich um das Zusammentreffen von Asbestfaserstaub mit anderen nichtkanzerogenen und kanzerogenen Chemikalien an Arbeitsplätzen der Leuna-Werke (Abb. 14).

Anhand von 746 Erkrankungen an Karzinomen aller Organsysteme konnte ein deutlicher Einfluß der Gefahrstoffe Isobutylöl, Ammoniak, „Kohlegase" und Teer – über die Asbestfaserstaub assoziierte Tumorinzidenz hinaus – festgestellt werden. Die Karzinomrate lag in Betrieben mit ausschließlicher Asbestgefährdung etwa sechsmal höher als in Betrieben ohne nachweisbare Gefährdung am Arbeitsplatz. Bei gleichzeitiger Einwirkung von Teerdämpfen, „Kohlegasen", Ammoniak und Isobutylöl steigerte sich diese Rate auf etwa das 9- bis 14fache. Die Realität der Arbeitswelt zeigt, daß synkanzerogenen Kombinationseffekten in der Tat eine wesentliche Bedeutung bei der Abschätzung der Krebsrisiken am Arbeitsplatz beizumessen ist. Die industrielle und handwerkliche Lebenswirklichkeit unterscheidet sich insofern in grundlegender Weise vom oftmals eindimensionalen, d.h. „monokausalen" Ansatz des Tierexperimentes mit krebserzeugenden Gefahrstoffen [2].

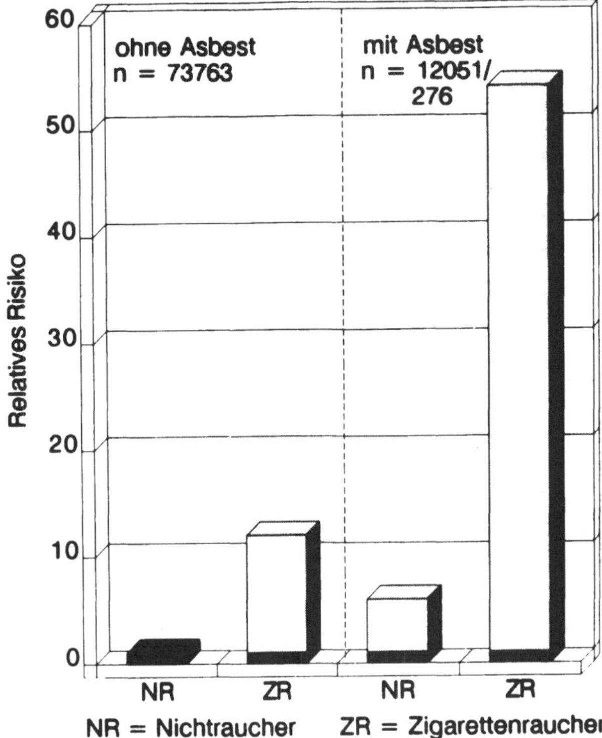

Abb. 15. Epidemiologische Forschungsergebnisse zur konkurrierenden Kausalität des durch Zigarettenrauchinhalation einerseits und erheblicher Asbestfaserstaubgefährdung in Isolierberufen andererseits resultierenden Lungenkrebs-Todesfallrisikos. Das relative Todesfallrisiko für Lungenkrebs bei der nichtrauchenden übrigen Bevölkerung (1. Säule) wurde als Vergleichsmaßstab (1 = 100%) benutzt. Hiernach steigert langjähriges Zigarettenrauchen das Risiko – ohne Asbestfaserstaubgefährdung – etwa um das Zehnfache. Bei langjährig und erheblich asbestfaserstaubgefährdeten, nichtrauchenden Arbeitnehmern findet sich ein fünffach erhöhtes Lungenkrebstodesfallrisiko. Beim Zusammentreffen beider Lungenkrebsnoxen, nämlich Zigarettenrauch und Asbestfaserstaubgefährdung, kommt es zu der extremen synkanzerogenen Steigerung des Lungenkrebs-Todesfallrisikos auf etwa das 50fache. Hieraus läßt sich am ehesten eine annähernd multiplikative (5 · 10 = 50) synkanzerogene Kausalität ableiten. (Nach Hammond et al. [9])

Multiplikativ synkanzerogene konkurrierende Kombinationseffekte

Das klassische Beispiel multiplikativ konkurrierender Kombinationseffekte aus dem synkanzerogenen Zusammenwirken von Asbestfaserstaub am Arbeitsplatz und von Zigarettenrauch aus dem privaten Freiheitsraum liegt von der Arbeitsgruppe um Hammond aus den USA vor [9] (Abb. 15).

Weltweit gilt der synkanzerogene Kombinationseffekt des Zusammenwirkens der Asbestfaserstaub- und Zigarettenrauchinhalation auf das Zielgewebe Bronchialschleimhaut mit dem Ergebnis einer *multiplikativen* Steigerung der Lungenkrebssterblichkeit für die arbeitsmedizinische Onkologie als ein Lehrbeispiel von herausragender Bedeutung. Hiernach tragen in der Vergangenheit stark asbestfaserstaubgefährdete Arbeitnehmer – gegenüber der übrigen Bevölkerung – ein etwa fünffach erhöhtes Risiko, an Lungenkrebs zu sterben. Darüber hinaus kommt es zusätzlich zu einem etwa zehnfach häufigeren Auftreten von Lungenkrebs durch regelmäßiges Zigarettenrauchen. Für Zigaretten rauchende und zusätzlich Asbestfaserstaub am Arbeitsplatz gefährdete Arbeitnehmer bedeutet das „multiplikative Zusammenwirken" eine synkanzerogene Steigerung des Risikos, einem Lungenkrebs zu erliegen – im Vergleich zur übrigen, nichtrauchenden Bevölkerung – um das nicht weniger als 5mal 10fache, d.h. etwa 50fache.

Überadditiv synkanzerogene Kombinationseffekte

Gewichtige Hinweise für additive synkanzerogene, konkurrierende Kombinationseffekte des Zusammenwirkens von Kokereirohgasen am Arbeitsplatz und von Zigarettenrauch aus dem privaten Freiheitsraum liegen aus Hamburg vor. Hiernach sollte speziell das Lungenkrebsrisiko stets unter dem Aspekt begleitender, gleichzeitiger oder aufeinanderfolgender Gefahrstoffeinwirkungen betrachtet werden. Die Arbeitsgruppe um Manz konnte derartige synkanzerogene Kombinationseffekte für Atemwegskarzinome im Rahmen einer Kohortenstudie an Beschäftigten der Hamburger Gaswerke quantifizieren [14] (Abb. 16).

Bei Zusammentreffen der z.T. nicht kanzerogenen und z.T. kanzerogenen Gefahrstoffe in Kokereiemissionen (vgl. analog Abb. 13) kommt es – in Abhängigkeit von den Rauchgewohnheiten – zu deutlichen synkanzerogenen Kombinationseffekten („Exzeßrisiko") für Erkrankungen an Atemwegskarzinomen. Der Effekt des Rauchens ist schraffiert im Vergleich mit der nichtrauchenden Bevölkerung dargestellt. Die Nichtraucher ohne Einwirkung von Kokereirohgasen am Arbeitsplatz bilden mit ihrem hellen Säulenanteil das Vergleichskollektiv. Als entscheidender Erkenntnisfortschritt ist es anzusehen, daß es in Untergruppen mit mäßiger und starker Krebsgefährdung am Arbeitsplatz – entsprechend den schwarzen Säulenabschnitten – nicht lediglich zu einer Addition der Erkrankungen an Atemwegskarzinomen kommt. Stattdessen ließ sich als Exzeßrisiko eine überadditive – wenn auch nicht eine multiplikative – Wirkung, wie die quergestrichelten Säulenanteile erkennen lassen, als statistisch signifikant sichern. Es handelt sich somit um ein typisches Beispiel überadditiv-synkanzerogener, konkurrierender Kombinationseffekte komplexer Gefahrstoffgemische der Arbeitsumwelt und des privaten Freiheitsraums.

Zusammenfassung und Schlußfolgerungen

Der Beitrag epidemiologischer Ansätze zur Identifizierung, Abschätzung und Minimierung der Krebsgefährdung bestimmter Personengruppen am Arbeitsplatz kann aus der Sicht der klinischen Arbeitsmedizin wie folgt zusammengefaßt werden (Tabelle 7).

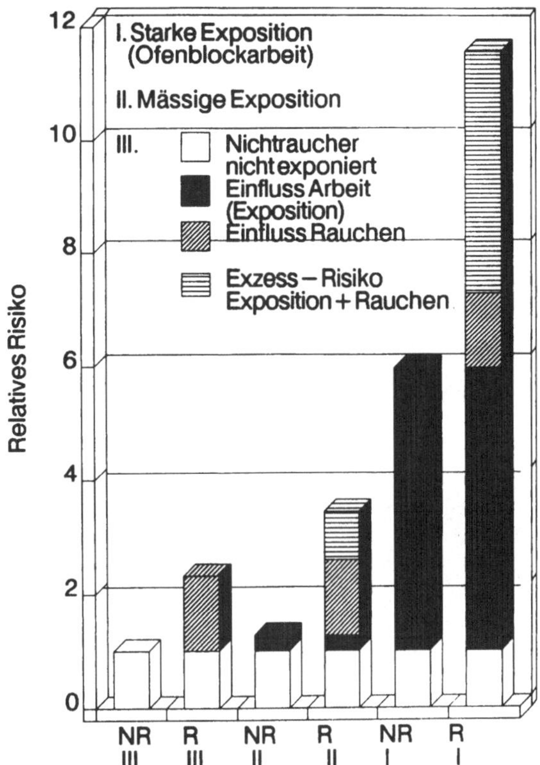

Abb. 16. Überadditives synkanzerogenes Erkrankungsrisiko für Atemwegskarzinome beim Zusammentreffen der z.T. krebserzeugenden Gefahrstoffe in Kokereiemissionen in Abhängigkeit von den Rauchgewohnheiten für Beschäftigte der Hamburger Kokereibetriebe nach Manz [14]. Abkürzung: vgl. Legende zu Abb. 15

Tabelle 7. Die herausragende Bedeutung und dringende Notwendigkeit epidemiologischer Forschung zur Identifizierung, Abschätzung und Minimierung der Krebsgefährdung am Arbeitsplatz

Beitrag zur

I.   Kausalanalyse gesundheitlicher Folgen der vielfältigen Einwirkungen krebserzeugender Gefahrstoffe

II. Erarbeitung von Dosis-Häufigkeits-Beziehungen

III. Bestimmung der Zeitderminanten industrieller, maligner Latenzschäden

IV. Ausgestaltung des Berufskrankheitsrechts als besonderem sozialem Schutz der arbeitenden Bevölkerung (vgl. § 551 Abs. 1 und 2 RVO)

V.   Evaluierung synkanzerogener Kombinationseffekte unter den realen Bedingungen der Lebenswirklichkeit

VI. Abschätzung und Quantifizierung des Krebsrisikos als Grundlage gezielter sicherheitstechnischer Prävention

Als Schlußfolgerungen hinsichtlich des dringenden weiteren Forschungsbedarfes im Interesse des Gesundheitsschutzes weiter Teile der arbeitenden Bevölkerung mit Krebsgefährdung am Arbeitsplatz in den alten und neuen Bundesländern lassen sich folgende Zielsetzungen aus der Sicht der klinischen Arbeitsmedizin präzisieren (Tabelle 8).

Tabelle 8. BMA-BMFT-Förderprogramm 1991 ff. „Krebsgefährdung am Arbeitsplatz": Dringender Forschungsbedarf aus der Sicht der klinischen Arbeitsmedizin

I. Feldstudien zur Analyse krebserzeugender Prinzipien durch
 – „air monitoring",
 – „man monitoring"

II. Epidemiologische Ansätze zur Abschätzung der Krebsgefährdung bestimmter Personengruppen der
 – industriellen Gefahrstoff- bzw. Produktherstellung,
 – handwerklichen Produktanwender

III. Epidemiologische Ansätze zur Evaluierung der Risiken durch
 – synkanzerogene Kombinationseffekte,
 – A2- und B-Stoffe

IV. Analyse von Daten der Sozialleistungsträger zur Generierung von Arbeitshypothesen über bisher unbekannte Krebsrisiken bestimmter Berufsgruppen

Literatur

1. Bauer KH (1949) Das Krebsproblem. Springer, Berlin
2. Bittersohl G (1972) Epidemiologische Untersuchungen über Spätkomplikationen nach Asbestexposition. Vortragsmanuskript
3. Blohmke M, Reimer F (1980) Krankheit und Beruf. Hüthig, Heidelberg
4. Butz M (1986) Die Belastung der Berufe durch Berufskrankheiten. Schriftenreihe des Hauptverbandes der gewerblichen Berufsgenossenschaften eV (Hrsg), Alte Heerstr 111, 5205 Sankt Augustin, Februar 1986
5. Butz M (1988) Beruflich verursachte Krebserkrankungen. Schriftenreihe des Hauptverbandes der gewerblichen Berufsgenossenschaften eV (Hrsg), Alte Heerstr 111, 5204 Sankt Augustin, 2 Aufl April 1988
6. Butz M (1989) Beruflich verursachte Krebserkrankungen in den Jahren 1987 und 1988. Berufsgenossenschaft 11:782–783
7. Doll R, Peto R (1981) The caused of cancer. Quantitative estimates of avoidable risks of cancer in the United States today. Oxford University Press
8. Gross E (1967) Berufskrebs. Schriftenreihe der Deutschen Forschungsgemeinschaft. Boldt, Boppard
9. Hammond EC, Selikoff IJ, Seidmann H (1979) Asbestos exposure, cigarette smoking and death rates. Ann NY Acad Sci 330:473–490
10. Henschler D (1990) III. Krebserzeugende Arbeitsstoffe. In: Maximale Arbeitsplatzkonzentration und Biologische Arbeitsstofftoleranzwerte 1990, Mitteilung XXVI der Senatskommission zur Prüfung gesundheitsschädlicher Arbeitsstoffe der Deutschen Forschungsgemeinschaft. VCH, Weinheim, S 74–82
11. Knecht U, Woitowitz H-J (1989) Risk of cancer from the use of tar bitumen in road works. Br J Ind Med 46:24–30

12. Knecht U, Woitowitz H-J (1990) Krebsgefährdung bei Verwendung von Pechbitumen im Straßenbau. Forschungsberichtsreihe „Arbeit und Technik" der Schriftenreihe der Bundesanstalt für Arbeitsschutz. Hrsg: DLR/Projektträgerschaft „Arbeit und Technik". Wirtschaftsverlag NW, Verlag für neue Wissenschaft, Bremerhaven, S 1–47

13. Lühmann F, Norpoth K (1990) Berechnungen zur Expositionszeit, zur Latenzzeit und zum Diagnosealter bei beruflichen Krebserkrankungen durch Asbest, Holzstaub, Chromate und aromatische Amine. Verhandl Dtsch Gesellsch Arbeitmed, 29 Jahrestagung, Düsseldorf. Gentner, Stuttgart, S 241–244

14. Manz A (1986) Berufsbedingte Erkrankungen im HNO-Gebiet. Referat auf der 20 Fortbildungsveranstaltung des Berufsverbandes der HNO-Ärzte, Essen, 30 Okt bis 1 Nov 1986

15. Pethran A (1990) Asbest in der Arbeitswelt – Übersicht über die Möglichkeiten einer Asbeststaubexposition. Arbeitsmed Sozialmed Präventivmed 10:446–450

16. Pott F, Blome H, Bruch J, Friedberg KD, Rödelsperger K, Woitowitz H-J (1990) Einstufungsvorschlag für anorganische und organische Fasern. Arbeitsmed Sozialmed Präventivmed 10:463–486

17. Preussmann R, Habs M (1981) Kombinationseffekte in der Cancerogenese. In: Schmähl D (Hrsg) Maligne Tumoren. Editio Cantor, Aulendorf, S251–271

18. Rödelsperger K, Woitowitz H-J, Patrzich R, Brückel B (1990) Asbestfasern und Ferruginous Bodies in der menschlichen Lunge. Teil 1: Asbestfaseranalysen bei weitgehendem Ausschluß einer Asbeststaub-Einwirkung am Arbeitsplatz. Staub-Reinhalt Luft 50:73–80

19. Rödelsperger K, Woitowitz H-J, Patrzich R, Brückel B, Gosch V (1990) Asbestfasern und Ferruginous Bodes in der menschlichen Lunge. Teil 2: Analysen von Ferruginous Bodies bei weitgehendem Ausschluß einer Asbeststaub-Einwirkung am Arbeitsplatz. Staub-Reinhalt Luft 50:99–105

20. Rödelsperger K, Gerhard J, Brückel B, Woitowitz H-J (1990) Möglichkeiten und Grenzen der Identifizierung anorganischer Partikeln mittels analytischem Rastertransmissions-Elektronenmikroskop (ARTEM): Vortrag auf dem Kolloquium faserförmige Stäube der Kommission Reinhaltung der Luft im VDI und DIN, Heidelberg, 11–13 Sept 1990

21. Woitowitz H-J (1988) Krebserkrankungen und berufliche Tätigkeit. Die Problematik der konkurrierenden Kausalfaktoren. Bericht über das Kolloquium „Krebserkrankungen und berufliche Tätigkeit", Hrsg Süddeutsche Eisen- und Stahl-Berufsgenossenschaft, Mainz (1988), S 37–61

22. Woitowitz H-J (1989) Berufskrebserkrankungen: Sozialmedizinische Aspekte. Dtsch Rentenvers 3:137–169

23. Woitowitz H-J (1990) Gesundheitsgefährdung durch Asbest. Tagungsband der Asbestfachtagung 13/14 Nov 1989, Düsseldorf, Hrsg Bundesarbeitsgemeinschaft der Gesetzlichen Unfallversicherungsträger der öffentlchen Hand, München, S 25–52

24. Woitowitz H-J (1991) Wesensverschiedenheiten zwischen Arbeitsunfall und Berufskrankheit. Med Sachverst

25. Woitowitz H-J (1990) Ermittlung einer relevanten Asbestexposition aus der Sicht des Arbeitsmediziners. Arbeitsmedizinisches Kolloquium 1990 der Berufsgenossenschaft der Keramischen und Glas-Industrie. Bad Reichenhall, 13 Okt 1990

Forschungsstand zur kollektiven und individuellen Risikoabschätzung

K. Norpoth

Für eine wissenschaftlich begründete Abschätzung beruflicher Krebsrisiken sind in den vergangenen Jahrzehnten weltweit neue Lösungsansätze gesucht worden. Mit der Einsicht, daß die damit verbundenen Schwierigkeiten mit herkömmlichen Mitteln nicht zu überwinden sind, richtete sich die Aufmerksamkeit auf neue Methoden der biologischen Analytik. Zwei Lösungswege zeichnen sich heute ab. Bei dem ersteren beruht die Risikokalkulation auf der Messung der internen Belastung des Organismus durch ein Umweltkanzerogen bzw. auf der Gewinnung von Informationen über die effektive Gewebedosis unter Berücksichtigung ihrer zeitlichen Schwankungen. Der 2. Weg führt zur Abschätzung individueller Krebsrisiken auf der Basis quantitativer Bestimmungen sog. genotoxischer Effekte von Karzinogenen auf verschiedene Arten von Zellen. Die Kombination der Methoden, die heute zur Quantifizierung von Belastung und Beanspruchung des Organismus zur Verfügung stehen, mit denen der analytischen Epidemiologie führte zum modernen Konzept einer molekularen Epidemiologie, die sich neben der Risikoabschätzung die Überwachung von Risikopopulationen über ein sog. Dosenmonitoring, die Früherkennung neuer Risiken und die Klärung der Ursachen individuell schwankender Susceptibilität gegenüber Kanzerogenen zum Ziel gesetzt hat.

Der herkömmliche Ansatz

Der Grundsatz, daß Risikoabschätzungen immer auf Expositionswerte zu beziehen sind, und daß dabei die Zeitverhältnisse Beachtung finden müssen, hat zu der Vorstellung geführt, Dosis-Wirkungs-Beziehungen aus empirischen Daten vom Menschen abzuleiten. Risikoabschätzungen für Expositionen in Höhe festgelegter Grenzwerte basieren auf derartigen Funktionen, wie sie beispielsweise für Benzol am Arbeitsplatz (Tabelle 1) berechnet wurden. An diesem Arbeitsstoff kann auch die Abhängigkeit von Unit-risk-Berechnungen für Niedrigexpositionen aus der Umwelt vom gewählten mathematischen Modellansatz aufgezeigt werden (Tabelle 2). Für eine mittlere Exposition von 1 μg Benzol/m^3 ergeben sich bei lebenslanger (70-jähriger) Exposition Schätzungen zwischen 3 und 23 Krebserkrankungen unter 10^6 Exponierten.

Die Limitationen dieses Ansatzes sind offenkundig. Nur für wenige Stoffe sind ausreichende Daten aus epidemiologischen Studien verfügbar. Das Individualrisi-

Tabelle 1. Vergleich von Risikoabschätzungen für Arbeitsplatzbelastung (45-jähriger Expositionszeit gegenüber 1 ppm Benzol) aufgrund der Daten einer Studie von Rinsky (mod. und ergänzt nach Brett et al.). Nach Kouros u. Dehnen [9]

Dosismodell/Studientyp		Risiko/1000 Mittelwerte
Lineares Modell		9,6
Kohortenstudien (ältere Daten)		7,1
		33
		5,8–23,7
		15,4
		8,4
		22,5–54
One-hit-Modell		5–16
Bedingte logische Regression[a]		5,3
Fallkontrollstudie („matched pairs")		
Annahme verschiedener Kontrollgruppen	a	5,1 (0,83–11,7)[b]
	b	6,4 (1,2–14,7)[b]
	b	4,2 (1,0–8,8)[b]
Annahme verschiedener Expositionshöhe[c]		0,5 (0,13–1,0)[b]
		1,6 (0,3–3,1)[b]

[a] relatives Risiko wurde als „Odds-Ratio" geschätzt.
[b] 95% Konfidenzintervall.
[c] Es sind zwei Kombinationen aus verschiedenen Expositionskonzentrationen und Kontrollgruppen herausgegriffen worden, die niedrigste bzw. höchste Risikoabschätzungen ergaben.

Tabelle 2. Unit-risk-Werte pro μg Benzol/m^3 bei lebenslanger (70-jähriger) Exposition. (Nach Kouros u. Dehnen [9])

„Unit-risk"	Methode
$4 \cdot 10^6$	
$3 - 4 \cdot 10^6$	
$7,5 \cdot 10^6$	
$5,7 - 10,1 \cdot 10^6$	Extrapolation von Dosis-Wirkungsbeziehung[a]
$17 - 22,8 \cdot 10^6$	WHO-Formel[a]
$5,58 - 8,88 \cdot 10^6$	modifizierte WHO-Formel[a]
$11,3 \cdot 10^6$	WHO-Formel
$6,29 \cdot 10^6$	WHO-Formel
$9,46 \cdot 10^6$	WHO-Formel
$9 - 10 \cdot 10^6$	Unit-Risk$_{DKFZ}$

[a] Daten von Infante und Rinsky.

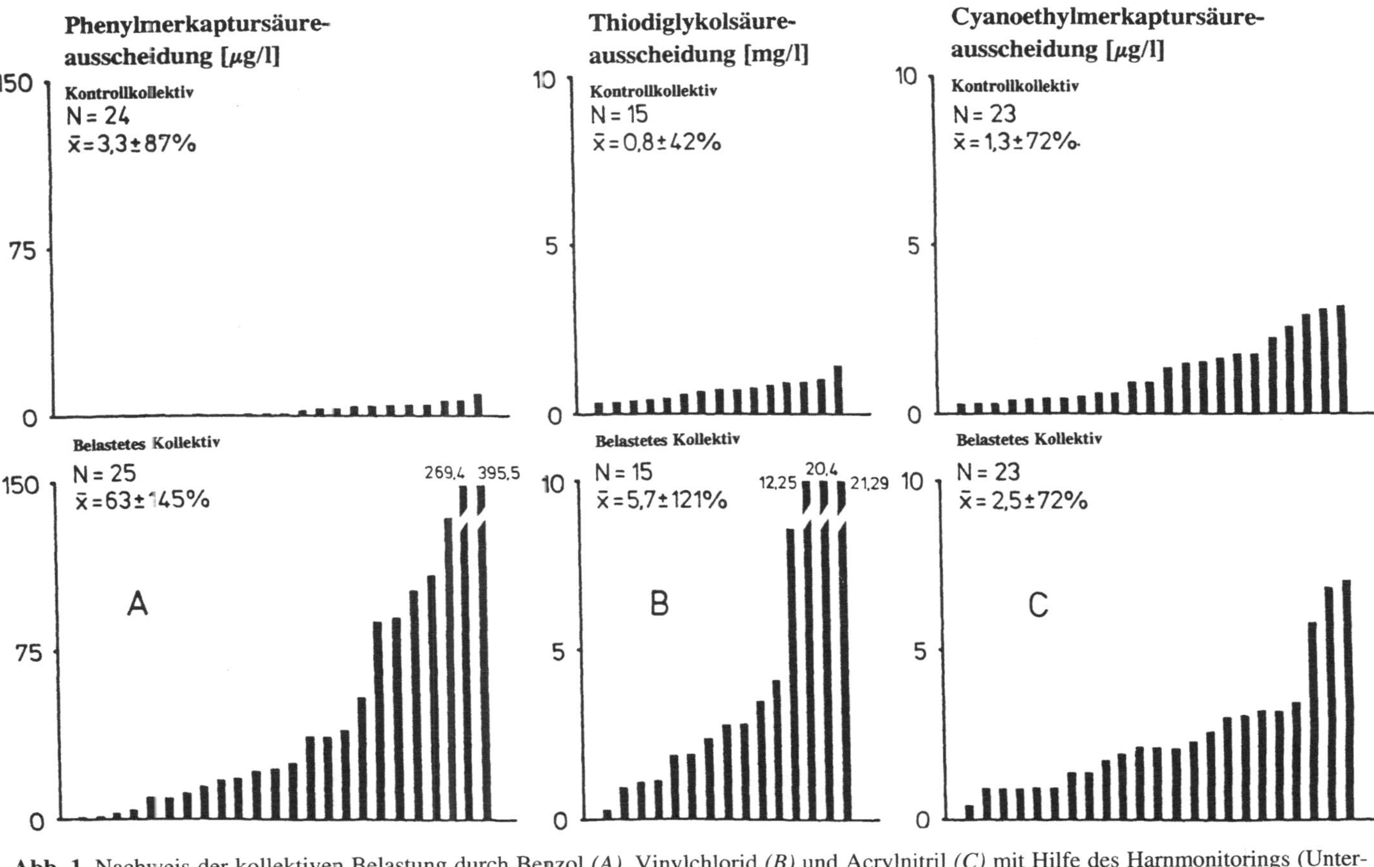

Abb. 1. Nachweis der kollektiven Belastung durch Benzol (A), Vinylchlorid (B) und Acrylnitril (C) mit Hilfe des Harnmonitorings (Untersuchungen mit G. Müller). Nach Norpoth [11]

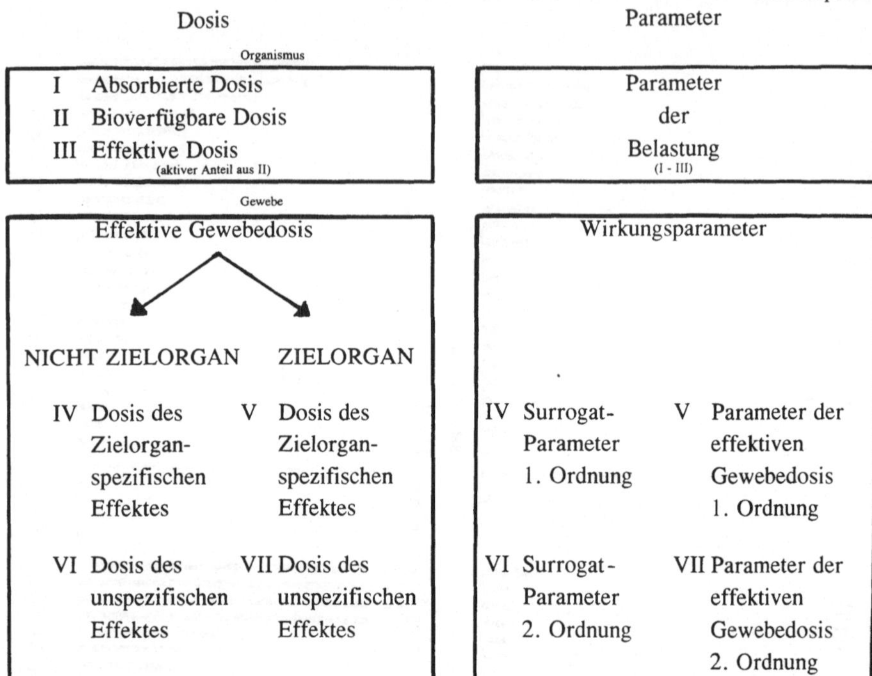

Abb. 2. Systematik der Belastungs- und Wirkungsparameter zur Abschätzung kanzerogener Risiken

ko gelangt nicht in den Blick. Die Existenz eines homogenen kollektiven Risikos wird suggeriert.

Der Weg über die Abschätzung innerer Expositionen

Informationen über die quantitative Aufnahme cancerogener Arbeitsstoffe können aus Harnanalysen abgeleitet werden (Abb. 1). Mit den verfügbaren Methoden der biologischen Analytik wird eine Risikoermittlung vor allem deshalb angestrebt, weil die Notwendigkeit besteht, diese Methoden als Mittel der Expositionskontrolle nicht nur an mehr oder weniger willkürlich festgelegten Grenzwerten zu orientieren (über Expositions-Äquivalente werden Beziehungen zum Luftgrenzwert hergestellt), sondern sie mit wissenschaftlich fundierten Risiko-Aussagen zu verknüpfen. In diesem Sinne wurde von Ehrenberg et al. [4, 5] das Konzept des sog. RAD-Äquivalents entwickelt. Es beruht auf der Ermittlung der Abhängigkeit zwischen Krebsrisiko und effektiver Gewebedosis sowie auf der Klärung des Zusammenhangs zwischen effektiver Gewebedosis und Parametern der inneren Belastung. Als geeignete Parameter wurden modellhaft Addukte aus der Reaktion zwischen Ethylenoxid und dem Hämoglobin der roten Blutzellen herausgestellt. Ein großer Vorteil des Ansatzes liegt zweifellos darin, daß empirische Daten über

Tabelle 3. Biomarker der Berufskrebsepidemiologie

A) Marker der DNA-Schädigung
     DNA-Addukte
     DNA-Schäden
          Einzelstrangbrüche,
          „cross links",
          unplanmäßige DNA-Synthese

B) Marker der Proteinalkylierung
     Hämoglobinaddukte
     Plasmaproteinaddukte

C) Zytologische Marker
     Präkanzeröse Zellen in
          Sputum,
          bronchoalveolärer Lavage,
          Urin etc.

D) Zytogenetische Marker
     Chromosomenaberrationen,
     SCE,
     Mikronuklei,
     erworbene Resistenzen

E) Onkogenproteine

das Humanrisiko nicht bekannt sein müssen. Außerdem wird das Individualrisiko ausdrücklich in die Betrachtung einbezogen.

Leider kommen außer Ethylenoxid und Propylenoxid nur wenige Umweltkanzerogene für Risikoabschätzungen auf der Basis des RAD-Äquivalentkonzepts in Betracht. Die Masse der beruflich einwirkenden Kanzerogene kann vorerst nicht als Kandidatenmasse für die Ableitung von RAD-Äquivalenten angesehen werden.

Angesichts der noch zu überwindenden großen Schwierigkeiten erscheint die Forderung unabweisbar, exponierte Kollektive nicht nur hinsichtlich der äußeren Belastung, sondern auch hinsichtlich der inneren Belastung möglichst zuverlässig zu charakterisieren. Zukünftig gelingende Risikoabschätzungen können dann Exponierten zugute kommen, die Jahrzehnte vorher exponiert waren. Die Gesichtspunkte der relativen Risikoabwägungen im Hinblick auf die Belastung aus der allgemeinen Umwelt, aus dem Nahrungs- und Genußmittelkonsum sowie aus wechselnden Arbeitsplatzeinflüssen müssen in diese Überlegungen eingehen.

Der Weg über die Quantifizierung biologischer Effekte

In Abb. 2 ist der Versuch unternommen, die verfügbaren Parameter der effektiven Gewebedosis im Hinblick auf Zielorgan und Spezifität systematisch zu ordnen und sie den Parametern der inneren Belastung gegenüber zu stellen. Grundlegend für die Nutzung derartiger biologischer Parameter ist der Gedanke, daß sie zur

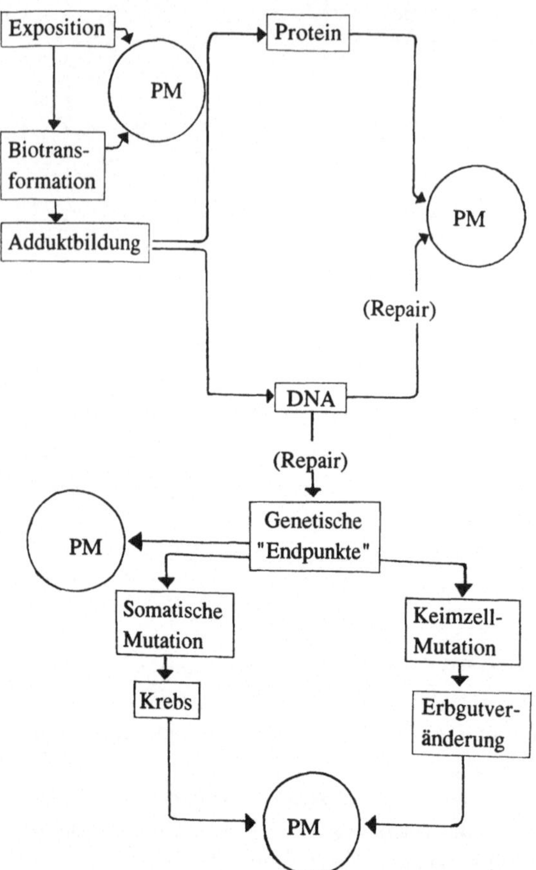

Abb. 3. Ansatzpunkte für ein Populationsmonitoring (PM) im Hinblick auf die Auswahl von Meßparametern

Krebsgenese in Beziehung stehen. Ereignisse im Organismus, die den Weg bis hin zur manifesten Krebserkrankung markieren, werden mit Hilfe dieser Parameter in die Betrachtung einbezogen. Die Krebsdiagnose gilt nicht mehr als einziger relevanter Endpunkt, nachdem zahlreiche Biomarker verfügbar geworden sind, die Auskunft über Endpunkte vorausgehender Prozesse liefern. In Tabelle 3 sind 5 Klassen derartiger Biomarker aufgeführt, die praktische Bedeutung erlangt haben. Bezüglich der anwachsenden Literatur sei auf die Übersicht von Hulka et al. [6] sowie die IARC-Publikation Nr. 89 [7] hingewiesen. Abbildung 3 verdeutlicht, einem Vorschlag von Ramel folgend, Ansatzpunkte für epidemiologische Studien und Überwachungsmaßnahmen an Arbeitsplätzen unter Nutzung der genannten Belastungs- und Beanspruchungsparameter.

An einem Beispiel aus der Untersuchungspraxis unseres Institutes möchte ich verdeutlichen, zu welchen Erkenntnissen wir mit derartigen Studien gelangen können. Wir prüften die Belastung von Elektroschweißern durch Untersuchung der Lymphozyten-DNA auf Einzelstrangbrüche, um damit auf mögliche gentoxische Einflüsse am Arbeitsplatz rückschließen zu können. Dabei zeigte sich nicht

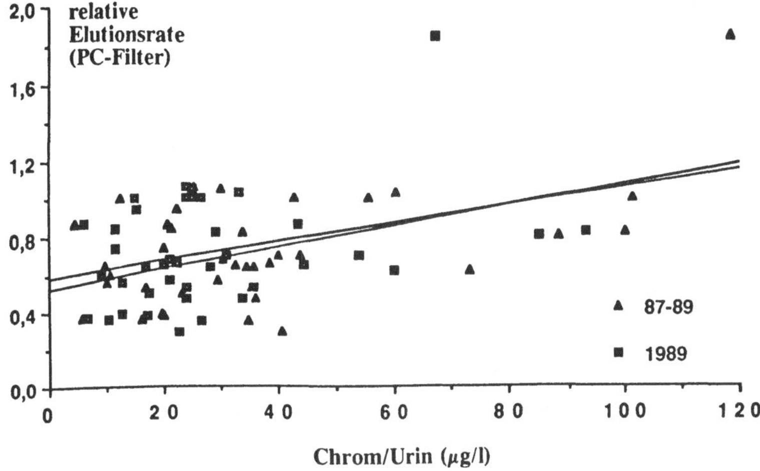

Abb. 4. Relative Elutionsraten über Polycarbonatfilter der Lymphozyten-DNA von 39 Schweißern, aufgetragen gegen die Chromkonzentrationen im Urin. Nach Popp et al. [12]

nur eine signifikante Zunahme der genannten DNA-Veränderungen bei dem untersuchten Kollektiv. Vielmehr ergab sich auch eine signifikante Korrelation mit der Belastung durch sechswertiges Chrom, die in den harnanalytischen Chromatanalysen zum Ausdruck kam (Abb. 4).

Wie gerade dieses Beispiel verdeutlicht, stehen uns heute hochempfindliche Methoden zur Aufdeckung gentoxischer Effekte bei exponierten Arbeitnehmern zur Verfügung. Nicht geklärt ist die Frage der Spezifität der Meßdaten im Hinblick auf den Kanzerisierungsprozeß. Daher ist ein grundlegendes Problem der Validierung praktisch aller genannten Analysenmethoden ungelöst. Es kann wohl auch nicht anders gelöst werden als durch Ansammeln von Erfahrungen bei der Anwendung der Methoden in den kommenden Jahren. Skandinavische Autoren haben über eine prospektive Kohortenstudie an 2969 Probanden berichtet, die beantworten soll, ob vermehrte Chromosomenaberrationen, Schwesterchromatidaustausche oder Mikronukleusbildungen in peripheren Lymphozyten ein erhöhtes Krebsrisiko anzeigen. Erste im Jahre 1990 veröffentlichte Ergebnisse dieser Studie lassen einen Zusammenhang zwischen der Zahl chromosomaler Aberrationen und dem Krebsrisiko vermuten. Es ist offenkundig, daß derartigen Validierungsstudien bei der Beurteilung neuer Forschungsansätze hohe Priorität eingeräumt werden muß.

In der Praxis des Arbeitsschutzes werden aber nicht nur quantitative Abschätzungen des Krebsrisikos dringend als Entscheidungsgrundlagen benötigt. Vielmehr zwingt die wachsende Zahl derjenigen Stoffe, bei denen lediglich Verdachtsmomente auf krebserzeugende Wirkung vorliegen, zu neuen Entscheidungsstrategien. Ja/Nein-Entscheidungen im Hinblick auf fragliche krebserzeugende Wirkungen beim Menschen werden nicht anders herbeizuführen sein, als auf dem

Umweg über die Charakterisierung bekannter Risikogruppen, auch solcher, deren berufliche Exposition schon der Vergangenheit angehört, mit allen verfügbaren Belastungs- und Wirkungsparametern. Schon fest etabliert ist die Zielvorstellung einer wirkungsbezogenen molekularen Dosimetrie [10].

Literatur

1. Brett SM et al (1982) Review and update of leukemia risk potentially associated with occupational exposure to benzene. Environ Health Perspect 82:267–282
2. Brogger A et al (1990) An Inter-Nordic Prospective Study on Cytogenetic Endpoints and Canser Risk. The Nordic Study Group on the Health Risk of Chromosome Damage. Cancer Genet Cytogenet 45:85–92
3. Calleman CJ, Ehrenberg L, Jansson B, Osterman-Golkar S, Segerbäck D, Svensson K, Wachtmeister CA (1978) Monitoring and risk assessment by means of alkyl groups in hemoglobin in persons occupationally exposed to ethylene oxide. J Environ Pathol Toxicol 2:427–442
4. Ehrenberg L, Hiesche KD, Osterman-Golkar S, Wennberg I (1974) Evaluation of genetic risks of alkylating agents: tissue doses in the mouse from air contaminated with ethylene oxide. Mutat Res 24:83–103
5. Ehrenberg L, Osterman-Golkar S, Segerbäck D, Svensson K, Calleman CJ (1977) Evaluation of genetic risks of alkylating agents. III. Alkylation of hemoglobin after metabolic conversion of ethene to ethene oxide in vivo. Mutat Res 45:175–184
6. Hulka S, Wilcosky TC, Griffith JD (1990) Biological markers in epidemiology. Oxford University Press, New York Oxford
7. IARC Scientific Publications (1988) Methods for detecting DNA-damaging agents in humans. 89:279–285
8. Infante PF et al (1977) Leukemia in benzene workers. Lancet II:76–78
9. Kouros B, Dehnen W (1990) Benzol-Vorkommen, biologische Wirkung und Wirkungsmechanismen, Jahresbericht 1989/90. Umwelthygiene 22:110–155
10. Lee WR (1990) Molecular dosimetry and analysis of mutations for estimation of genetic risk. Mutat Res 231:1
11. Norpoth K (1991) Einführung in die Arbeitsmedizin – Leitfaden für Studium und Praxis. Ecomed
12. Popp W, Vahrenholz C, Schmieding W, Krewet E, Norpoth K (1991) Investigations of the frequency of DNA strand breakage and cross-linking and of sister chromatid exchange in the lymphocytes of electric welders exposed to chromium- and nickel-containing fumes. Int Arch Occup Environ Health 63:115–120
13. Rinsky RA (1989) Benzene and leukemia: an epidemiologic risk assessment. Environ Health Perspect 82:189–192

Karzinogene chlorierte aliphatische Kohlenwasserstoffe: Möglichkeiten des Biomonitorings und Risikobewertung

D. Henschler, G. Birner und W. Dekant

Seit Einführung eines neuen Klassifizierungssystems für krebserzeugende Stoffe in die deutsche MAK-Werteliste 1972 hat sich die Zahl der eindeutig oder begründet verdächtig krebserzeugenden Stoffe ständig erhöht. Das System, das im wesentlichen auch von den Europäischen Gemeinschaften übernommen worden ist, sieht 3 Klassen vor:

- III A1: beim Menschen eindeutig krebserzeugende Stoffe;
- III A2: im Tierversuch eindeutig krebserzeugend unter Bedingungen, die der Exposition am Arbeitsplatz vergleichbar sind;
- III B: begründet krebsverdächtige Stoffe, die dringlich der weiteren Abklärung bedürfen.

Besonders die 3. Kategorie, bei der die Datenlage eine eindeutige Bewertung (noch) nicht gestattet, steigt beständig an. Von den zur Zeit ca. 180 insgesamt in allen 3 Kategorien erfaßten Stoffen sind allein 63 in III B eingestuft.

Es hat nicht an Versuchen gefehlt, diese Kategorie III B in mehrere Untergruppen aufzulösen. Dies lag nahe, da sich darin Stoffe von sehr unterschiedlicher Wirkungsstärke, unterschiedlichem Wirkungscharakter und unterschiedlicher Datendichte befinden. Bislang ist eine Lösung aber mit wissenschaftlich stichhaltiger Begründung noch nicht gefunden. Die vorliegende Untersuchung stellt eine Modellstudie dar, um an einigen von der praktischen Bedeutung wie auch der wissenschaftlichen Attraktivität her wichtigen Stoffen die Möglichkeit solcher Lösungen zu überprüfen. Es handelt sich um Trichlorethylen und Tetrachlorethylen. Ihre Produktionsvolumina sind groß, die technischen Einsatzmöglichkeiten vielfältig, die Zahl der Exponierten am Arbeitsplatz ist ungewöhnlich hoch. Ferner liegen für beide Stoffe umfängliche wissenschaftliche Daten sowohl aus Untersuchungen am Menschen, wie aus Tierexperimenten vor (Zusammenfassung s. [3]).

Bisherige Kenntnis zum Schicksal im Organismus und zur Wirkungsweise

Tri- und Tetrachlorethylen haben sich in Ganztierinhalationsversuchen als kanzerogen erwiesen. An Ratten fanden sich u.a. Adenome und Adenokarzinome der Nieren, ausgehend von den proximalen Tubuluszellen. Sie sind stets vergesellschaftet mit den Zeichen ausgedehnter chronischer Nephrotoxizität. Die bisherigen Kenntnisse über den Stoffwechsel reichen nicht hin, um diese Nephrotoxizität

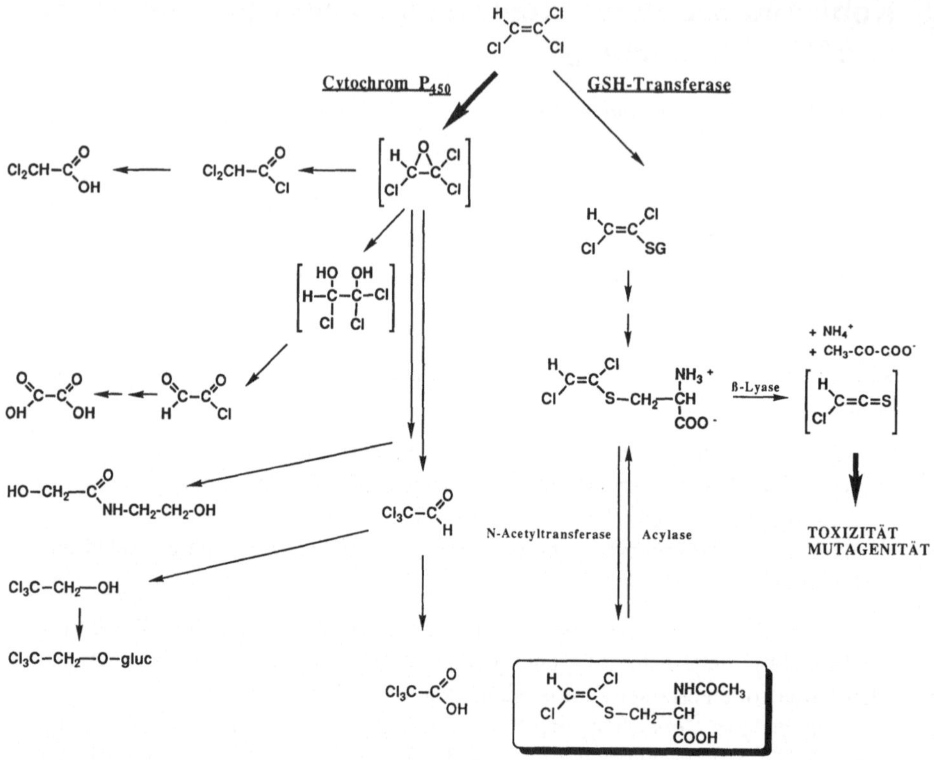

Abb. 1. Stoffwechsel von 1,1,2-Trichlorethen in Ratten: Der oxidative, durch Cytochrom P$_{450}$ katalysierte Stoffwechsel führt die Bildung eines Epoxids zu den links abgebildeten Metaboliten: Dichloressigsäure, Oxalsäure, N-Hydroxyacetylaminoethanol, Trichlorethanol (in freier Form und glukuronidiert) und Trichloressigsäure. Der Abbau des von Glutathion-S-Transferasen gebildeten Glutathionkonjugats *(rechte Hälfte)* durch Glutamyltranspeptidase und Cysteinylglycinase führt zu *S*-Dichlorvinyl-*L*-cystein, das nach Acetylierung als Merkaptursäure ausgeschieden werden kann. *S*-Dichlorvinyl-*L*-cystein ist jedoch auch ein Substrat für die Cystein S-Konjugat β-Lyase und wird dabei zum toxischen und mutagenen Chlorthioketen umgesetzt

und Nephrokanzerogenese zu erklären. Bekannt ist lediglich, daß nicht die Muttersubstanzen, sondern metabolische Aktivierungsprodukte die Wirkung tragen.

Abbildung 1 und 2 geben einen Überblick über den heutigen Kenntnisstand zur Biotransformation von Tri- und Tetrachlorethylen. Quantitativ beherrscht der oxidative Stoffwechsel das Geschehen: durch P450-abhängige Monooxigenasen werden instabile Epoxide gebildet, die entweder als solche oder nach intramolekularer Umlagerung zu Säurechloriden oder chlorierten Aldehyden mit essentiellen Makromolekülen reagieren können. Ferner kann es zur Hydrolyse (spontan oder enzymatisch) unter Bildung instabiler, vizinaler Diole kommen, die spontan in mehreren Schritten zur Dechlorierung führen; das Endprodukt ist Oxalsäure, die im Harn nachgewiesen wird.

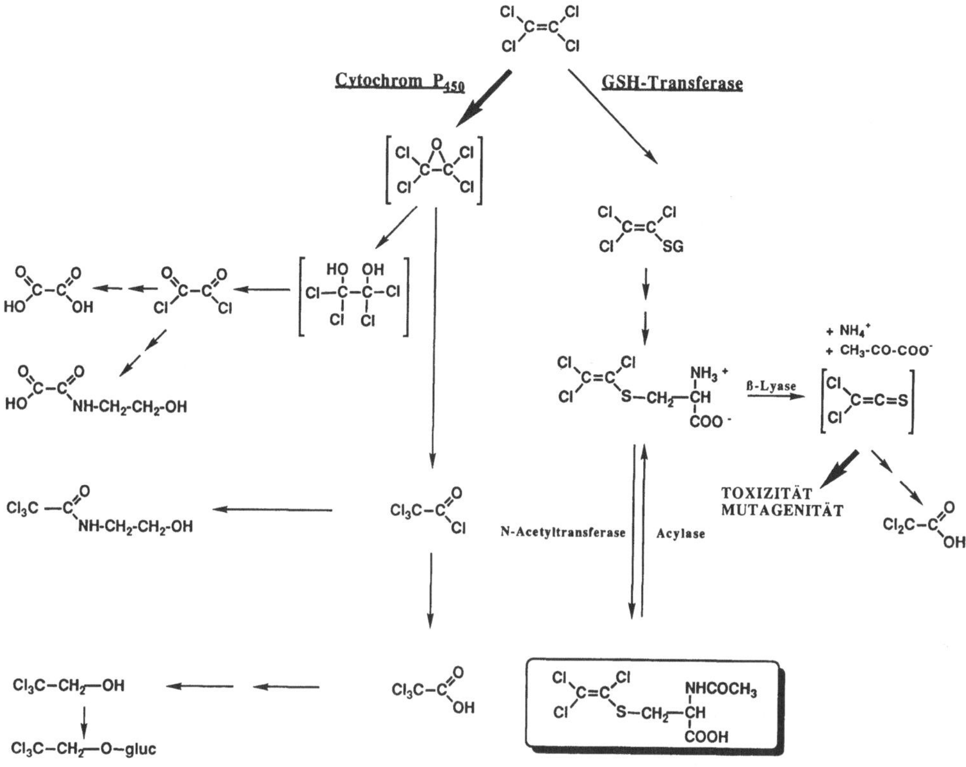

Abb. 2. Stoffwechsel von Tetrachlorethen in Ratten: Der oxidative Stoffwechsel führt über ein Epoxid zu den links abgebildeten Metaboliten: Oxalsäure, N-Oxalylaminoethanol, N-Trichloracetylaminoethanol, Trichlorethanol (in freier Form und glukuronidiert) und Trichloressigsäure. Der Abbau des von Glutathion S-Transferasen gebildeten Glutathionkonjugats *(rechte Hälfte)* führt zu *S*-Trichlorvinyl-*L*-cystein, das nach Acetylierung als Merkaptursäure ausgeschieden oder durch β-Lyase zum toxischen und mutagenen Thioketen gespalten werden kann

Daneben existiert aber ein reduktiver Stoffwechselweg. Er ist erst kürzlich näher beschrieben worden und startet mit der enzymatischen Konjugation an Glutathion. Die Glutathionaddukte werden in bekannten Schritten der Merkaptursäurebildung in die entsprechenden Cysteinaddukte umgewandelt. Diese Cysteinaddukte können N-acetyliert werden zu den entsprechenden Merkaptursäuren, die als Harnausscheidungsprodukte auch identifiziert worden sind (s. Abb. 3). Ein weiterer Weg läuft über die enzymatische Spaltung durch β-Lyasen; eine Enzymfamilie, die im Organismus ubiquitär vorkommt, aber besonders in den Nierentubuli angereichert ist. Die entstehenden vinylischen Thiolintermediate sind extrem instabil. Sie können weiter reagieren zu chlorierten Thioketenen oder zu Thioacylchloriden; beides thioacylierende Spezies, die zur Interaktion mit essentiellen Makromolekülen, auch mit DNA befähigt sein sollten. Die Bildung solcher Thioketene und Thioacylchloride ist in Modellversuchen nachgewiesen und damit

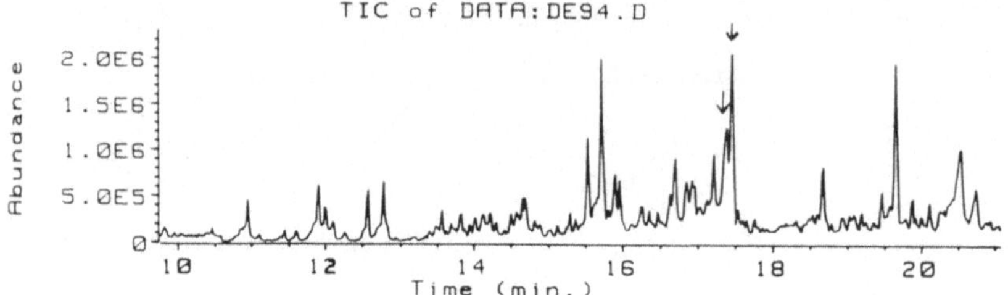

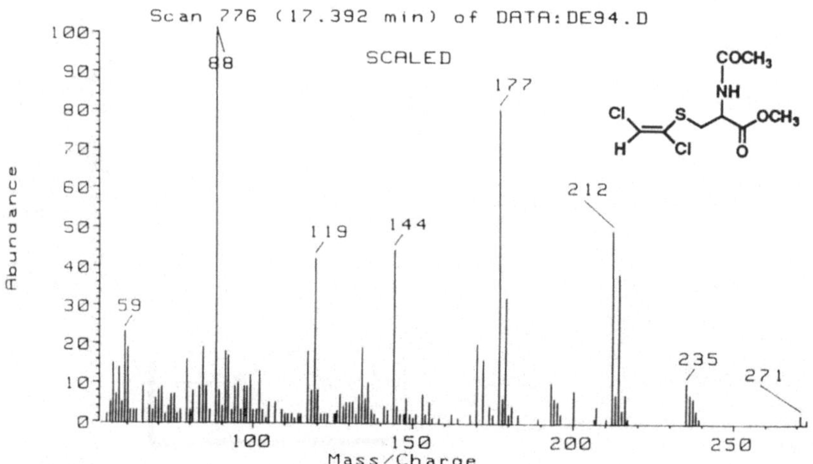

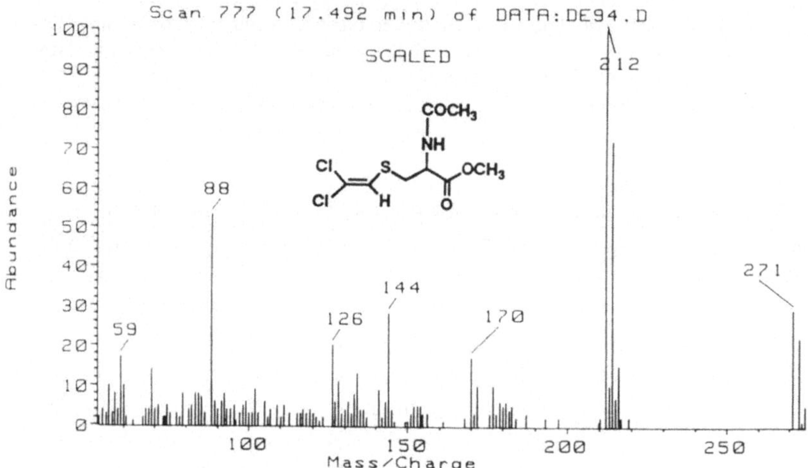

Abb. 3. Massenspektren von *N*-Acetyl-*S*-(1,2-dichlorvinyl)-*L*-cystein und *N*-Acetyl-*S*-(2,2-dichlorvinyl)-*L*-cystein; nachgewiesen im Urin männlicher Ratten nach Gabe von Trichlorethen per Schlundsonde (2 g/kg KG)

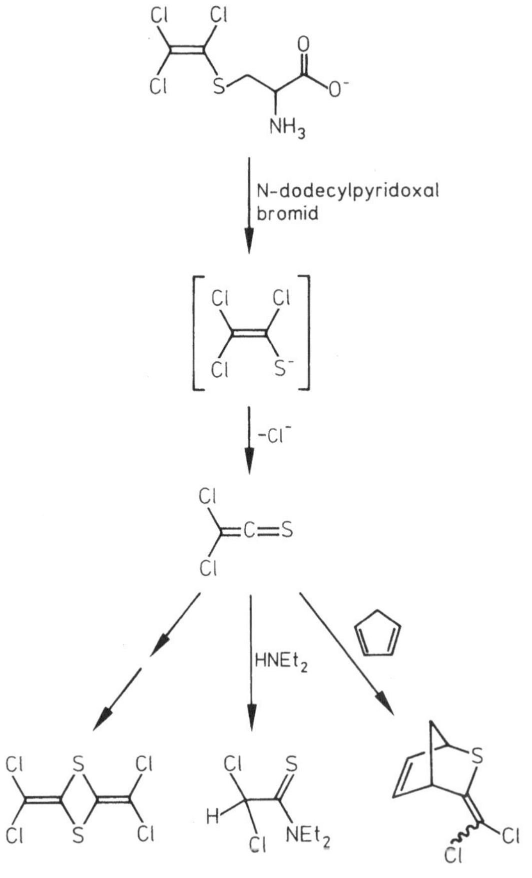

Abb. 4. Bildung von Thioketen aus Cystein S-Konjugaten katalysiert durch N-dodecylpyridoxal, einem System, das β-Lyaseaktivität simuliert. Als Endprodukte werden Norbornadien (*1*), Thioamid (*2*) und Dithiethan (*3*) durch GC/MS identifiziert

als Stoffwechselweg auch in vivo wahrscheinlich gemacht worden (Übersicht s. [4]; Abb. 4).

Gentoxizität von Folgeprodukten der Glutathionkonjugation

In einer Serie von Untersuchungen mit Glutathionaddukten und Cysteinaddukten von Tri- und Tetrachlorethylen in verschiedenen Mutagenitätssystemen, v.a. im Ames-Test an Salmonella typhimurium TA 100, ist eine eindeutige mutagene Wirksamkeit nachgewiesen [2]. Abbildung 5 gibt ein repräsentatives Beispiel. Dieser Befund ist eine wichtige Voraussetzung für die Erarbeitung einer Biomonitoringmethode zum Nachweis und zur Quantifizierung geeigneter Metaboliten,

                                                     D. Henschler et al.

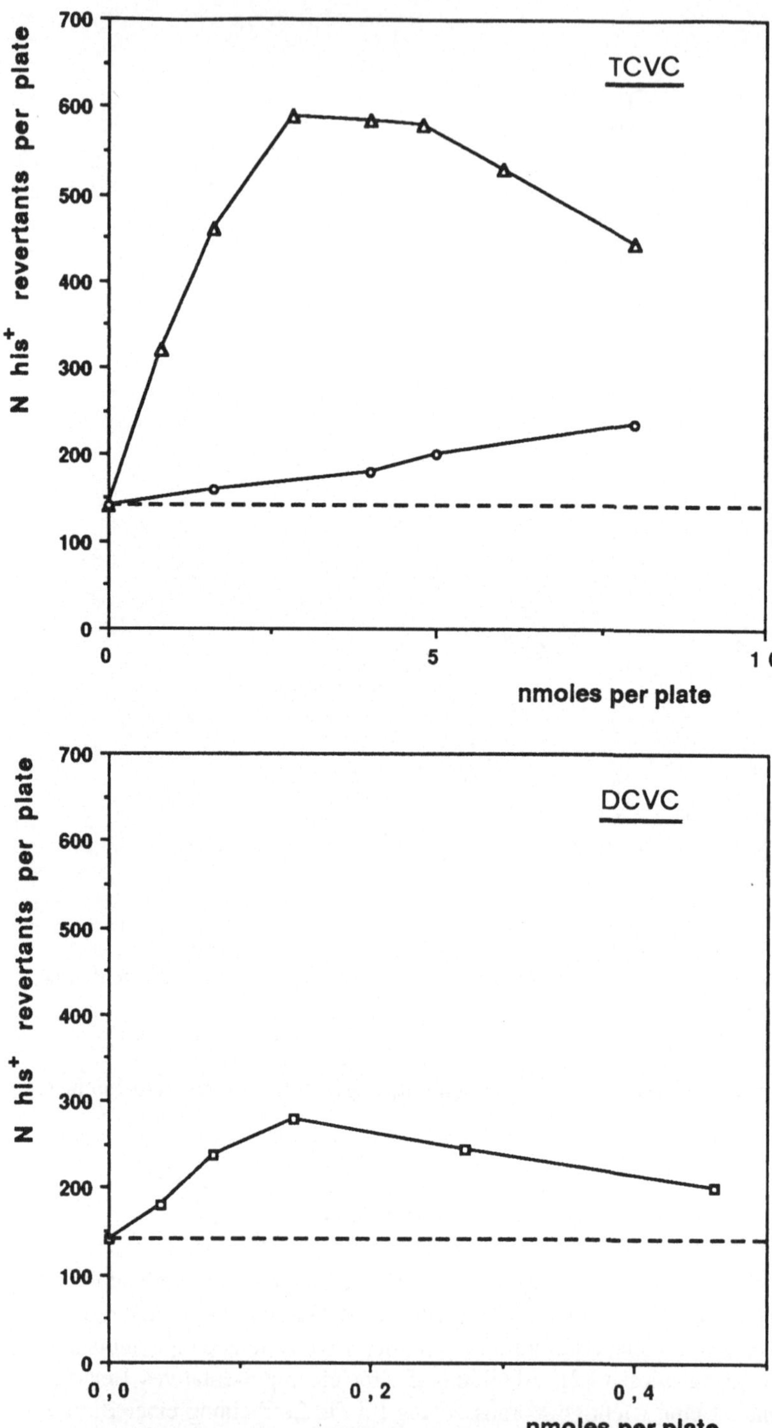

Abb. 5. Mutagenität von *S*-(1,2-Dichlorvinyl)-*L*-cystein (DCVC) und *S*-(1,2,2-Trichlorvinyl)-*L*-cystein (TCVC) im Ames-Test an Salmonella typhimurium TA 100

die indikativ für das gentoxische Potential beider Verbindungen sind; denn er gibt den Folgeprodukten der Glutathionadduktion eindeutige Präferenz.

Untersuchungen zur Bedeutung des oxidativen und reduktiven Stoffwechselwegs

In systematischen Untersuchungen an Ratten und Mäusen konnte gezeigt werden, daß – bei unterschiedlichen Metabolisierungsraten in beiden Spezies – der quantitativ weit überwiegende oxidative Stoffwechselweg ab einer bestimmten Dosis sättigbar ist, der reduktive Stoffwechselweg jedoch nicht. Abbildung 6 und 7 belegen dies. Damit könnte die Möglichkeit bestehen, daß der reduktive Stoffwechselweg, der für die nephrotoxische und nephrokanzerogene Wirksamkeit verantwortlich ist, überhaupt erst bei höheren Dosen ins Spiel tritt. Erwiesen werden kann dies aber letztlich nur durch vergleichende Untersuchungen am Menschen. Dazu bedarf es der Ausarbeitung und Anwendung geeigneter Biomonitoringmethoden.

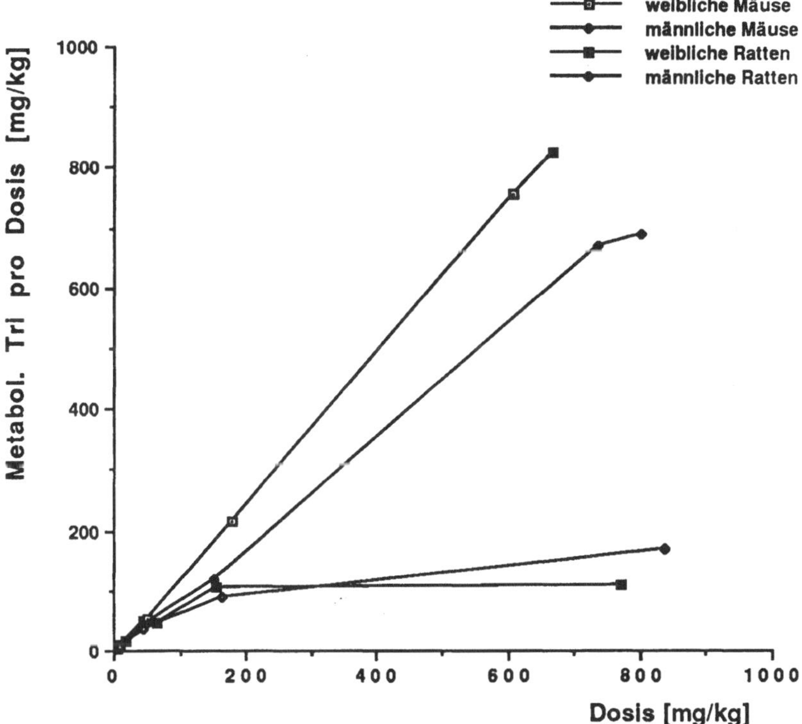

Abb. 6. Menge der über den oxidativen Stoffwechselweg gebildeten Metaboliten nach Gabe verschiedener Dosen von Trichlorethen (10–800 mg/kg per Schlundsonde) bei männlichen und weiblichen Ratten und Mäusen

　　　　　　　　　　　　　　　　　　　　　　　　　　　　　　D. Henschler et al.

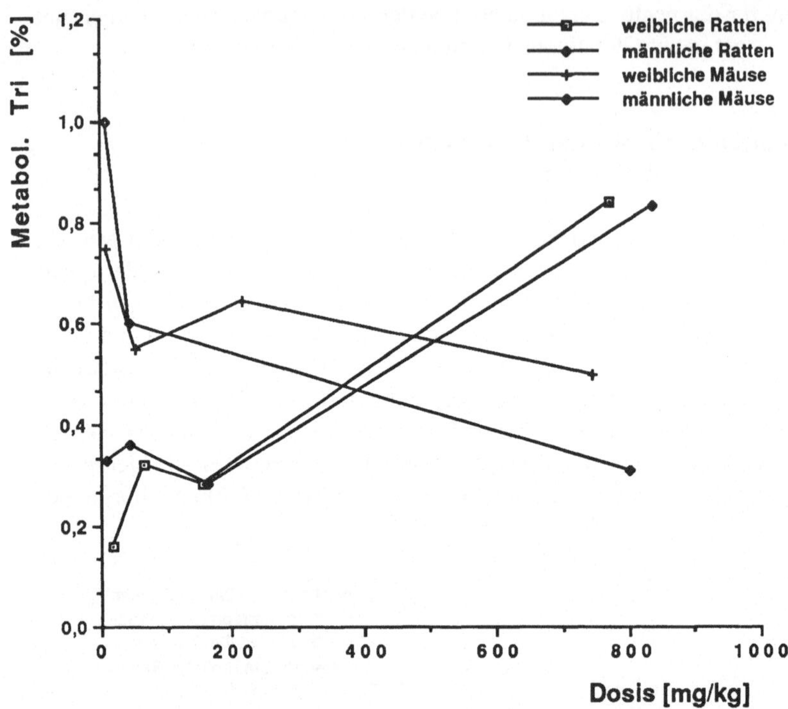

Abb. 7. Ausgeschiedene Merkaptursäuren nach Gabe verschiedener Dosen von Trichlorethen (10–800 mg/kg per Schlundsonde) bei männlichen und weiblichen Ratten und Mäusen

Methoden zum Biomonitoring von Merkaptursäuren von Tri- und Tetrachlorethen in Humanharn

Wir haben nach ausgedehnten Voruntersuchungen folgendes methodisches Vorgehen als optimal geeignet ausgearbeitet:

Es wird eine zweifache Vorreinigung durchgeführt; dazu wird eine Flüssig-flüssig-Extraktion mit einer Festphasenextraktion kombiniert.

Ein Aliquot der Urinprobe wird auf pH 1 angesäuert, interner Standard in Form der entsprechenden deuterierten Merkaptursäure zugefügt und anschließend 4mal mit Diethylether extrahiert. Nach dem Entfernen des Ethers wird der Rückstand in Wasser aufgenommen und auf eine C_{18}-Säule gegeben. Es wird nacheinander mit Wasser/TFA (pH 2) und Wasser/MeOH (8:2) gewaschen und danach mit MeOH eluiert. In einer Vakuumzentrifuge wird das Lösungsmittel entfernt und der Rückstand mit MeOH/10% BCl_3 verestert. Nach Zugabe von Wasser wird die Lösung mit Chloroform extrahiert und Aliquots davon mit GC/MS/SIM analysiert. Es wird dabei das für Merkaptursäuren charakteristische Molekülfragment m/z 144 bzw. m/z 147 für den internen Standard aufgezeichnet und über die erhaltenen Peakflächen die Konzentration berechnet. Die entwickelte Methode weist eine

Nachweisgrenze von 500 nmol/l Humanurin für *N*-Acetyl-*S*-dichlorvinyl-*L*-cystein auf.

Folgerungen für ein Biomonitoringprogramm

Die erarbeitete Methode zur Bestimmung von Merkaptursäuren ist spezifisch, und empfindlich genug, um bei Arbeitern mit Exposition gegenüber Trichlorethylen und Tetrachlorethylen eingesetzt zu werden. Im Falle von Mischexposition kann durch die unterschiedliche chemische Struktur der gebildeten Merkaptursäuren auf die jeweilige aufgenommene Verbindung (Tri oder Tetra) qualitativ wie auch quantitativ rückgeschlossen werden. Bei gleichzeitiger Bestimmung der typischen, für den oxidativen Stoffwechsel zeichnenden Verbindungen Trichloressigsäure und Trichlorethanol können auch Schlüsse über die Kinetiken der beiden Stoffwechselwege (oxidativ und reduktiv) gezogen werden. Da das Verfahren unblutig ist, stehen der Anwendung im Felde keine praktischen oder ethischen Bedenken entgegen.

Literatur

1. Dekant W, Vamvakas S, Berthold K, Schmidt S, Wild D, Henschler D (1986) Bacterial β-lyase mediated cleavage and mutagenicity of cysteine conjugates derived from the nephrocarcinogenic alkenes trichloroethylene, tetrachloroethylene and hexachlorobutadiene. Chem Biol Interact 60:31–45
2. Dekant W, Urban G, Gössmann C, Anders MW (1991) Thioketene formation from α-haloalkenyl 2-Nitrophenyl disulfides: models for biological reactive intermediates of cytotoxic S-conjugates. J Am Chem Soc 113:1520–22
3. Henschler D (1991) (Hrsg) Gesundheitsschädliche Arbeitsstoffe. Toxikologisch-arbeitsmedizinische Begründung von MAK-Werten. Trichlorethylen (1976), Tetrachlorethylen (1974, 1981, 1988). VCH, Weinheim
4. Koob M, Dekant W (1991) Bioactivation of xenobiotics by formation of toxic glutathione conjugates. Chem Biol Interact 77:107–136

Untersuchungen zur quantitativen Beziehung zwischen dem Benzo(a)pyrengehalt und der Gesamtkanzerogenität von Emissionen im Tierversuch

G. Grimmer

Einleitung

Aus vielen epidemiologischen Studien ist offensichtlich, daß verschiedene Krebserkrankungen durch äußere Faktoren bedingt sind. Der Nachweis dieser krebsauslösenden Faktoren konnte bisher nur für wenige Krebsarten bewiesen werden.

Es gibt verschiedene Klassen organischer Verbindungen, die in der Umwelt vorkommen und die im Tiertest maligne Geschwülste verursachen. Wenn man z.B. den Lungenkrebs betrachtet – z.Z. die häufigste Krebserkrankung bei Männern – so muß man in der Gas- und Partikelphase der verschiedenen Emissionen suchen. Leider sind diese Emissionen sehr komplexe Gemische verschiedener Substanzklassen.

Alle Emissionen aus unvollständigen Verbrennungen enthalten polycyclische aromatische Kohlenwasserstoffe (PAH), eine umweltrelevante Klasse von krebserzeugenden Verbindungen. Die Frage, ob andere kanzerogene Verbindungen in diesen Emissionen enthalten sind, läßt sich unter Verwendung geeigneter Tierversuche beantworten. Hierzu wird das Emissionskondensat, die auf einem Glasfaserfilter gesammelte Partikelphase, in einen möglichst kleinen PAH-haltigen und den größeren PAH-freien Anteil zerlegt und beide Anteile – zusammen mit dem Gesamtkondensat – in einem kanzerogen-spezifischen Testsystem, wie z.B. der Implantation in die Lungen von Osborne-Mendel-Ratten [1, 2, 11] oder der Applikation auf die Haut von Mäusen in mehreren Dosierungen getestet.

Eine Methode zur Identifizierung der krebserzeugenden Bestandteile von verschiedenen Emissionskondensaten oder Zigarettenrauch ist in Abb. 1 am Beispiel des Dieselabgas-Partikelextraktes dargestellt.

Wie groß ist der Beitrag der PAH zum kanzerogenen Potential des Dieselabgaspartikelextrakts [7]?

Abbildung 1 zeigt das Fraktionierschema von Dieselabgaspartikelextrakt.

In einem ersten Schritt wird der Toluolextrakt des dieselabgasbeladenen Glasfaserfilters (zusammen mit der Spülung des Glaskühlers) in eine wasserlösliche und eine lipidlösliche Fraktion getrennt. Anschließend wird der lipidlösliche Anteil an einer SEPHADEX LH 20 Chromatographiesäule in einen PAH-freien, einen PAH-haltigen und einen polaren Anteil getrennt. Schließlich wird durch

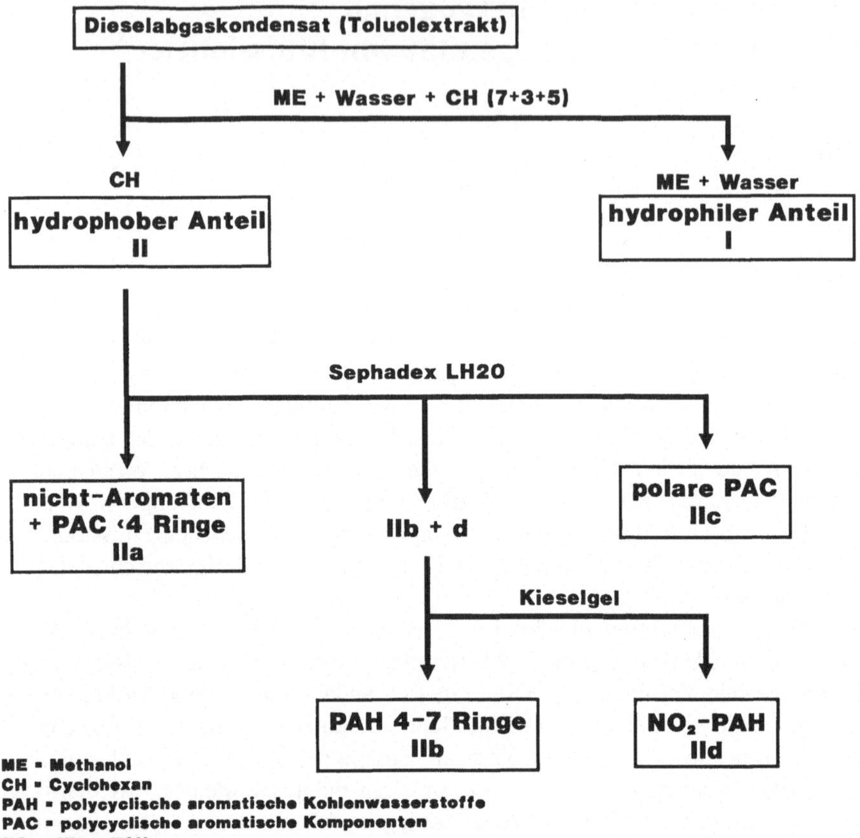

Abb. 1. Schema der Auftrennung von Dieselabgaskondensat (*ME*/Methanol, *CH*/Cyclohexan)

eine Chromatographie an Silicalgeel diese PAH-haltige Fraktion in PAH und Nitro-PAH aufgetrennt [7].

Die einzelnen Fraktionen wurden anschließend in dem kanzerogen-spezifischen Testsystem entsprechend ihren Anteilen dosiert – das heißt in den Prozentanteilen, in dem sie im Dieselabgaskondensat vorliegen – getestet. Abbildung 2 zeigt die krebserzeugende Wirkung der verschiedenen Fraktionen, die durch die Implantation in die Lunge von Osborn-Mendel-Ratten getestet wurden [7].

Auf der rechten Seite ist die Lungenkarzinomhäufigkeit in Prozent aufgetragen, auf der Abszisse sind die Fraktionen bezeichnet. Der linke Teil des Bildes vergleicht die kanzerogene Potenz des wasser- und des lipidlöslichen Anteils. Nur die hydrophoben Anteile des Dieselabgaskondensates verursachen Lungenkarzinome, während der hydrophile Anteil keinen Effekt zeigt. Nach einer weiteren chromatographischen Trennung der hydrophoben Anteile zeigt nur die PAH-Fraktion und – zu einem geringen Teil die Nitro-PAH enthaltende Fraktion – ein

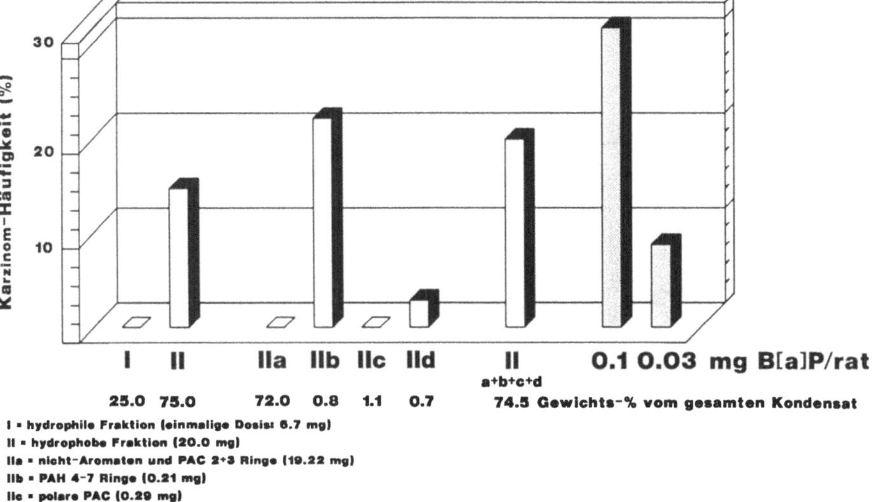

Abb. 2. Die Karzinomhäufigkeit von Dieselabgaspartikelextrakt und seinen Fraktionen, quantifiziert durch die Implantation in die Lunge von Osborne-Mendel-Ratten

krebserzeugendes Potential. Obwohl die PAH-Fraktion nur etwa 1 Masse-% des Gesamtextraktes ausmacht, liefert sie den größten Anteil zur kanzerogenen Aktivität des Dieselabgaskondensatextrakts. Die Fraktionen IIa + b + c + d sind durch die Rekombination dieser Einzelfraktionen hergestellt.

Die krebserzeugende Wirkung des Benzo(a)pyrens ist auf der rechten Seite des Bildes dargestellt. Etwa 0,06 mg reines BaP erzeugen die gleiche Wirkung wie 26 mg Dieselpartikelextrakt, der aber nur 0,0024 mg BaP enthält. Daraus kann

Tabelle 1. Beitrag der PAH-Fraktion und des BaP zur kanzerogenen Wirkung verschiedener Emissionskondensate in % (berechnet aus Implantationsversuchen in die Lunge von OM-Ratten mit Hilfe einer Probitanalyse)

		PAH-Fraktion	BaP
Dieselabgas	Partikelextrakt (0,8%)[a]	ca. 80%[b]	4,0%
Ottomotorenabgas	Partikelextrakt (2,8%)[a]	81%	2,4%
Abgas von kohlebeheizten Zimmeröfen			
Partikelextrakt	a. PAC 4–7 Ringe (17,3%)[a]	68%	2,4%
	b. PAC mehr als 7 Ringe (11,7%)[a]	54%	
Zigarettenrauch (flüchtige und Partikelphase des Nebenstromrauchs)		ca. 75%[b]	0,17%

[a] Gewichtsanteil der PAH-Fraktion bezogen auf den Emissionsextrakt.
[b] Berechnet unter der Annahme, daß die Dosis-Häufigkeitsbeziehung der des Benzo(a)pyrens entspricht.

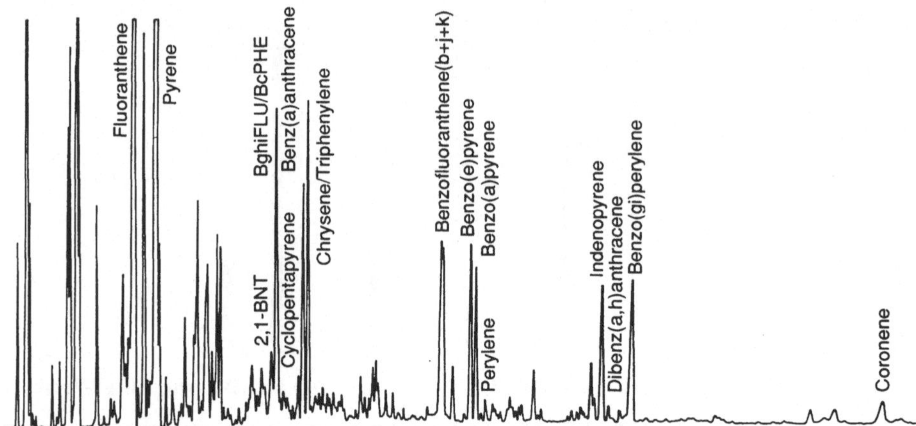

Abb. 3. Gaschromatographische Auftrennung der PAH-Fraktion des Dieselabgases (Fraktion II b, karzinomauslösende Fraktion)

man schließen, daß der BaP-Gehalt des Dieselpartikelextrakts nur 4% des gesamten krebserzeugenden Potentials dieser Emission erklärt, wenn man die Lunge von Osborne-Mendel-Ratten als Zielorgan wählt.

Die Zusammensetzung der krebserzeugenden PAH-Fraktion ist in Abb. 3 dargestellt.

Diese Fraktion enthält ausschließlich PAH. Das PAH-Profil ist für einen unvollständigen Verbrennungsprozess mit geringem Schwefelgehalt im Brennstoff charakteristisch.

Wie groß ist der Beitrag der PAH zur kanzerogenen Wirkung der Partikelphase von benzingetriebenen Fahrzeugen [3, 4]?

Wenn die Partikelphase der Emission benzingetriebener Fahrzeuge in ähnlicher Weise fraktioniert und ihren Anteilen entsprechend appliziert werden, so findet man auch hier, daß der größte Teil der krebserzeugenden Wirkung in der PAH-Fraktion lokalisiert ist. Dieser Befund ist unabhängig von der Art des Tiermodells (Rattenlungenimplantation oder Hautapplikation). Dies ist in Abb. 4 dargestellt.

Wie der obere Teil der Abbildung zeigt, ist der kanzerogene Effekt von 10 mg Kraftfahrzeugabgaskondensat so groß wie 0,28 mg der daraus gewonnenen PAH-Fraktion, verwendet man die Implantation in die Lunge als Testmodell.

Der untere Teil der Abbildung zeigt die Ergebnisse der Applikation auf die Haut von CFLP Mäusen. In dieser Versuchsserie wurde das Gesamtkondensat in einer Dosis von 1,752 mg mit der krebserzeugenden Wirkung der proportional ihrem Anteil dosierten Fraktionen bei der Tropfung auf die Haut von Mäusen getestet. Auch hier in diesem Tiermodell verursachen 0,061 mg der PAH-Fraktion den gleichen Effekt wie 1,752 mg des Gesamtkondensates, während alle anderen Fraktionen nur einen geringen kanzerogenen Effekt zeigen [3].

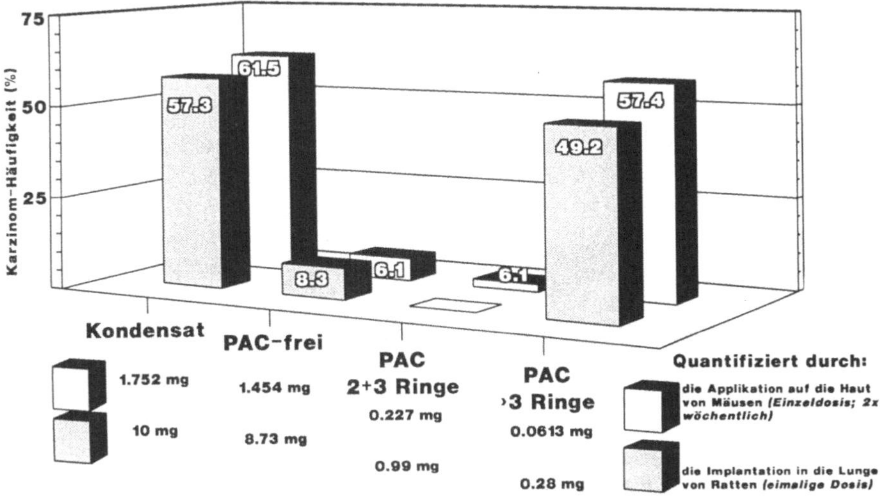

Abb. 4. Vergleich der Karzinomhäufigkeit von Kraftfahrzeugabgaskondensat aus Otto-Motoren und seinen Fraktionen

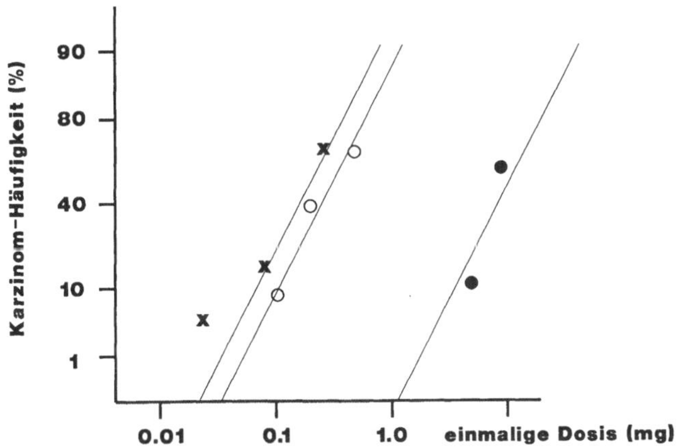

Abb. 5. Vergleich der Karzinomhäufigkeit von Kraftfahrzeugabgaskondensat und seinen Fraktionen, quantifiziert durch die Implantation in die Lungen aus OM-Ratten. Dosis-Häufigkeits-Beziehung vom Kondensat (*o*) Dosis 5 und 10 mg, der PAH-Fraktion (4–7 Ringe) (*o*) Dosis 0,14, 0,28 und 0,56 mg und Benzo(a)pyren (*x*) Dosis 0,03, 0,10 und 0,30 mg (Probitdarstellung)

Um diesen Anteil der verschiedenen Fraktionen an der biologischen Wirkung abschätzen zu können, ist es notwendig mehrere Dosierungen zu verwenden. Abbildung 5 demonstriert das für ein Autoabgaskondensat in den Dosen 5, 10 und 20 mg, die in der Lunge der Osborn-Mendel-Ratten implantiert wurden. Nach der Transformation in ein Probit Netz wird die Dosis-Häufigkeits-Beziehung linear.

Die 3 Dosierungen von reinem BaP, der PAH-haltigen Fraktion und des Ausgangsmaterials liegen innerhalb einer geringen Streubreite auf einer Geraden.

Wie groß ist der Beitrag der PAH zur kanzerogenen Wirkung der Partikelphase der Steinkohleverbrennung bei einem Zimmerofen [5, 6, 8]?

Die Ergebnisse, die unter ähnlichen Versuchsbedingungen mit der Partikelphase der Steinkohleverbrennung erhalten wurden, sind denen der beschriebenen sehr ähnlich (Abb. 6).

Der obere Teil der Abbildung zeigt die Ergebnisse, die nach der Implantation des Filterextrakts und seiner Fraktionen erhalten wurden (9), während der untere Teil die Ergebnisse des Hauttropfversuchs darstellt. Auch im Falle der Steinkohlenrauchgasemission ist die krebserzeugende Wirkung in der Fraktion der polycyclischen aromatischen Verbindung lokalisiert [5, 6]. Neben den PAH enthält diese Fraktion auch Thiaarene und Azaarene [9, 10].

Wie groß ist der Beitrag der PAH zur kanzerogenen Wirkung von Zigarettenrauch (Nebenstrom) [10]?

Die Auftrennung von Zigarettenrauch führt zu ähnlichen Resultaten, wenn die krebserzeugende Potenz der flüchtigen Anteile („semi-volatiles") mit der PAH-freien und PAH-haltigen Fraktion der Partikelphase verglichen wird. Zum Sammeln der Partikel- und Gasphasenbestandteile des Rauches wurde eine Filterkombination verwendet, die aus einem Glasfaserfilter für die Partikeln und nachfol-

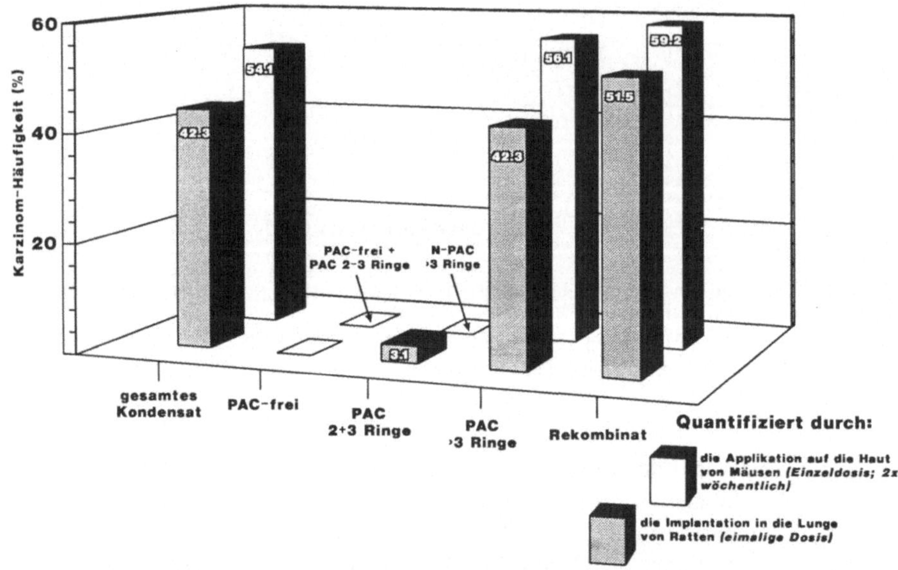

Abb. 6. Vergleich der Karzinomhäufigkeit von Kohlerauchgaskondensat, seinen Fraktionen und den wieder rekombinierten Fraktionen

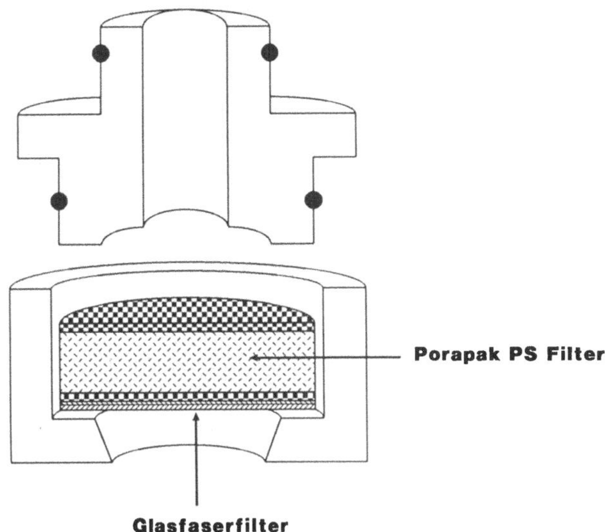

Abb. 7. Filtersystem zum Sammeln der Partikel (silanisiertes Glasfaserfilter) und der flüchtigen, dampfförmig vorliegenden Anteile (silanisierte Polystyrolbeads, PORAPAK PS)

gend einem Sorbtionsfilter (silanisierte Polystyrolbeads) besteht, die die Semivolatiles quantitativ zurückhält, wenn ihr Siedepunkt über 130 °C liegt.

Wie aus Abb. 8 hervorgeht, verursachen die dampfförmig vorliegenden Anteile des Nebenstromrauchs („semi-volatiles") nach einer Lungenimplantation bei den Versuchstieren keine Lungenkarzinome. Ebenso zeigt der PAC-freie Anteil (PAC = polycyclische aromatische Verbindungen), der auch PAC mit 2 und 3

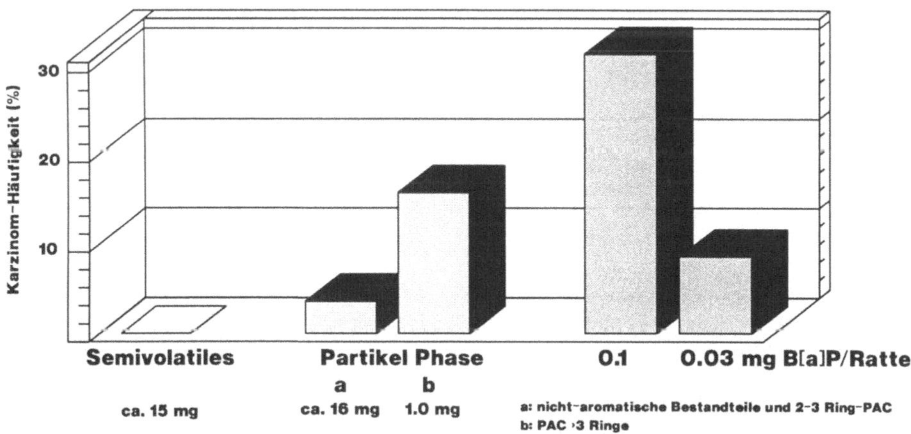

Abb. 8. Vergleich der Karzinomhäufigkeit der Fraktionen von Zigarettenrauch (Gasphasenbestandteile („semi-volatiles") und Partikel), evaluiert durch die Implantation in die Lunge von OM-Ratten

Ringen enthält, nur eine geringe kanzerogene Potenz, während der größte Teil des Nebenstromrauches durch die PAC-haltige Fraktion (> 3 Ringe) verursacht wird. Diese Fraktion beträgt nur 3 Massen-% vom Gesamtkondensat.

Wenn man eine lineare Häufigkeits-Wirkungs-Beziehung annimmt, entspricht eine Dosis von 0,06 mg reinem BaP der krebserzeugenden Wirkung einer Zigarette, die aber nur 0,0001 mg BaP im Nebenstromrauch enthält. Wenn man annimmt, daß das kanzerogene Potential dieser PAC-Fraktion aus der Summe der einzelnen PAH und PAC besteht, muß man annehmen, daß nur 0.17% der Wirkung durch den BaP-Gehalt des Nebenstromrauchs erklärbar ist. Eine detaillierte Untersuchung der 3 Fraktionen des Nebenstromrauchs der Zigaretten zeigt, daß die kanzerogene Fraktion der PAC-haltigen Partikelphase (ca. 1 mg) nur aus PAH, Carbazolen, Acridinen und Thiaarenen mit mehr als 3 Ringen besteht. Ebenso sind aber auch aromatische Amine enthalten, die nur aus zwei Ringen bestehen.

Die Hauptfraktion der Partikelphase (etwa 16 mg) enthält nichtaromatische Rauchbestandteile, 2- und 3-Ring-PAC und alle tabakspezifischen Nitrosamine wie N-Nitroso-nornikotin, 4-Methylnitrosamino-1-(3-pyridyl)-1-butanon (NNK), das als lokales Kanzerogen gilt. Wie erwähnt sind aromatische Amine, wie das 2-Aminonaphthalin, in beiden Partikelfraktionen enthalten.

Dimethylnitrosamin, der Hauptanteil des Anilins, der Toluidine und ein geringer Anteil des NNK werden in der Gasphase des Nebenstromrauches (etwa 15 mg) gefunden, der die bei Raumtemperatur flüchtigen Rauchinhaltsstoffe, wie z.B. Nikotin, enthält.

Das Ergebnis dieser Untersuchung des Nebenstromrauches von Zigaretten kann man nur so interpretieren, daß die Fraktion, die nur PAH, Azaarene, Thiaarene und aromatische Amine enthält, den größten Teil zur krebserzeugenden Wirkung des Nebenstroms beiträgt – wenn man die Rattenlunge als Zielorgan verwendet.

Zieht man den analytisch festgestellten BaP-Gehalt einer Probe zur Beurteilung ihrer kanzerogenen Potenz heran, muß man berücksichtigen, daß nur etwa 2–4% der krebserzeugenden Wirkung der Emission von BaP verursacht wird. Das bedeutet, daß die kanzerogene Potenz der Probe mindestens 25mal höher ist als der ermittelte BaP-Gehalt der Probe. Dies gilt auch für die Bodenproben, Nahrungsmittel und andere Matrizes.

Literatur

1. Deutsch-Wenzel R, Brune H, Grimmer G (1983) Cancer Lett 20:97–101
2. Deutsch-Wenzel R, Brune H, Grimmer G, Dettbarn G, Misfeld J (1983) JNCI 71:539–544
3. Grimmer G, Brune H, Deutsch-Wenzel R, Naujack KW, Misfeld J, Timm J (1983) Cancer Lett 21:105–113
4. Grimmer G, Brune H, Deutsch-Wenzel R, Dettbarn G, Misfeld J (1984a) JNCI 72:733–739
5. Grimmer G, Brune H, Deutsch-Wenzel R, Dettbarn G, Misfeld J, Abel U, Timm J (1984b) Cancer Lett 23:167–176

6. Grimmer G, Brune H, Deutsch-Wenzel R, Dettbarn G, Misfeld J, Abel U, Timm J (1985) Cancer Lett 28:203–211
7. Grimmer G, Brune H, Deutsch-Wenzel R, Dettbarn G, Jacob J, Naujack K-W, Mohr U, Ernst H (1987a) Cancer Lett 37:173–180
8. Grimmer G, Brune H, Deutsch-Wenzel R., Dettbarn G, Misfeld J (1987b) JNCI 78:935–941
9. Schmidt W, Grimmer G, Jacob J, Dettbarn G (1986) Toxicol Environm 13:1–16
10. Schmidt W, Grimmer G, Jacob J, Dettbarn G, Naujack KW (1987) Fres Z Anal Chem 326:401–413
11. Stanton MF, Miller E, Wrench C, Blackwell R (1972) JNCI 49:867–877

Biological Monitoring als diagnostisches Instrument bei der Prävention chemischbedingter Berufskrebse

J. Angerer, H. Rüdiger, K. H. Schaller und G. Lehnert

Einleitung

Bei der Prävention chemischbedingter Berufserkrankungen kommt den krebserzeugenden Substanzen ohne jeden Zweifel die größte Bedeutung zu. Diese sich aus der Wirkung dieser Substanzen auf die Gesundheit des Menschen ergebende Priorität wird dadurch gesteigert, als die Zahl der als krebserzeugend erkannten Substanzen in den letzten Jahren stetig angestiegen ist [23]. Die Prävention vor den Wirkungen gesundheitsschädlicher Substanzen i.allg. und damit auch der krebserzeugenden Stoffe stützt sich im wesentlichen auf 2 Meß- und Kontrollstrategien; dies ist

- das Ambient Monitoring, die Bestimmung der Schadstoffkonzentration in der Luft des Arbeitsplatzes;
- das Biological Monitoring, die Bestimmung der Schadstoffe, ihrer Stoffwechselprodukte oder anderer Parameter des Intermediärstoffwechsels in den Körperflüssigkeiten des Menschen.

Durch das Biological Monitoring können viele Einflüsse auf die vom einzelnen aufgenommene Schadstoffmenge und deren Wirkung erfaßt werden, die sich der Raumluftmessung, dem Ambient Monitoring, entziehen. Dazu zählen u.a. die Schwankung der über die Lungen aufgenommenen Stoffmengen in Abhängigkeit von der Größe des Atemzeitvolumens, die Möglichkeit der perkutanen Schadstoffaufnahme, intra- und interindividuelle Abweichungen im Stoffwechselverhalten, gesundheitliche Vorschäden etc. [27].

Wegen der Möglichkeiten des Biological Monitorings für den Schutz der Gesundheit des Individuums wird ihm in der Bundesrepublik Deutschland im Rahmen der arbeitsmedizinischen Vorsorge große Bedeutung zugemessen. Als einziges westeuropäisches Land ist die Durchführung des Biological Monitorings in der Bundesrepublik Deutschland durch Verordnung vorgeschrieben [17].

Es sollte sich von selbst verstehen, daß die Vorzüge des Biological Monitorings in bezug auf den Schutz der Gesundheit, insbesondere den Personen zugute kommen sollte, die mit besonders schädlichen, in diesem Fall mit krebserzeugenden Substanzen, umgehen. Aus dieser Erkenntnis heraus hat die Arbeitsgruppe zur Aufstellung von Grenzwerten in biologischem Material der Senatskommission zur Prüfung gesundheitsschädlicher Arbeitsstoffe der Deutschen Forschungsgemeinschaft vor einigen Jahren damit begonnen, sog. Expositionsäquivalente für krebserzeugende Arbeitsstoffe (EKA-Werte) zu evaluieren, anhand derer die innere Belastung bzw. die Beanspruchung bewertet werden kann [24]. Die EKA-Werte stellen im Gegensatz zu den Biologischen Arbeitsstofftoleranzwerten (BAT-Werte) und maximalen Arbeitsplatzkonzentrationen keine unbedenklichen Schwellenwerte dar. Ihre Überschreitung zeigt aber, daß der betreffende Arbeiter ein höheres Risiko trägt, als es nach dem Ergebnis der Luftanalyse zu erwarten wäre [28].

Welche Möglichkeiten gibt es nun für ein Biological Monitoring im Bereich krebserzeugender Arbeitsstoffe? Diese Frage soll im folgenden diskutiert werden. Bei der Bewertung der diesbezüglichen Möglichkeiten orientieren wir uns an den Stoffen, die von der Senatskommission zur Prüfung gesundheitsschädlicher Arbeitsstoffe der Deutschen Forschungsgemeinschaft in die Kategorien III A1 und III A2 der jährlich erscheinenden Liste der max. Arbeitsplatzkonzentrationen und biologischen Arbeitsstofftoleranzwerte eingeordnet werden. Es handelt sich dabei um Substanzen, die sich beim Menschen oder beim Tier als krebserzeugend erwiesen haben [7].

Da auf diesem Themenbereich in den letzten Jahren sehr viel gearbeitet wurde, ist es nicht möglich, die gesamte Originalliteratur zu zitieren, so daß wir uns, wo immer dies möglich ist, auf die Angabe zusammenfassender Darstellungen beschränken. Die in den Tabellen zitierten Literaturstellen können bei den Autoren angefordert werden.

Bestimmung der unveränderten Schadstoffe in den Körperflüssigkeiten

Die Konzentration des Arbeitsstoffs im menschlichen Körper stellt ein ungleich besseres Maß für die am Arbeitsplatz aufgenommene Dosis dar, als die Konzentration der betreffenden Noxe in der Raumluft. Die bereits oben erwähnten Einflüsse auf die vom einzelnen aufgenommene Schadstoffmenge, wie z.B. das Atemzeitvolumen, schlagen sich in der Höhe der sog. inneren Belastung nieder. Der wohl größte Vorteil, den unveränderten Schadstoff in menschlichen Körperflüssigkeiten zu bestimmen, besteht darin, daß dieser Untersuchungsparameter streng spezifisch ist für die Art des aufgenommenen Schadstoffs. Deshalb bestimmt man die Schadstoffe in biologischem Material auch dann, ggf. zusätzlich, wenn Parameter vorhanden sind, die die Wirkung besser widerspiegeln, die aber weniger spezifisch sind. Ein Beispiel dafür ist das Benzol, dessen Konzentration in Blut dem krebserzeugenden Schadprinzip weniger nahe steht, als die Phenolausscheidung im Harn, die aber für den aufgenommenen Schadstoff wenig spezifisch ist. Dies bedeutet andererseits, daß dem Vorteil der Schadstoffspezifität häufig der Nachteil gegenüber steht, daß aus dem Schadstoffspiegel in den Körperflüssigkeiten nicht ohne weiteres auf die gesundheitsschädigende Wirkung geschlossen werden kann. Dies ist nur dann der Fall, wenn die Wirkung, wie im Falle der aromatischen Amine oder der Metalle, vom Schadstoff selbst getragen wird bzw. wenn dieser der Wirkung sehr nahe steht.

Der Nachweis der unveränderten Schadstoffe in den Körperflüssigkeiten weist einen weiteren Vorteil auf. Für die Bestimmung krebserzeugender Arbeitsstoffe, soweit diese systemisch aufgenommen werden, liegen heute praktikable chemisch-analytische Verfahren vor, die es zulassen, diese Substanzen spezifisch, präzise und richtig im Blut bzw. im Harn zu erfassen. Eine Übersicht über diese Substanzen und die zu ihrer Bestimmung eingesetzten Methoden geben die Tabellen 1 und 2. Bei den meisten der aufgeführten analytischen Verfahren handelt es sich um solche, die von der Arbeitsgruppe „Analytische Chemie" der Arbeitsstoffkommission der Deutschen Forschungsgemeinschaft erarbeitet und publiziert werden [1, 2]. Diese Verfahren sind bezüglich ihrer analytischen Zuverlässigkeit und ihrer Nachvollziehbarkeit geprüft, weshalb sie auch im Rahmen der Gefahrstoffverordnung zur Anwendung empfohlen werden.

Zur Anwendung gelangen v.a. die modernen Methoden der instrumentellen analytischen Chemie. Dies sind insbesondere die Atomabsorptionsspektralphotometrie zur Bestimmung der Schwermetalle sowie die Hochdruckflüssigkeitschromatographie, meist in Verbindung mit UV-Detektoren, die sich für die Analyse organischer Substanzen eignet, die bei Raumtemperatur fest sind. Eine der wichtigsten Techniken im Bereich der organischen Analytik ist die Kapillargaschromatographie in Verbindung mit verschiedenen Detektoren, die auch die Massenspektrometrie einschließen. Die Gaschromatographie ist die Methode der Wahl für alle organischen Substanzen, die entweder bei Raumtemperatur flüchtig sind oder sich unzersetzt verdampfen lassen. Mit den erwähnten Methoden können die Schadstoffkonzentrationen in Blut und Harn bis in den unteren „µg/l-Bereich" erfaßt werden. Dies deckt den gesamten Bereich der beruflich verursachten Expositionen und einen Teil umweltbedingter Belastungen ab. Niedrigere Nachweisgrenzen und damit ein tieferes Eindringen in den Umweltbereich macht allerdings einen größeren Aufwand bei der Probenaufbereitung notwendig.

Die Bestimmung krebserzeugender Arbeitsstoffe in Körperflüssigkeiten findet heute bereits breiten Einsatz im Rahmen arbeitsmedizinischer Vorsorgeuntersuchungen. Die Gefahrstoffverordnung schreibt in der TRGS 100 für krebserzeugende Arbeitsstoffe vor, daß bei der Überschreitung der Auslöseschwelle arbeitsmedizinische Vorsorgeuntersuchungen durchgeführt werden müssen. Richtlinien für die Durchführung solcher Überwachungsuntersuchungen haben die Berufsgenossenschaften in Form ihrer berufsgenossenschaftlichen Grundsätze für arbeitsmedizinische Vorsorgeuntersuchungen erarbeitet (Hauptverband der Gewerblichen Berufsgenossenschaften 1985). Der Grundsatz G 40 „Krebserzeugende Gefahrstoffe" sieht für die meisten der in den Tabellen 1 und 2 aufgeführten Schadstoffe ein Biological Monitoring als im Rahmen von Nachuntersuchungen erwünscht an. Darüber hinaus sind in diesen Grundsätzen „Werte in biologischem Material definiert", bei deren Überschreitungen Maßnahmen ergriffen werden sollen, die zu einer weiteren Reduzierung der Gefahrstoffexposition führen. Diese Werte sind ebenfalls in den Tabellen 1 und 2 aufgeführt. Sie sind nicht zu verwechseln mit den bereits erwähnten EKA-Werten. Während sich die EKA-Werte an den technischen Richtkonzentrationen der Gefahrstoffverordnung orientieren, liegen die im BG-Grundsatz G 40 aufgeführten Werte niedriger als diese und stellen eher eine

Tabelle 1. Nachweis der unveränderten Gefahrstoffe der Gruppe III A 1 (beim Menschen krebserzeugend) der MAK-/BAT-Werteliste in Blut und Harn, für die ein Biomonitoring möglich ist

Gefahrstoff	Matrix	Methode	Grenzwerte	Literatur
4-Aminodiphenyl	Harn	GC-ECD/MS HPLC	100 µg/g Kreat.[a] 10 µg/l[b]	[7, 8]
Arsentrioxid, Arsenpentoxid, arsenige Säure, Arsensäure und ihre Salze	Harn (As)	Hydrid-AAS	330 µg/l[c]	[7, 8]
Benzidin und seine Salze	Harn	GC-ECD HPLC	10 µg/l[b]	[7]
Benzol	Blut	Dampfraum-GC	45 µg/l[c]	[8]
4-Chlor-o-toluidin	Harn	GC-ECD HPLC	10 µg/l[b]	[8]
2-Naphthylamin	Harn	GC-ECD/MS HPLC	10 µg/l[b]	[7, 8]
Nickel als Nickelmetall, Nickelsulfid und sulfidische Erze, Nickeloxid und Nickelcarbonat	Harn (Ni) Blut (Ni)	GF-AAS GC-AAS	40 µg/l[c] 2 µg/l[d]	[7, 8]
Zinkchromat	Harn (Cr) Blut (Cr) Erythrozyten (Cr)	GF-AAS GF-AAS GF-AAS	40 µg/l[c] 0,5 µg/l[d] 35 µg/l Vollblut[c] (siehe auch Chrom-(VI)-Verbindungen unter Tabelle 2)	[7, 8]
Cobalt und seine Verbindungen (in Form atembarer Stäube/Aerosole)	Harn (Co) Blut (Co)	GF-AAS GF-AAS	60 µg/l[c] 5 µg/l[c]	[7, 8]
4,4'-Diaminodiphenylmethan	Harn	HPLC-ECD GC-ECD	10 µg/l[b]	[8]
3,3'-Dichlorbenzidin	Harn	HPLC	20 µg/l[b]	[8]

3,3'-Dimethyl-4,4'-Diaminodiphenylmethan	Harn	GC	10 µg/l[b]	[8]
1,1-Dimethylhydrazin	Harn	GC		[8]
1,2-Dimethylhydrazin	Serum	GC		[8]
Dinitrotoluole (Isomeren Gemische)	Harn	GC	10 µg/l[b]	[8]
Ethylenoxid	Vollblut	Dampfraum-GC	6 µg/l[c]	[7, 8]
Hydrazin	Harn Serum	GC	10 µg/l[b] 10 µg/l[b]	[8]
4,4'-Methylen-bis (2-chloranilin)	Harn	HPLC	10 µg/l[b]	[8]
Nickeltetracarbonyl	Harn (Ni)	GF-AAS	2,2 µg/l[d]	[8]
4-Nitrodiphenyl	Plasma	GC	10 µg/l[b]	[8]
2-Nitronaphthalin	Plasma	GC	10 µg/l[b]	[8]
N-Nitrosoverbindungen	Harn (NDELA)	GC-Chemolumi-neszenzdetektor	10 µg/l[b]	[8]
Pentachlorphenol	Harn Serum	GC-ECD	300 µg/l[c] 1000 µg/l[c]	[7, 8]
2, 3, 7, 8-Tetrachlordibenzo-p-dioxin	Blut	GC-MS		
o-Toluidin	Harn	GC-ECD	10 µg/l[b]	[8]
2,4-Toluylendiamin	Harn	GC-ECD	10 µg/l[b]	[8]

[a] 4-ADP-Überwachungswert.
[b] Aktionswert für arbeitsmedizinische und arbeitshygienische Maßnahmen gemäß dem berufsgenossenschaftlichen Grundsatz für arbeitsmedizinische Vorsorgeuntersuchungen G40.
[c] EKA-Wert.
[d] Obere Normgrenze.
[e] EKA-Wertvorschlag für Frauen.
[f] EKA-Wertvorschlag.
[g] Henschler D., Lehnert G. 1983–1991.
[h] Angerer J., Schaller K. H. 1976–1991.

Tabelle 2. Nachweis der unveränderten Schadstoffe der Gruppe III A 2 (beim Tierversuch krebserzeugend) der MAK-/BAT-Werteliste in Blut und Harn, für die ein Biomonitoring möglich ist

Gefahrstoff	Matrix	Methode	Grenzwerte	Literatur
Acrylamid	Harn	HPLC	500 µg/l[b]	[8]
	Serum	HPLC	250 µg/l[b]	
Acrylnitril	Harn	GC	10 µg/l[b]	[8]
	Blut	GC	10 µg/l[b]	
Antimontrioxid	Harn (Sb)	GF- bzw. Hydrid-AAS	5 µg/l[b]	[8]
Beryllium und seine Verbindungen	Harn	GF-AAS	0,1 µg/l[d]	[8]
Kadmium und seine Verbindungen	Harn (Cd)	GF-AAS	15 µg/l[b]	[8]
(in Form atembarer Stäube/Aerosole)	Blut (Cd)	GF-AAS	15 µg/l[b]	
p-Chloranilin	Harn	GC	10 µg/l[c]	[7, 8]
Chlorfluormethan	Blut	Dampfraum-GC		[8]
Chrom(VI)-Verbindungen (in Form von	Harn (Cr)	GF-AAS	40 µg/l[c]	[7, 8]
Stäuben/Aerosolen; ausgenommen die	Blut (Cr)	GF-AAS	0,5 µg/l[d]	
in Wasser praktisch unlöslichen)	Erythrozyten (Cr)	GF-AAS	35 µg/l Vollblut[c]	

[b–d] Siehe Tabelle 1

Art Aktions- oder Auslöseschwelle dar, bei deren Überschreitung zusätzliche Maßnahmen zum Schutz der Gesundheit zu treffen sind.

Bestimmung der Stoffwechselprodukte in Körperflüssigkeiten

Die Konzentration der Stoffwechselprodukte in den Körperflüssigkeiten stellen wie die der unveränderten Schadstoffe primär ein Maß für die aufgenommene Dosis dar. Die Bestimmung von Metaboliten bietet aber dort Vorteile, wo diese dem krebserzeugenden Schadprinzip näher stehen als der unveränderte Schadstoff. Benzol und kondensierte Aromaten (PAH) sind dafür Beispiele. Sie werden im menschlichen Körper erst in elektrophile Substanzen, in Epoxide, überführt, die mit der Erbsubstanz reagieren können. Auch in den Fällen, in denen das Stoffwechselprodukt nicht toxischer ist als die Ausgangssubstanz, weist die Bestimmung der Metaboliten Vorzüge auf. Im allgemeinen analysiert man den Metabolitengehalt des Harns (Tabelle 3). Diese Untersuchungsmatrix ist leichter und in größeren Mengen verfügbar als Blut, so daß es gelingt, kleinere Substanzmengen zu erfassen. Außerdem sind die im Harn auftretenden Konzentrationen zumeist wesentlich größer als die Schadstoffspiegel im Blut. Während letztere die augenblickliche Belastung wiedergeben, stellt die Metabolitenkonzentration im Harn im allgemeinen ein zeitliches Integral über die Expositionsdauer dar. Damit ist in der Regel eine Steigerung der analytischen und der diagnostischen Empfindlichkeit verbunden. Dies gilt für alle in Tabelle 3 aufgeführten Metaboliten.

Die größere Empfindlichkeit des Metabolitennachweises im Harn geht häufig einher mit einer geringeren diagnostischen Spezifität. Dies trifft auf Substanzen zu, die entweder physiologischerweise im Harn ausgeschieden werden, wie das Phenol oder die infolge gleicher Stoffwechselwege aus unterschiedlichen Substanzen entstehen wie die Thiodiglycolsäure.

Analytisch wirft die Bestimmung der Stoffwechselprodukte krebserzeugender Arbeitsstoffe im Harn keine Probleme auf. Die Methoden der Kapillargaschromatographie, deren Koppelung mit der Massenspektrometrie und die der Hochdruckflüssigkeitschromatographie gestatten es bis in den unteren „µg/l-Bereich" vorzudringen. Auch hier sei auf die Methodensammlung der Arbeitsgruppe Analytische Chemie der Arbeitsstoffkommission der Deutschen Forschungsgemeinschaft verwiesen [1, 2].

Die meisten krebserzeugenden Substanzen, die systemisch aufgenommen werden bzw. ihre Stoffwechselprodukte können routinemäßig in Körperflüssigkeiten bestimmt werden. Auf dieser Grundlage kann bereits heute ein Biological Monitoring, und damit eine Individualprävention beim Vorliegen einer beruflichen Belastung durch krebserzeugende Arbeitsstoffe durchgeführt werden. Einschränkend gilt, daß auf der Ebene des Schadstoff- und Metabolitennachweises die Belastung nicht aber die Beanspruchung erfaßt wird.

Tabelle 3. Nachweis der Stoffwechselprodukte von Gefahrstoffen der Gruppen III A1 und III A2 der MAK-/BAT-Werteliste in Blut und Harn, die für ein Biomonitoring geeignet sind

Gefahrstoff	Metabolit	Matrix	Methode	Grenzwerte	Literatur
Aromatische Amine	Aromatische Amine, die aus Konjugaten freigesetzt werden	Harn	GC-ECD GC	g	[8]
Benzol	Phenol	Harn	HPLC	40 µg/l[c]	[8]
	S-Phenylmerkaptursäure	Harn	GC-MS	200 µg/l[f]	[31]
	trans, trans-Muconsäure	Harn	HPLC	5 µg/l	[8]
2-Nitronaphthalin	2-Naphthylamin	Harn	GC-ECD HPLC		[8]
Polycyclische aromatische Kohlenwasserstoffe (PAH), krebserzeugend	1-Hydroxypyren	Harn	HPLC		[8]
	Hydroxy- und Dihydroxydiole der PAH	Harn	GC-FID/ MS		[18]
Vinylchlorid	Thiodiglykolsäure	Harn	GC-MS	2,4 µg/24h	[7]

[c, e, g] Siehe Tabelle 1.

Addukte krebserzeugender Arbeitsstoffe an Makromoleküle des menschlichen Körpers

Die meisten als krebserzeugend eingestuften Substanzen zeichnen sich dadurch aus, daß sie im menschlichen Organismus entweder selbst oder nach metabolischer Aktivierung mit Makromolekülen kovalente Bindungen eingehen. Dabei ist es in erster Linie die Bindung der Schadstoffe an Proteine und v.a. an die Erbsubstanz, die DNA, die als Primärschäden (biochemischer Effekt) aufgefaßt werden kann. Die Menge der gebildeten Addukte sollte sich deshalb grundsätzlich besser als Parameter für die Abschätzung des gesundheitlichen Risikos eignen als die Konzentration der Schadstoffe bzw. ihrer Metaboliten in den Körperflüssigkeiten.

Proteinaddukte

Aus einer Vielzahl von Gründen werden die Schadstoffaddukte an Proteine derzeit sehr intensiv erforscht. Dies gilt v.a. für die Addukte an Hämoglobin.

Anders als die DNA ist Hämoglobin leicht und in hinreichender Menge aus Blut verfügbar, so daß sich die Bestimmung von Hämoglobinaddukten auch für arbeitsmedizinische Vorsorgeuntersuchungen besser eignet. Zusätzlich erweist sich die mit vier Monaten relativ lange Lebensdauer des Erythrozyten von Vorteil. Über diese Zeit hinweg kumulieren alle Primärläsionen, so daß mit der Bestimmung der Hb-Addukte einerseits ein relativ großer Expositionszeitraum erfaßt und beurteilt werden kann. Andererseits ist durch diese Aufaddition eine sehr empfindliche Bestimmung auch kleinster, z.B. umweltbedingter Expositionen möglich. Diesen Vorteil bieten Plasmaproteine, z.B. Albumin, nicht, deren Lebenszeit deutlich kürzer ist als die des Hämoglobins. Bei den DNA-Addukten kommt es durch „Repairmechanismen" zu einer Verminderung des Adduktspiegels. Ein wesentlicher Vorteil der Erfassung der Hämoglobinschadstoffaddukte ist weiterhin, daß sie heute mit Methoden durchgeführt werden kann, die in bezug auf den aufgenommenen Schadstoff streng spezifisch sind.

Veränderungen des Hämoglobinmoleküls werden nicht durch Zellteilung auf Tochterzellen weitergegeben, wie dies bei den DNA-Addukten der Fall ist. Hb-Addukte stehen deshalb der potentiellen Krebsentstehung weniger nahe als DNA-Addukte. Dieser Nachteil wird aber ausgeglichen durch die oben genannten Vorteile bei der Bestimmung der Hämoglobinaddukte. Außerdem hat sich gezeigt, daß alle Substanzen, die mit DNA reagieren, auch mit Hämoglobin Verbindungen eingehen [13]. Über einen weiten Dosis-Bereich besteht außerdem ein konstantes Verhältnis zwischen der Menge der DNA und der Hb-Addukte, so daß jederzeit aus dem Gehalt der Hb-Addukte auf den der DNA-Addukte geschlossen werden kann [32]. Im Gegensatz zum Gehalt an Schadstoffen oder deren Stoffwechselprodukte in den Körperflüssigkeiten (s. oben) bietet der Hb-Addukt-Spiegel des Blutes ein Maß für die Verfügbarkeit des ultimal toxischen Metaboliten im menschlichen Körper.

Bei den Hb-Schadstoffaddukten unterscheiden wir solche, bei denen nach entsprechender Aufbereitung, z.B. nach Hydrolyse die ursprünglich aufgenommenen Schadstoffe bzw. deren Metaboliten bestimmt werden und solchen, bei denen sehr stabile kovalente Bindungen, vor allem Stickstoff-Kohlenstoff-Bindungen gebildet werden, die sich nicht hydrolysieren lassen.

Beispiele für die zuerst genannte Gruppe von Addukten sind die aromatischen Amine. Nach Oxydation zu den entsprechenden Nitrosoverbindungen werden diese an Sulfhydrilgruppen des Hämoglobins gebunden. Aus den entstehenden Sulfinsäureamiden werden die ursprünglich aufgenommenen aromatischen Amine hydrolytisch freigesetzt und nach Derivatisierung spezifisch und empfindlich bestimmt [26, 27]. Ähnlich verhält es sich mit den kondensierten aromatischen Kohlenwasserstoffen, den sog. PAHs bzw. deren Epoxiden und Hydroxiden. Sie werden an Carboxylgruppen des Hämoglobins gebunden und können hydrolytisch aus diesen Estern leicht freigesetzt und anschließend bestimmt werden [5]. Schließlich ist das Chromat VI-Ion zu nennen, das im Gegensatz zu III-wertigen Chromionen die Erythrozytenmembran zu durchdringen vermag und nach Reduktion an das Hämoglobin gebunden wird. Auf diese Weise ist über die Bestimmung des Chromgehalts des Hämoglobins die Möglichkeit gegeben, die innere Chromatbelastung und damit das individuelle Gesundheitsrisiko zu quantifizieren [26].

Alkenoxide, wie das Ethylenoxid oder das Propylenoxid, die entweder als solche verwendet werden, oder Alkene, die erst im menschlichen Körper in die entsprechenden kanzerogenen Epoxide umgewandelt werden, reagieren mit dem Hämoglobin unter Bildung kovalenter nicht hydrolysierbarer Bindungen. Als Bindungsstellen im Hämoglobin-Molekül werden beim Menschen v.a. das Histidin und das N-terminale Valin bevorzugt, während im Tierversuch die Bindung an Cystein im Vordergrund steht (ECETOC 1989). In diesen Fällen wird die Aminosäure, die den Schadstoff trägt, aus dem Hämoglobin abgespalten und kann als Aminosäure-Schadstoffaddukt spezifisch und sehr empfindlich bestimmt werden. Das Hämoglobin wird zu diesem Zweck entweder zu den einzelnen Aminosäuren abgebaut. Dies kann durch eine saure oder enzymatische Hydrolyse erfolgen [11, 33]. Alternativ gelingt es, mit einem modifizierten Edman-Abbau nur das N-terminale Valin bzw. dessen Verbindung mit dem Schadstoff aus dem Hämoglobin abzuspalten [43].

Die Bestimmung der Hb-Schadstoffaddukte hat bereits Eingang in die arbeitsmedizinische Überwachungspraxis gefunden. Für die Hb-Addukte des Chroms und des Anilins wurden EKA- bzw. BAT-Werte evaluiert [7]. Mit dem für Anilin angewandten Verfahren können grundsätzlich alle Addukte aromatischer Amine an Hämoglobin bestimmt werden [3]. Für arbeitsmedizinische Zwecke wurden außerdem die Addukte von Ethylenoxid [12], Propylenoxid [34], Vinylchlorid [41] und der PAHs [48] gemessen. Auch gelingt es, den Bereich ökologisch bedingter Expositionen zu erfassen. Beispiele hierfür sind die Addukte des Ethylenoxids, des 4-Amino-Biphenyl oder der PAHs, deren Addukte an Hämoglobin bei Rauchern vermehrt festgestellt wurden [10].

Darüber hinaus liegen für eine Vielzahl weiterer mutagener Substanzen diesbezügliche Ergebnisse aus In-vitro-Untersuchungen und Tierversuchen sowie Erfahrungen am Menschen vor. Die Tabellen 4 und 5 zeigen einen Ausschnitt aus den außerordentlich zahlreichen Publikationen zu diesem Themenbereich. Es wurden hierbei im wesentlichen nur die Veröffentlichungen berücksichtigt, die sich mit Arbeitsstoffen befassen. Diese vielfältigen Aktivitäten lassen hoffen, daß künftig für weitere krebserzeugende Arbeitsstoffe Hb-Addukte aufgefunden werden, die sich für die Risikoabschätzung bei entsprechender Schadstoffexposition eignen.

Zur Bestimmung von Addukten organischer Substanzen an Proteine, speziell an Hämoglobin, werden an Methoden eingesetzt:

Die Gaschromatographie in Verbindung mit verschiedenen Detektoren, die Fluorimetrie sowie immunologische Verfahren. Die in bezug auf die Spezifität und die erzielbaren Nachweisgrenzen leistungsfähigste Methode, stellt die Kombination aus Kapillargaschromatographie und Massenspektrometrie (GC/MS) dar. Mit einer Nachweisgrenze von ca. 10 pmol Addukt/g Hämoglobin ist dieses Verfahren ebenso empfindlich wie das sog. ^{32}P Postlabelling mit dem DNA-Addukte bevorzugt bestimmt werden. Im Gegensatz zum Postlabelling erfolgt die Bestimmung der Hb-Addukte mittels GC/MS, aber streng substanzspezifisch. Da GC/MS-Verfahren heute den Stand der Technik im arbeitsmedizinisch-toxikologischen Labor darstellen, können Hämoglobinaddukte im Rahmen arbeitsmedizinischer Vorsorgeuntersuchung auch unter Routinebedingungen bestimmt werden. Die quantitative Auswertung, die mit den üblichen Kalibrierverfahren durchgeführt werden kann, stellt ebenfalls kein Problem dar. Fluorimetrische Methoden sind nur zur Bestimmung von PAH-Addukten geeignet. Immunologische Verfahren unter Verwendung monoklonaler und polyklonaler Antikörper sind äußerst aufwendig und weniger spezifisch als GC/MS-Methoden.

Zur Bestimmung von Metallen, die an Proteine gebunden sind, kann nach deren Abtrennung aus dem Blut, die sehr praktikable und gleichzeitig spezifische und äußerst empfindliche Methode der Atomabsorptionsspektrometrie eingesetzt werden.

Zusammenfassend ergibt sich, daß die Messung der Hb-Schadstoffaddukte die derzeit erfolgversprechendste Methode darstellt, ein Gesundheitsrisiko durch krebserzeugende Arbeitsstoffe im Rahmen von Vorsorgeuntersuchungen erfassen zu können.

DNA-Addukte

Es kann heute als gesichert gelten, daß die Fähigkeit eines Schadstoffs oder seiner Stoffwechselprodukte mit der Erbsubstanz kovalente Bindungen einzugehen für dessen mutagene Wirkungen verantwortlich ist. Man hat festgestellt, daß nicht alle DNA-Schadstoffaddukte die gleiche mutagene Potenz aufweisen. Als diesbezüglich außerordentlich kritisch haben die Addukte an die 0-6-Stellung des Guanins [38] und an die 0-4-Stellung des Thymidins [42] zu gelten. Dabei ist die mutagene Wirkung offenbar umso größer, je voluminöser der an die DNA gebundene Schadstoffrest ist. Demgegenüber haben sich Addukte an die N-7-Position

Tabelle 4. Aktuelle Literaturübersicht zur Bestimmung der Proteinaddukte von Alkenen und aromatischen Kohlenwasserstoffen sowie deren Epoxiden nach beruflicher bzw. experimenteller Gefahrstoffbelastung

	Target	Species and Test System	Method	Exposure	Authors
Alkenes and Their Epoxides					
Ethene	Cys	Mouse	GC-MS	experimental	Ehrenberg et al. (1977)
Ethene	Val	Rat. Hamster	GC-MS (NICI)	experimental	Törnqvist et al. (1988)
Ethene	Val, His	Man	GC-MS (NICI)	background	Törnqvist (1990)
Ethylene Oxide	His	Mouse	LSC	experimental	Osterman-Golkar et al. (1976)
Ethylene Oxide	His	Rat	GC-MS	experimental	Bailey et al. (1987)
Ethylene Oxide	His, Val	Man	GC-MS (NICI)	occupational	Farmer et al. (1986)
Ethylene Oxide	Val	Man	GC-MS (NICI)	occupational	Kautiainen & Törnqvist (1991)
Ethylene Oxide	Val	Man	GC-MS (NICI)	occupational	Mayer et al. (1991)
Ethylene Oxide	Val	Man	GC-MS (NICI)	occupational	Sarto et al. (1991)
Ethylene Oxide	Val	Man	GC-MS (NICI)	occupational	Osterman-Golkar & Bergmark (1988)
Ethylene Oxide	Val	Man	GC-MS (NICI)	occupational	Törnqvist et al. (1989a)
Ethylene Oxide	Val	Mouse	GC-MS (NICI)	endogenous synthesis	Törnqvist et al. (1989b)
Ethylene Oxide	Val	Mouse	GC-MS (NICI)	experimental	Svensson et al. (1991)
Ethylene Oxide	Val	Rat	GC-MS (NICI)	experimental	Farmer & Bailey (1989)
Ethylene Oxide	Val	in vitro	GC-MS (NICI)	experimental	Törnqvist et al. (1986)
Ethylene Oxide	Globin	Rat	Radio-HPLC	experimental	Potter et al. (1989)
Ethylene Oxide	Hb	Man	RIA	occupational	Wraith et al. (1988)
Propene	His	Mouse	FM-HPLC	experimental	Svensson & Osterman-Golkar (1984)
Propene	Val	Rat, Hamster	GC-MS (NICI)	experimental	Törnqvist et al. (1988)
Propene/Propylene Oxide	Val	Mouse	GC-MS (NICI)	experimental	Svensson et al. (1991)
Propylene Oxide	Val	Man	GC-MS (NICI)	occupational	Kautiainen & Törnqvist (1991)
Propylene Oxide	Val	Hb	GC-MS (NICI)	in vitro	Törnqvist et al. (1986)
Propylene Oxide	His	Man	GC-MS	occupational	Farmer et al. (1982)
Propylene Oxide	His	Rat	GC-MS	experimental	Bailey et al. (1987)

Styrene/Styrene Oxide	Val	Mouse	GC-MS (NICI)	experimental	Nordqvist et al. (1985)
Styrene Oxide	Val	Hb	GC-MS (NICI)	in vitro	Törnqvist et al. (1986)
Styrene Oxide	Val, His	Hb	HPLC-MS-MS	in vitro	Kaur et al. (1989)
Styrene Oxide	Cys	Hb	Radio-HPLC	in vitro	Hemminki (1986)

Aromatic Hydrocarbons and Their Epoxides

Benzene	Liver Proteins	Man	LSC	in vitro	Brodfuehrer et al. (1990)
Benzene	Hb	Rat, Mouse	LSC	in vitro	Sun et al. (1990)
Benzene	Microsomal Proteins	Rat	LSC	in vitro	Tunek et al (1980)
Benzene	Microsomal Proteins	Rat	LSC	in vitro	Tunek et al. (1978)
Toluene	Microsomal Proteins	Man, Rat	LSC	in vitro	Chapman et al. (1990)
Benzo[a]pyrene	Hb	Mouse	HPLC-FM	experimental	Shugart (1986)
Benzo[a]pyrene	Globin	Mouse	ELISA	experimental	Lee et al. (1988)
Benzo[a]pyrene	Hb	Man	LSC	experimental	Haugen et al. (1990)
Benzo[a]pyrene	Blood Proteins	Man	ELISA	occupational	Sherson et al. (1990)
Benzo[a]pyrene	Albumin	Man	ELISA	occupational	Lee et al. (1991)
Benzo[a]pyrene diol epoxide	Hb	Man	LSC	experimental	Naylor et al. (1989)
Benzo[a]pyrene diol epoxide	Hb	Man	HPLC-SFS	experimental	Weston et al. (1989)
Fluoranthene	Cys	Rat	LSC	experimental	Hutchins et al. (1988)
Fluoranthene	Cys	Rat	LSC	experimental	Gorelick et al. (1989)
various PAH Diols/Diol Epoxides	Hb	Man	GC-MS (NICI)	experimental	Day et al. (1990)
various PAH Diol Epoxides	Hb	Man	GC-MS (NICI)	experimental	Day et al. (1991)

Die in den Tabellen 4–7 zitierten Literaturhinweise sind aus formalen Gründen nicht im Literaturverzeichnis aufgenommen worden. Sie können jedoch auf Wunsch bei den Autoren dieses Artikels angefordert werden.

Abkürzungen: *AB* Aminobiphenyl, *BA* Benzanthracen, *BPDE* Benzo[a]pyren-7,8-Diol-9,10-Epoxid, *Cys* Cystein, *dGuo* desoxy-Guanosin, *Hb* Hämoglobin, *His* Histidin, *MOCA* 4,4'-Methylen-bis (2-Chloranilin), *PAH* Polycyclische aromatische Kohlenwasserstoffe, *Tyr* Tyrosin, *Val* Valin, *ECD* Elektroneneinfangdetektor, *ELISA* Enzymgekoppelter Antikörpertest, *FID* Flammenionisationsdetektor, *FM* Fluorimetrie, *GC-MS* Gaschromatographie/Massenspektrometrie, *HPLC* Hochleistungsflüssigkeitschromatographie, *IEC* Ionenaustauschchromatographie, *IEF* Isoelektrische Fokussierung, *LC* Flüssigkeitschromatographie, *LSC* Flüssigszintillationsmessung, *NICI* Negative chemische Ionisierung, *RIA* Radioimmunoassay, *SFS* Synchron-Fluoreszenzspektroskopie, ^{32}P 32P-Postlabellingassay, ^{35}S 35S-Postlabellingassay, *n.b.* nicht bestimmt.

Tabelle 5. Aktuelle Literaturübersicht zur Bestimmung der Proteinaddukte alkylierender Substanzen, aromatischer Amine und Nitrosaminen nach beruflicher bzw. experimenteller Gefahrstoffbelastung.

	Target	Species and Test System	Method	Exposure	Authors
Alkylating Chemicals					
Benzyl Chloride	Hb	Mouse	LSC	experimental	Walles (1981)
Acrylamide	Cys	Rat	GC-MS	experimental	Bailey et al. (1986)
Butadiene, Isoprene	Hb	Mouse, Rat	LSC	experimental	Sun et al. (1989)
Methyl Methanesulfonate	Cys, His	Mouse	LSC	experimental	Segerbäck et al. (1978)
Acetaldehyde	Val, Lys, Tyr	Hb	LSC	experimental	Stevens et al. (1981)
Acetaldehyde	Hb	Man	LC	alcohol ingestion	Stockham & Blanke (1988)
Methyl Isocyanate	Val	Rat, Rabbit	GC-FID	experimental	Ramachandran et al. (1988)
Urethane	Val, Cys, His	Mouse	LSC	experimental	Svensson (1988)
various Aldehydes	Val	Mouse	GC-MS (NICI)	experimental	Kautiainen et al. (1989)
various Alkylating Chemicals	Val	Hb	GC-MS (NICI)	experimental	Törnqvist et al. (1986)
various Alkylating Chemicals	His, Cys	Rat	GC-MS	experimental	Bailey et al. (1987)
various Alkylating Chemicals	Cys	Man	IEF	experimental	Evelo et al. (1987)
various Alkylating Chemicals	Hb	Ferret	GC-MS (NICI)	experimental	Gan et al. (1989)
Aromatic Amines and Nitrosamines					
4-Aminobiphenyl	Cys	Rat	GC-ECD	experimental	Green et al. (1984)
various Aromatic Amines	Hb	Man	GC-MS (NICI)	experimental	Stillwell et al. (1987)
various Aromatic Amines	Hb	Mouse, Rat	GC-FID	experimental	Birner & Neumann (1988)
4,4'-Methylenedianiline	Cys	Rat	GC-MS	experimental	Farmer & Bailey (1989)
4,4'-Methylenedianiline	Hb	Rat	GC-MS	experimental	Bailey et al. (1990)
Imidazoquinoline	Cys	Rat	LSC	experimental	Turesky et al. (1987)
various Benzidines	Hb	Rat	GC-MS	experimental	Birner et al. (1990)
MOCA	Hb	Rat	LSC	experimental	Cheever et al. (1990)
Acetanilide, Nitrobenzene	Hb	Rat	LSC	experimental	Albrecht & Neumann (1985)
various Nitrosoureas	Val	Rat	GC-MS	experimental	Farmer & Bailey (1989)
Tobacco Smoke	Cys	Rat	Radio-HPLC	experimental	Carmella et al. (1990)
various Nitrosamines	Cys	Rat	Radio-HPLC	experimental	Murphy et al. (1990)

des Guanins und an die N-3-Stellung des Adenins als weniger gefährlich erwiesen.

Vom Grundsatz her sollten die DNA-Addukte wesentlich besser als die Hb-Addukte geeignet sein, als Parameter für die Abschätzung eines Krebsrisikos zu dienen. Veränderungen an der DNA können nämlich auf Tochterzellen übertragen werden, so daß entstandene Schäden nicht nur erhalten werden, sondern sogar akkumulieren können. Daß diese Primärläsionen trotzdem keinen direkten Schluß auf das Krebsrisiko zulassen, liegt daran, daß an der Krebsentstehung nicht nur die Initiation, sondern auch die Prozesse der Promotion, Progression und auch der Reparatur beteiligt sind. Diese Mechanismen werden durch die Bestimmung der DNA-Addukte nicht erfaßt. Nachteilig für die Bestimmung der DNA-Addukte ist außerdem, daß sie weniger stabil sind als Schadstoffverbindungen mit Hämoglobin und daß aus dem Blut nur wenige Mikrogrammengen an DNA zu gewinnen sind, während unschwer einhunderttausendfach größere Hämoglobinmengen durchaus verfügbar sind.

Wie Tierversuche gezeigt haben, bildet eine Vielzahl von Arbeitsstoffen DNA-Addukte. Vor allem handelt es sich dabei um alkylierende Substanzen, Epoxide, aromatische Amine und Nitrosamine. Bei tierexperimentellen Studien werden in der Regel Ratten den betreffenden Schadstoffen ausgesetzt. Die DNA-Addukte bestimmt man aus dem Lebergewebe. Auf der Grundlage solcher Untersuchungen war man in der Lage in Form des kovalent Binding-Index (CBI) einen Bewertungsmaßstab zu definieren, der es nach Auffassung der Autoren erlaubt, die krebserzeugende Potenz eines Arbeitsstoffes zu bewerten [29].

Während eine Fülle von Tierversuchen vorliegt, wurden DNA-Addukte beim Menschen im wesentlichen nur bei PAH-Belastungen untersucht. Hier gelingt es nämlich, die entsprechenden Tetrole unter den Bedingungen einer milden Hydrolyse von der DNA abzuspalten und nachfolgend mit den üblichen Methoden der instrumentellen Analytik empfindlich und spezifisch zu bestimmen. Bei Gießerei- und Kokerei-Arbeitern sowie bei Beschäftigten in der Aluminium-Herstellung wurden auf diese Weise erhöhte DNA/PAH-Adduktspiegel im Blut gemessen [19, 20, 37]. Die Tabellen 6 und 7 geben eine Literaturübersicht zu den aktuellen Möglichkeiten der DNA-Adduktmessungen. Berücksichtigt wurden dabei wiederum nur Publikationen, die auf In-vitro- oder In-vivo-Expositionen mit Arbeitsstoffen basieren. Studien, die sich mit Tabakrauch oder Medikamenten befassen, wurden nicht aufgenommen.

Zur Bestimmung von DNA-Addukten werden folgende Analysentechniken eingesetzt: [32]P Postlabelling, Fluorimetrie, Gaschromatographie-Massenspektrometrie und immunologische Verfahren. Ohne Zweifel stellt in diesem Zusammenhang das Postlabelling die im Hinblick auf die Nachweisgrenze leistungsfähigste Methode dar. Bei diesen heute zumeist eingesetzten Verfahren wird die DNA enzymatisch aufgeschlossen. Es entstehen Desoxyribonucleosid-3-Monophosphate, die anschließend dephosphoryliert werden. Allein die Addukt tragenden Nucleoside werden bei dieser enzymatischen Spaltung nicht dephosphoryliert. Diese werden dann enzymatisch mit [32]P Phosphat radioaktiv markiert. Die dabei entstehen-

Tabelle 6. Aktuelle Literaturübersicht zur Bestimmung der DNA-Addukte von aromatischen Kohlenwasserstoffen nach beruflicher bzw. experimenteller Gefahrstoffbelastung

Substanz	Nucleinsäure-bindung	Spezies/Testverfahren	Methode/Detektion	Belastung	Autor
PAH	n.b.	Mensch	^{32}P	beruflich	Hemminki et al. (1990)
PAH	n.b.	Mensch	^{32}P	beruflich	Herbert et al. (1990)
PAH	n.b.	Mensch	^{32}P	beruflich	Phillips et al (1988)
PAH	N-2-(...)-Guanin	Maus/in vitro	ELISA	in vitro/experiment	Newman et al (1990)
PAH	n.b.	Mensch	^{32}P, ELISA	beruflich	Hemminki et al (1990)
PAH	n.b.	Mensch	^{32}P, ELISA	beruflich	Hemminki et al. (1990)
PAH	n.b.	Mensch	^{32}P	beruflich	Schoket et al. (1991)
PAH (aus Motoröl)	n.b.	Maus	GC; ^{32}P	experimentell	Carmichael et al. (1990)
Dieselabgas	n.b.	Ratte	^{32}P	experimentell	Bond et al. (1990)
Kokereiofen-, Dieselab-gas-, Kohlenrußpartikel	n.b.	Maus	^{32}P	experimentell	Gallagher et al. (1990)
Dimethyl-BA	dGuo/dAdo	Ratte	HPLC/^{32}P	experimentell	Singletary et al. (1990)
Fluoranthen (FA)	10b-(dGuo-N^2-yl)-1,2,3-trihydroxy-1,2,3, 10b-tetrahydroFA	in vitro	HPLC/^{32}P	experimentell	Gorelick et al. (1989)
Benzo[a]pyren	(+)syn- und (+)anti -BPDE (dGua)-5'-phosphorthioat	Hamster/in vitro	^{35}S/HPLC	experimentell	Lau et al. (1991)
Benzo[a]pyren-DE u.a. PAH's	n.b.	Mensch/in vitro (Placenta)	SFS; Immunaffinitäts-chromatogr.; ^{32}P	experimentell	Manchester et al (1990)
Benzo[a]pyren	n.b.	Mensch	HPLC; SFS; GC-MS	beruflich	Weston et al. (1989)
Benzo[a]pyren, Safrol Dibenzo[c, g]carbazol, CSC	n.b.	Maus	^{32}P	experimentell	Reddy et al. (1990)
Benzol	N-7-Phenyl-Guanin	Ratte	IEC; HPLC; GC-MS	experimentell	Norpoth et al. (1988)
Benzol u. Derivate	dGuo/dAdo	in vitro	HPLC; NMR; MS	experimentell	Kalf (1987)

Tabelle 7. Aktuelle Literaturübersicht zur Bestimmung der DNA-Addukte alkylierender Substanzen, aromatischer Amine und Nitrosamine nach beruflicher bzw. experimenteller Gefahrstoffbelastung

Substanz	Nucleinsäurebindung	Spezies/ Testverfahren	Methode/ Detektion	Belastung	Autor
Urethan	N-7-(2-Oxoethyl)-Guanin	Maus	IEC; LSC	experimentell	Svensson (1988)
Acrolein	$1,N^2$-Propan-dGuo	Hamster/in vitro	^{32}P/ELISA	experimentell	Foiles et al (1990)
Crotonaldehyd	$1,N^2$-Propan-dGuo				
Glycidaldehyd	Guanosin/dGuo	in vitro	HPLC; versch. Spektroskopische Verfahren	experimentell	Golding et al. (1990)
Vinylchlorid	$N^2,3$-Ethenguanin	in vitro	GC-NICI-MS	experimentell	Fedtke et al. (1990)
Vinylchlorid	7-(2'-oxoethyl)-Guanin,	Ratte	HPLC	experimentell	Fedtke et al. (1990)
	$N^2,3$-Ethenguanin	Ratte	GC-NICI-MS	experimentell	–
Vinylchlorid	$1,N^6$-Ethendeoxyadenosin	Ratte	HPLC; RIA	experimentell	Ciroussel et al. (1990)
	$3,N^4$-Ethendeoxycytidin	Ratte	HPLC; RIA	experimentell	
Propen/Propylenoxid	N-7-(2-Hydroxylpropyl)-Guanin	Maus	IEC; LSC	experimentell	Svensson et al. (1991)
Ethylenoxid	7-(2-Hydroxyethyl)-Guanin	–	GC-MS; Postlabelling	–	Bolt et al. (1988)
Ethylenoxid	7-(2-Hydroxyethyl)-Guanin	Ratte	HPLC	experimentell	Walker et al. (1990)
Methylierende Agenzien	N-7-Methyl-Guanin	Ratte	GC; GC-MS	experimentell	Bailey et al. (1987)
1-Nitropyren	N-(dGuo-8-yl)-1-Aminopyren, N-(dGuo-8-yl)-1-Amino-3-,6- und/oder 8 Nitropyren	Ratte; Maus	^{32}P	experimentell	Smith et al. (1990)
2- Nitropyren	N-(dGua-8-yl)-2-Aminopyren, N-(dAdo-8-yl)-2-Aminopyren	in vitro	HPLC	experimentell	Roy et al. (1991)
3,2'-dimethyl-4-Aminobiphenyl	N-(dGuo-8-yl)-3,2'-dimethyl-4-AB 5-(dGuo-N^2-yl)-3,2'-dimethyl-4-AB	Ratte	immunhistochemisch	experimentell	Shirai et al. (1990)
N-Methyl-N-Nitroso-Harnstoff	7-Methyl-Guanin, O^6-Methyl-Guanin	Ratte	HPLC, Autoradiographie	experimentell	Qin et al. (1990)
N-Nitrosopyrrolidin	Guanin	Ratte/Maus/Hamster	HPLC	experimentell	Hunt et al. (1991)
trans-4-Dimethyl-aminostilben trans-4-Acetylaminostilben	Guanin (cycl. Addukte)	Ratte	HPLC; GPC	experimentell	Wildschütte et al. (1990)

den Nucleoside lassen sich mittels vierdimensionaler Dünnschichtchromatographie von Begleitstoffen abtrennen und autoradiographisch detektieren [46].

Mit dem Postlabelling sind noch zwischen 1 und 10 pmol/g DNA zu erfassen. Allerdings ist ein wesentlicher Nachteil dieser Methode, daß sie keine Informationen über die Struktur der Addukte liefert. Deshalb kann aus dem Meßergebnis nicht auf die Art des aufgenommenen Schadstoffs geschlossen werden, so daß dieses Verfahren diesbezüglich als unspezifisch zu bezeichnen ist. Dies stellt bei stofflich nicht genau bekannten Expositionen bzw. beim Vorliegen von Schadstoffgemischen einen erheblichen Nachteil dar. Auch die quantitative Auswertung erweist sich als außerordentlich problematisch. Aus diesen Gründen ist das sog. Postlabelling für arbeitsmedizinische Vorsorgeuntersuchungen derzeit nur bedingt geeignet. Neuerdings werden Versuche unternommen, mittels HPLC und anschließender Szintillationszählung die Postlabellingtechnik spezifisch und quantitativ auswertbar zu machen. Allerdings sind dafür 100 bis 200 ml Blut für eine Untersuchung notwendig.

Auch immunologische Methoden können in den oben genannten Konzentrationsbereich eingesetzt werden. Allerdings ist die Anwendung solcher Verfahren durch die Herstellung entsprechender Antikörper äußerst aufwendig. Obwohl die Fluorimetrie wesentlich unempfindlicher ist als das Postlabelling, kann es für stark fluoreszierende Substanzen, wie die PAHs durchaus angewandt werden. Andere Analysentechniken sind durchweg zu unempfindlich, um für arbeitsmedizinische Überwachungsuntersuchungen eingesetzt werden zu können.

Zusammenfassend ergibt sich, daß die Bestimmung von DNA-Addukten derzeit noch nicht geeignet ist, um routinemäßig für arbeitsmedizinische Überwachungsuntersuchungen eingesetzt werden zu können.

Zytogenetische Verfahren im Rahmen des biologischen Monitorings

Zytogenetische Verfahren erlauben, Veränderungen der genetischen Substanz anhand numerischer oder struktureller Aberrationen von Chromosomen nachzuweisen. Unter Chromosomen versteht man definierte während des Kernteilungsvorgangs im Zellkern lichtmikroskopisch sichtbare Strukturen, in welchen die selbst nicht mikroskopisch auflösbare Erbsubstanz DNA integriert ist. Dies impliziert, daß zytogenetische Untersuchungen nur an proliferierenden, d.h. teilungsfähigen Zellen möglich sind, weil in ruhenden Zellen keine Chromosomen ausgebildet werden.

Als Material für zytogenetische Untersuchungen im Rahmen eines biologischen Monitorings kommen faktisch nur Blutlymphozyten in Frage. Für die Untersuchung werden maximal 5 ml Blut benötigt, das bei Abnahme durch Heparin ungerinnbar gemacht wird. Durch Zusatz eines Lektins, in der Regel Phytohämaglutinin, werden die T-Lymphozyten in einer Kurzzeitkultur in vitro zur Teilung angeregt.

Von den vorstehend genannten allgemein gültigen Prinzipien ausgehend, unterscheidet man heute im wesentlichen 3 verschiedene zytogenetische Nachweismethoden, die sich in ihrer Sensitivität, ihrer Spezifität und auch hinsichtlich des damit verbundenen Untersuchungsaufwands unterscheiden:

1. „Klassische" Chromosomenanalyse;
2. Mikronukleustest;
3. Nachweis von Schwesterchromatidaustausch.

Die jeweilige Technik sowie Vor- und Nachteile dieser Verfahren sollen nachstehend kurz dargestellt werden.

Chromosomenanalyse

Hierbei handelt es sich im Prinzip um das gleiche Verfahren, wie es auch zum Nachweis angeborener Chromosomenanomalien in der klinischen Genetik angewendet wird, mit der Einschränkung, daß eine Identifizierung von Einzelchromosomen durch die jeweils typischen Bandenmuster entfällt. Diese Methode ist dennoch sehr aufwendig, weil nur solche Zellen ausgewertet werden können, die sich gerade in einem bestimmten Stadium der Kernteilung, der sogenannten Metaphase befinden. Um überhaupt genügend auswertbare Zellen in einem Präparat zu erhalten, wird deshalb die Kernteilung durch Zusatz des Spindelgiftes Cholchizin in Metaphase arretiert. Für eine Auswertung ist weiterhin entscheidend, daß jeweils alle 46 Chromosomen einer Zelle einzeln beurteilt werden können. Dies wird durch hypotone Vorbehandlung der Zellen vor dem Fixieren erreicht. Dadurch kommt es aber auch oft zu einem Versprengen einzelner Chromosomen, wodurch die Metaphasenplatte dann unvollständig wird und nicht mehr zu beurteilen ist. Zum Nachweis von Schädigungen, die zu Chromosomenverlusten bei der Kernteilung führen, ist diese Technik deshalb nicht brauchbar.

In einer Lymphozytenkurzzeitkultur erfolgt die erste durch Phytohämaglutinin stimulierte Zellteilung in der Regel nach 40–50 h, die zweite nach 60–80 h. Während für die medizinisch genetische Diagnostik (also für den Nachweis angeborener Chromosomenanomalien) die Kultur nach Ablauf zweier Zellteilungen nach 72 h abgebrochen wird, weil dann die Ausbeute an Metaphasen besonders hoch ist, sollte beim Biologischen Monitoring immer schon nach einer Kulturdauer von 48 h analysiert werden, um nur die erste Zellteilung zu erfassen. Das ist wichtig, weil induzierte Chromosomenaberrationen zum Zelluntergang nach der ersten Teilung führen können. Dadurch kann es zu einem Rückgang der ursprünglich vorhandenen Chromosomenaberrationen mit fortschreitender Kulturdauer kommen. Eine Präparation bereits nach 48 h hat auf der anderen Seite aber auch den Nachteil einer geringeren Zahl von Metaphasen.

Der Vorteil der klassischen Chromosomenanalyse liegt darin, daß eine Vielzahl verschiedener Aberrationen der Chromosomenstruktur erkannt und separat ausgewertet werden kann (Tabelle 8). Die Auswertung ist stark abhängig von der Güte der Präparate und von der Erfahrung des jeweiligen Untersuchers. In der Regel ist es nicht möglich, den subjektiven Faktor bei der Auswertung vollständig zu eliminieren, deshalb ist zu fordern:

Tabelle 8. Wichtige Schadstoff-induzierte strukturelle Chromosomenaberrationen

Typ der Aberration	Beschreibung
I Aberrationen vom Chromosomen-Typ	
Gap	Strukturunterbrechung (Abstand der Fragmente geringer als der Durchmesser eines Chromatids)
Chromosomenbruch	Wie Gap, aber Abstand der Fragmente größer als der Chromatiddurchmesser
Austausch	a) Austausch zwischen 2 Chromosomen führt zu einem azentrischen Fragment und einem dizentrischen Chromosom b) Austausch innerhalb eines Chromosoms führt zu einem azentrischen Fragment und einem Ringchromosom
II Aberrationen vom Chromatid-Typ	
Gap	wie I, aber nur einzelnes Chromatid betreffend
Chromatidbruch oder Deletion	
Isochromatidbruch oder Deletion	Verbindung der freien Enden nach einem Bruch entweder proximal oder distal der Bruchstelle
Quadriradialfigur	Asymmetrische oder symmetrische Aneinanderlagerung der Chromatide zweier Chromosomen. Kann zu Fragmenten führen und zur Homozygotie rezessiver Gene

- daß bei jeder Untersuchung auch unbelastete Kontrollprobanden mitgetestet werden,
- daß Analysen grundsätzlich „blind" durchgeführt werden (d.h. daß der Untersucher nicht weiß, ob es sich um belastete oder um Kontrollprobanden handelt),
- daß die Präparate einer Untersuchungsreihe auch von ein und demselben Untersucher analysiert werden.

Mikrokerntest

Diesem zytogenetischen Test liegt folgendes Prinzip zugrunde: bei der Kernteilung werden durch den Spindelapparat die Schwesterchromatide (die beiden genetisch identischen Teile eines jeden Chromosoms) in die beiden neu entstehenden Tochterkerne gezogen. Dabei bleiben Chromosomenfragmente und Chromosomen mit einem Spindeldefekt im Zytoplasma liegen. Hier werden diese von einer Kernmembran umhüllt und bilden einen sogenannten Mikrokern. Ein solcher

Mikrokern kann nach Anfärbung mit DNS spezifischen fluoreszierenden Farbstoffen, wie Akridin-Orange oder DAPI klar von anderen zytoplasmatischen Einschlüssen oder Artefakten unterschieden werden. Gegenüber der Chromosomenanalyse hat dieses Verfahren zwei wesentliche Vorteile:

1. Es werden Zellen in Interphase analysiert. Eine Präparation von Metaphasen entfällt.
2. Die mikroskopische Auswertung ist bei geringer Gesamtvergrößerung möglich (maximal 400fach). Dadurch können in kurzer Zeit Tausende von Zellen analysiert werden.

Dem steht als wichtigster Nachteil gegenüber, daß der Test von den strukturellen Aberrationen prinzipiell nur azentrische Fragmente erkennen kann. Zwei weitere Nachteile wurden inzwischen durch Erweiterung der ursprünglichen Methode ausgeräumt: Mit Hilfe Zentromer spezifischer Antikörper ist es heute möglich zu entscheiden, ob ein Mikrokern durch ein azentrisches Fragment, also einen Chromosomen- oder Chromatidbruch, entstanden ist, oder durch Chromosomenfehlverteilung [6]. Diese Unterscheidung ist von Bedeutung, weil es sich bei der Induktion von Chromosomenbrüchen um ein direkt gentoxisches Ereignis handelt, für das kein Schwellenwert angenommen wird, während eine Störung im Spindelapparat auf einem epigenetischen Angriffspunkt beruht. Mit dieser Erweiterung der Methode ist der Mikronukleustest im Gegensatz zur Chromosomenanalyse auch geeignet, schadstoffinduzierte Chromosomenfehlverteilungen zu erfassen [9].

Um diese Methode für ein biologisches Monitoring einsetzen zu können, war es außerdem notwendig, nur solche Zellen in die Auswertung einzubeziehen, die sich vorher geteilt hatten, weil dies ja die Voraussetzung zur Entstehung von Mikrokernen ist. In einer Lymphozytenkultur teilt sich aber nur ein kleiner Bruchteil der Zellen. Für die Chromosomenanalyse stellt das kein Problem dar, weil hier ja vom Prinzip her nur in Teilung befindliche Zellen untersucht werden können. Beim Mikrokerntest dagegen mußte eine zusätzliche Differenzierungsmethode gefunden werden. Dies gelang [15] durch Zusatz von Zytochalasin B, einer Substanz, die zytoplasmatische Zellteilung, nicht aber die Kernteilung unterdrückt, so daß doppelkernige Zellen entstehen (Abb. 1). Dieses Verfahren hat den zusätzlichen Vorteil, daß durch die Blockierung der zytoplasmatischen Teilung die Kernplasma-Relation zugunsten des Zytoplasmas verschoben und dadurch die Anzahl der verborgenen Mikrokerne verringert wird, die in der Ebene vor oder hinter dem Zellkern liegen.

Weil der Mikrokerntest unabhängig ist vom Vorhandensein von Metaphasen (wenngleich auch diese Methode voraussetzt, daß nach der Belastung noch eine Zellteilung stattgefunden hat), können für den Mikronukleustest auch andere Zellen als Blutlymphozyten im Rahmen eines biologischen Monitoring Verwendung finden, z.B. abgeschilferte Epithelzellen der Schleimhaut [39].

Im direkten Vergleich mit der Chromosomenanalyse scheint der Mikrokerntest weniger empfindlich zu sein, auch dann, wenn nur die bei der Chromosomenanalyse beobachteten azentrischen Fragmente für den Vergleich herangezogen wer-

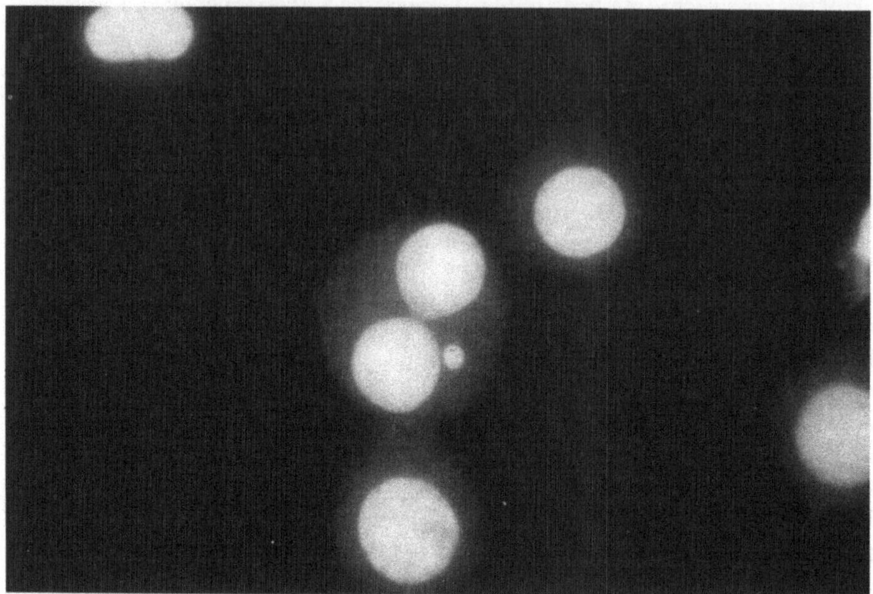

Abb. 1. Doppelkerniger Lymphozyt mit einem Mikrokern. (Vergrößerung ca. 1000fach)

den [36]. Außerdem erfolgt der Anstieg der azentrischen Fragmente exponentiell, der Anstieg der Mikrokerne aber linear mit der Dosis [16].

Für die Zukunft kann die Entwicklung von Computerprogrammen erwartet werden, die eine automatisierte Auswertung des Mikrokerntests erlauben [40].

Nachweis von Schwesterchromatidaustausch (SCE)

Unter Schwesterchromatiden versteht man die beiden genetisch identischen Teile eines Chromosoms, die während des Kernteilungsvorgangs jeweils auf die beiden resultierenden Tochterkerne verteilt werden. Mehrere Verfahren sind bekannt, die erlauben, die Schwesterchromatide eines Chromosoms mit unterschiedlicher Intensität anzufärben (Übersicht bei s. [25]), so daß ein Austausch von genetischem Material zwischen Schwesterchromatiden sichtbar gemacht werden kann (Abb. 2).

Die heute allgemein verwendete Nachweismethode für Schwesterchromatid Austausch basiert auf folgendem Prinzip: Blutlymphozyten in Kurzzeitkultur werden in der bereits beschriebenen Weise angelegt und in Gegenwart des Thymidin Analogons 5-Bromdeoxyuridin (BUdR) 72 h inkubiert, so daß die Mehrzahl der teilungsfähigen Zellen 2 Replikationszyklen durchlaufen hat. Während der zweiten Zellteilung kommt es dadurch zu einer unifilären Substitution von Thymidin durch BUdR in jeweils dem einen, und einer bifilären Substitution in dem anderen Schwesterchromatidstrang eines Chromosoms (Abb. 3). Die bifiläre Substitution führt nun zu einer Abschwächung der DNA Fluoreszenz nach Anfärben mit fluo-

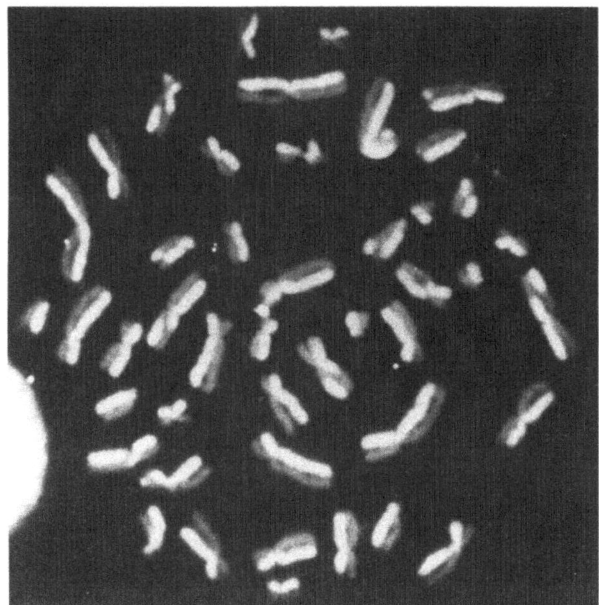

Abb. 2. Metaphase eines Humanlymphozyten mit diffenrentialgefärbten Schwesterchromatiden. (Anfärbung mit Akridin Orange, Auflichtfluoreszenz bei ca. 2000facher Vergrößerung)

reszierenden Farbstoffen, wie Akridin-Orange oder Bisbenzimid. Schwesterchromatid Austausch stellt sich dann als die Unterbrechung der hellen Fluoreszenz eines Schwesterchromatids durch einen dunklen Abschnitt dar, zu welchem ein entsprechender hell fluoreszierender Abschnitt auf dem gegenüberliegenden Schwesterchromatid korrespondiert (Abb. 2). Dies kann mikroskopisch unter Auflichtfluoreszenz direkt ausgewertet werden, oder die Präparate werden nach einer UV-Bestrahlung mit Giemsa nachgefärbt und dann im Durchlicht mikroskopisch ausgewertet. Im letzteren Fall sind die bifilär mit BUdR substituierten Schwesterchromatide schwächer gefärbt.

Schwesterchromatid Austausch ist normalerweise in jeder Zelle anzutreffen. Über die Enstehungsmechanismen und die biologische Bedeutung gibt es bisher nur Spekulationen. Fest steht, daß es sich bei diesem Phänomen um den Austausch identischer genetischer Information handelt, also nicht um eine direkte Schädigung des genetischen Materials. Dennoch gibt es eine Fülle von Untersuchungen in vitro und in vivo (Übersicht s. [45]), die gezeigt haben, daß Schwesterchromatid Austausch nach gentoxischer Belastung vermehrt auftritt, und somit hier als sensitiver Indikator gelten kann. Wenngleich auch die meisten gentoxischen Belastungen zu Veränderungen sowohl in der Chromosomenanalyse oder im Mikronukleustest einerseits führen, als auch zu einer Erhöhung der SCE, gibt es auch Ausnahmen, so daß im Einzelfalle nicht vorhergesagt werden kann, welche Technik sich für ein bestimmtes Monitoring besonders eignet [30]. Einige

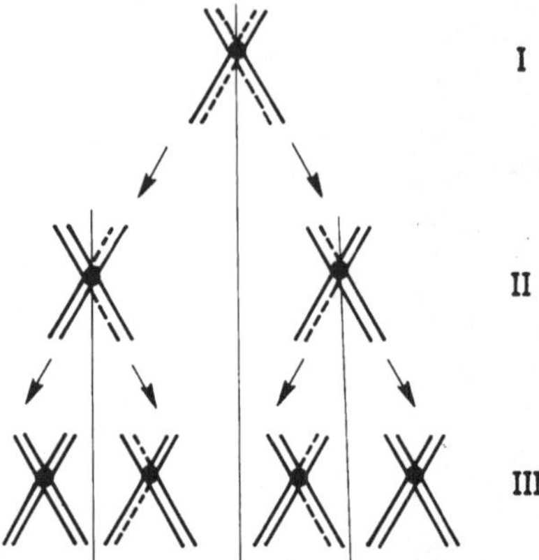

Abb. 3. Schema der unifilären und bifilären Substitution von Thymidin durch 5-Bromdeoxyuridin während zweier Replikationszyklen von Lymphozyten in Kultur. Zu beachten ist, daß es nur während der 2. Zellteilung zu durchgehend differentialgefärbten Metaphasen kommen kann

eindeutig gentoxische Agenzien wie Bleomyzin induzieren zwar Chromosomenaberrationen und Mikrokerne aber praktisch kein SCE. Zigarettenrauchen dagegen induziert SCE aber beispielsweise keine Erhöhung der Mikrokernrate.

Die Methode erfordert ebenso, wie die Chromosomenanalyse, die Präparation von Metaphasechromosomen und ist daher präparativ ebenso aufwendig. Die Auswertung dagegen ist im Vergleich zur Chromosomenanalyse einfacher und reproduzierbarer, weil nur auf ein einziges Merkmal geachtet werden muß, das leicht zu erkennen und zu zählen ist.

*Allgemeine Überlegungen zum Einsatz zytogenetischer Verfahren
für ein biologisches Monitoring*

Bei einer Verwendung zytogenetischer Parameter für ein biologisches Monitoring und für eine Interpretation der Untersuchungsergebnisse müssen mehrere Faktoren und Besonderheiten dieser Verfahren berücksichtigt werden:

- Zytogenetische Tests haben zwar generell eine hohe Sensitivität für den Nachweis gentoxischer Belastungen, aber auch eine ganz geringe Spezifität. Zahlreiche Faktoren der täglichen Lebensführung zeigen einen deutlichen Einfluß auf zytogenetische Parameter [35, 49]. Für die Interpretation ist daher eine sorgfältige Anamnese (Alkohol, Rauchen, Medikamente) erforderlich ebenso wie das Mitführen einer geeigneten nichtexponierten Kontrollgruppe.
- Alle zytogenetischen Veränderungen kommen auch spontan vor mit erheblichen individuellen Unterschieden [47]. Die Zahl der chromosomalen Aberrationen nimmt mit dem Lebensalter zu, und ist bei Frauen im Mittel höher als bei Männern [14, 35]. Die absolute Höhe der gemessenen Parameter erlaubt also praktisch keine Aussage in Hinblick auf eine individuelle Belastung. Individuelle Aussagen können nur aus Längsschnittuntersuchungen (Verlaufsbeurteilungen) abgeleitet werden.

– Erworbene zytogenetisch nachweisbare Veränderungen sind in der Regel reversibel. Persistierende Veränderungen wurden vor allem nach Exposition gegenüber ionisierenden Strahlen beobachtet [49]. Eine Normalisierung kann Wochen bis Jahre dauern, sie ist abhängig von Art und Höhe der gentoxischen Belastung, sowie außerdem von individuellen Faktoren.

Danksagung Die Tabellen zu den Literaturübersichten des Protein- und DNA Adduktmonitorings wurden von den Herren Dipl.-Chem. M. Bader und Dipl.-Biol. D. Rauscher erarbeitet. Für die umfangreiche und gründliche Darstellung und die kritische, fachliche Wichtung der Literatur dürfen wir uns recht herzlich bedanken.

Literatur

1. Angerer J, Schaller KH (1990a) In: Henschler D (Hrsg) Analysen in biologischem Material. Lieferungen 1–10, Deutsche Forschungsgemeinschaft (1976–1991). VCH, Weinheim
2. Angerer J, Schaller KH (eds) (1991b) Analyses of hazardous substances in biological materials, vol 1 and 2, Deutsche Forschungsgemeinschaft (1976–1991). VCH, Weinheim
3. Birner G, Albrecht W, Neumann HG (1990) Biomonitoring of aromatic amines III. Hemoglobin binding of benzidine and some benzidine congeners. Arch Toxicol 64:97–102
4. Bolt HM, Lewalter J (1989) Alaklichromate-(VI) In: Henschler D, Lehnert G (Hrsg) Biologische Arbeitsstoff-Toleranz-Werte (BAT-Werte) und Expositionsäquivalente für krebserzeugende Arbeitsstoffe (EKA), 4. Lieferung. Deutsche Forschungsgemeinschaft. VCH, Weinheim
5. Day BW, Naylor S, Gan LS, Sahali Y, Nguyen TT, Skipper PL, Wishnok JS, Tannenbaum SR (1990) Molecular dosimetry of polycyclic aromatic hydrocarbon epoxides and diol epoxides via hemoglobin adducts. Cancer Res 50:4611–4618
6. Degrassi F, Tanzarella C (1988) Immunofluorescent staining of kinetochores in micronuclei: a new assay for the detection of aneuploidy. Mutat Res 203:339–345
7. Deutsche Forschungsgemeinschaft (1991) Maximale Arbeitsplatzkonzentrationen und Biologische Arbeitsstofftoleranzwerte 1991. Mitteilung XXVII der Senatskommission zur Prüfung gesundheitsschädlicher Arbeitsstoffe. VCH, Weinheim
8. Ducos P, Gaudin R, Robert A, Francin JM, Maire C (1990) Improvement in HPLC analysis of urinary trans, trans-muconic acid, a promising substitute for phenol in the assessment of benzene exposure. Int Arch Occup Environ Health 62:529–534
9. Eastmond DA, Tucker JD (1989) Kinetochore localization in micronucleated cytokinesis – blocked chinese hamster ovary cells – a new and rapid assay for identifying aneuploidy-inducing agents. Mutat Res 224:517–525
10. ECETOC (1989) European Chemical Industry Ecology and Toxicology Centre: DNA and protein adducts: evaluation of their use in exposure monitoring and risk assessment. Monograph No. 13. Brussels, October 1989
11. Ehrenberg L, Osterman-Golkar S, Segerbäck D, Svensson K, Calleman CJ (1977) Evaluation of genetic risks of alkylating agents. III. Alkylation of haemoglobin after metabolic conversion of ethene to ethene oxide in vivo. Mutat Res 45:175–184
12. Farmer PB, Bailey E, Gorf SM, Törnqvist M, Osterman-Golkar S, Kautiainen A, Lewis-Enright DP (1986) Monitoring human exposure to ethylene oxide by the determination of haemoglobin adducts using gas chromatography – mass spectrometry. Carcinogensis 7:637–640
13. Farmer PB, Neumann HG, Henschler D (1987) Estimation of exposure of man to substances reacting covalently with macromolecules. Arch Toxicol 60:251–260

14. Fenech M, Morley AA (1985a) The effect of donor age in spontaneous and induced micronuclei. Mutat Res 148:99–105
15. Fenech M, Morley AA (1985b) Solutions of the kinetic problem in the micronucleus assay. Cytobios 43:233–246
16. Fenech M, Denham J, Francis W, Morley A (1990) Micronuclei in cytokinesis-blocked lymphocytes of cancer patients following fractionated partial-body radiotherapy. Int J Radiat Biol 57:373–383
17. Gefahrstoffverordnung: zusammengestellt von Weinmann W, Thomas HP (1989) Heymanns, Köln Berlin Bonn
18. Grimmer G, Dettbarn G, Naujack KW (1990) Ausscheidung von Hydroxyderivaten polycyclischer aromatischer Kohlenwasserstoffe im Harn von Kokerei- und Straßenbaubeschäftigten. Verhandlungen der Deutschen Gesellschaft für Arbeitsmedizin e.V. 30. Jahrestagung in Frankfurt/Höchst vom 28.–31. Mai 1990 In: Berufskrankheiten, Krebserzeugende Arbeitsstoffe, Biological Monitoring. Gentner, Stuttgart, S 283–287
19. Harris CC, Vahakangas K, Newman NJ, Trivers GE, Shamsuddin A, Sinopoli N, Mann DL, Wright WE (1985) Detection of benzo (a) pyrene diol epoxide – DNA adducts in peripheral blood lymphocytes and antibodies to the adducts in serum from coke oven workers. Proc Natl Acad Sci USA 82:6672–6676
20. Haugen A, Becer G, Benestad D, Vahakangas K, Trivers GE, Newman MJ, Harris CC (1986) Determination of polycylic aromatic hydrocarbons in the urine, benzo (a) pyrene diol epoxide – DNA adducts in lymphocyte DNA, and antibodies to the adducts in sera from coke oven workers exposed to measured amounts of polycyclic aromatic hydrocarbons in the work atmosphere. Cancer Res 46:4178–4183
21. Haugen DA, Zegar LS (1990) Formation of hemoglobin-benzo (a) pyrene adducts in human erythrocytes incubated with benzo (a) pyrene and hamster embryo cells. Toxicology 65:109–122
22. Hauptverband der gewerblichen Berufsgenossenschaften e.V. (1985) (Hrsg) Berufsgenossenschaftliche Grundsätze für arbeitsmedizinische Vorsorgeuntersuchungen – Loseblattsammlung. Gentner, Stuttgart
23. Henschler D (1987) Risk assessment and evaluation of chemical carcinogens – Present and future strategies. J Cancer Res Clin Oncol 113:1–7
24. Henschler D, Lehnert G (1991) Biologische Arbeitsstoff-Toleranz-Werte (BAT-Werte) und Expositionsäquivalente für krebserzeugende Arbeitsstoffe (EKA) Arbeitsmedizinisch-toxikologische Begründungen. Lieferungen 1–5, Deutsche Forschungsgemeinschaft (1983–1991). VCH, Weinheim
25. Latt SA (1981) Sister chromatid exchange formation. Ann Rev Genet 15:11–55
26. Lewalter J (1981) Anilin. Grenzwerte in biologischem Material. In: Wissenschaftliche Grundlagen zum Schutz von Gesundheitsschäden durch Chemikalien am Arbeitsplatz, Deutsche Forschungsgemeinschaft. Bolt, Boppard
27. Lewalter J, Korallus U (1986) Erythrocytes protein conjugates as a principal of biological monitoring for pesticides. In: Van Hemmstra-Lequin EAH, van Sittert NJ (eds) Biological monitoring of workers manufacturing, formulating and applying pesticides. Toxicol Lett 33:153
28. Lehnert G (1981) Grenzwerte in biologischem Material. In: Wissenschaftliche Grundlagen zum Schutz von Gesundheitsschäden durch Chemikalien am Arbeitsplatz. Deutsche Forschungsgemeinschaft. Bolt, Boppard
29. Lutz WK (1979) In vivo covalent binding of organic chemicals to DNA as quantitative indicator in the process of chemical carcinogenesis. Mutat Res 65:289–365
30. McFee AF, Jauhar PP, Lowe KW, MacGregor JT, Wehr CM (1989) Assays of 3 carcinogen non-carcinogen chemical pairs for in vivo induction of chromosome aberrations, sister chromatid exchanges and micronuclei. Environ Mol Mutagen 14:207–220
31. Müller G, Fahnert R, Müller C, Popp W, Schmieding W, Norporth K (1991) Biological Monitoring bei Benzolexpositionen bis zur Höhe des geltenden TRK-Wertes. In: Schäcke G (Hrsg) Verhandlungen der Deutschen Gesellschaft für Arbeitsmedizin e.V., 31. Jahrestagung in Berlin 1991. Gentner, Stuttgart

32. Neumann HG (1984) Analysis of haemoglobin as a dose monitor for alkylating and arylating agents. Arch Toxicol 56:1–6
33. Osterman-Golkar S, Ehrenberg L, Segerbäck D, Hallström I (1976) Evaluation of genetic risks of alkylating agents. II. Haemoglobin as a dose monitor. Mutat Res 34:1–10
34. Osterman-Golkar S, Bailey L, Farmer PB, Gorf S, Lamb M (1984) Monitoring exposure to propylene oxide through the determination of hemoglobin alkylation. Scand J Work Environ Health 10:99–102
35. Sarto F, Faccioli MC, Cominato I, Levis AG (1985) Aging and smoking increase the frequence of sister-chromatid exchanges (sce) in man. Mutat Res 144:183–187
36. Sarto F, Fomanin R, Giacomelli L, Canova A, Raimondi F, Ghiotto C, Fiorentino MV (1990) Evaluation of chromosomal aberrations in lymphocytes and micronuclei in lymphocytes, oral mucos and hair root cells of patients under antiblastic therapy. Mutat Res 228:157–169
37. Shamsuddin AKM, Sinopoli NT, Hemminki K, Boesch RR, Harris BA (1985) (eds) Detection of benzo (a) pyrene-DNA adducts in human white blood cells. Cancer Res 45:66–68
38. Singer B, Grunberger D (1983) Molecular biology of mutagens and carcinogens. Plenum Press, New York
39. Stich HF, Rosin MP (1983) Micronuclei in exfoliated human cells as an internal dosimeter for exposures to carcinogens and mutagens in the environment, vol li. Stich HF (ed) Crc, Boca Raton, Fl, pp 17–25
40. Stich HF, Acton AB, Palcic B (1990) Towards an automated micronucleus assay as an internal dosimeter for carcinogen-exposed human population groups. In: Band P (ed) Recent results in cancer research, vol 120. Springer, Berlin Heidelberg New York Tokyo, pp 94–105
41. Svensson K, Osterman-Golkar S (1987) In vivo 2-oxoethyl adducts in hemoglobin and their possible origin In: Milton SI (ed) Short-term bioassays in the analysis of complex environmental mixtures. Plenum Press, New York London
42. Swenberg JA, Richardson FC, Boucheron JA, Dyroff MC (1985) Relationships between DNA adduct formation and carcinogensis. Environ Health Perspect 62:177–183
43. Törnqvist M, Mowrer J, Jensen S, Ehrenberg L (1986) Monitoring of environmental cancer initiators through hemoglobin adducts by a modified Edman degradation method. Anal Biochem 154:255–266
44. Tomkins DJ, Mccalla DR, Gibson ES (1990) Comparison of in vivo somatic cell mutation, chromosome aberration, sister chromatid exchange, micronuclei formation and urine mutagenicity in steel foundry workers. Mutat Environ 340:377–386
45. Watanabe T, Endo A (1984) The SCE test as a tool for cytogenetic monitoring of human exposure to occupational and environmental mutagens. In: Tice RR, Hollaender A, Lambert B, Marimoto K, Wilson CM (eds) Sister chromatid exchanges, part B. Genetic toxicology and human studies. Plenum Press, New York, pp 939–955
46. Watson WP (1987) Post-radiolabelling for detecting DNA damage. Mutagenesis 2:319–331
47. Weichenthal M, Roser M, Ehlert U, Frenzer S, Breitbart E, Rüdiger HW (1989) Increased numbers of spontaneous micronuclei in blood lymphocytes and cultures fibroblasts of individuals with familial cutaneous malignant melanoma. J Cancer Res Clin Oncol 115:264–268
48. Weston A, Rowe ML, Manchester DK, Farmer PB, Mann DL, Harris CC (1989) Fluorescence and mass spectral evidence for the formation of benzo (a) pyrene anti-diolepoxide-DNA and -hemoglobin adducts in humans. Carcinogenesis 10:251–257
49. Yager JW (1990) The effect of background variables on human peripheral lymphocytes micronuclei. Complex mixtures and cancer risk. In: Vainio H, Sorsa M, McMichael AJ (eds) International Agency for research on cancer. Oxford University Press, Oxford, pp 147–150

Vorkommen von Nitrosaminen
in der Gummiindustrie:
Prävention durch Safe-amine-Beschleuniger

C.-D. Wacker, H. Kehl, I. Theobald, E. Schleicher, R. Preußmann
und B. Spiegelhalder

Karzinogene Nitrosamine in der Gummiindustrie: Erhöhtes Krebsrisiko für die Beschäftigten

Arbeiter in der Gummiindustrie sind einem höheren Krebsrisiko ausgesetzt als Beschäftigte in anderen Industriezweigen. Dies wird durch epidemiologische Untersuchungen belegt, die in den USA, Großbritannien und den skandinavischen Ländern durchgeführt wurden [4–6, 11]. Beobachtet wurden v.a. höhere Inzidenzen für Lungen-, Magen- und Hauttumoren. Für die Bundesrepublik Deutschland liegt noch keine vergleichbare Studie vor, es kann aber davon ausgegangen werden, daß sich die Situation hier nicht wesentlich von der in anderen Ländern unterscheidet.

Die Frage, ob den vermehrten Tumorerkrankungen hauptsächlich *ein* Einfluß zugrunde liegt oder ob mehrere Faktoren zusammenwirken, läßt sich z.Z. nicht eindeutig beantworten. Sicher ist, daß als Folge der traditionell benutzten Vulkanisationsverfahren an praktisch allen Arbeitsplätzen der Gummiindustrie flüchtige krebserzeugende Nitrosamine auftreten. Es ist anzunehmen, daß diese Nitrosamine, wenn nicht alleinverantwortlich, so doch zumindest partiell einen Beitrag zum erhöhten Krebsrisiko leisten.

Vulkanisationsprozeß und Nitrosaminentstehung

Als Hauptquelle der Nitrosaminbelastung wurden schon 1980 von Preußmann et al. [14] bestimmte Chemikalien erkannt, die als Vulkanisationsbeschleuniger oder Schwefelspender in der Gummiindustrie verwendet werden.

Um die Wirkungsweise dieser Substanzen und die Nitrosaminbildung zu erläutern, sei kurz auf den technischen Prozeß der Kautschukvulkanisation eingegangen. Unter „Vulkanisation" versteht man den Vorgang, bei dem der anfangs plastische Rohkautschuk in ein gummielastisches oder hartgummiähnliches Endprodukt überführt wird. Dies geschieht, chemisch gesehen, durch Quervernetzung der Makromoleküle des Kautschuks an bestimmten reaktionsfähigen Stellen. Als Vulkanisiermittel wird vorwiegend Schwefel verwendet; bei dieser klassischen Schwefelvulkanisation werden folglich Schwefelbrücken zwischen den Kautschukketten ausgebildet. Nun liegt elementarer Schwefel in Form relativ stabiler S_8-Ringe vor, die erst bei Temperaturen um 200 °C in lineare, die Vulkanisation auslösende Fragmente aufbrechen. Die meisten Kautschukarten können zwar prinzipiell mit Schwefel allein vulkanisiert werden, die Vulkanisate zeichnen sich aber durch dunkle Färbung, schlechte mechanische Eigenschaften und ungünstiges Alterungsverhalten aus.

Eine Aktivierung des Schwefels läßt sich unter milderen Bedingungen erreichen, wenn den Mischungen Stoffe wie Dithiocarbamate, Sulfenamide, Thiurame o.a. zugesetzt werden. Diese Vulkanisationsbeschleuniger zerfallen beim Erhitzen in Radikale oder Ionen, die den S_8-Ring schon bei niedrigeren Temperaturen zu öffnen vermögen. Schwefelspender wie Thiuram- oder Bisaminodisulfide können darüber hinaus einzelne Schwefelatome abspalten, wodurch eine Vulkanisation ganz ohne oder mit nur geringen Schwefelmengen möglich wird. Mit solchen Vulkanisationshilfsmitteln kann die Vernetzung schon in einem Temperaturbereich von 130–170 °C durchgeführt werden. Die Vulkanisationszeit läßt sich zudem stark verkürzen, was in der Summe zu einer Schonung des Kautschukmaterials und zu stark verbesserten physikalischen Eigenschaften der Vulkanisate führt.

Abbildung 1 zeigt Beispiele von traditionellen Vulkanisationsbeschleunigern aus den Klassen der Thiuramdisulfide, Dithiocarbamate, Benzthiazolsulfenamide und Bisaminodisulfide (von oben nach unten). Gemeinsam ist allen Verbindungen, daß es sich um Derivate sekundärer Amine handelt.

Zwischen diesen Beschleunigern und den an Arbeitsplätzen gefundenen Nitrosaminen besteht ein eindeutiger Zusammenhang: Die Nitrosamine korrespondieren mit den Aminkomponenten der eingesetzten Beschleuniger. Verwendet ein Betrieb zum Beispiel den Beschleuniger Zinkdibutyldithiocarbamat, ist die Raum-

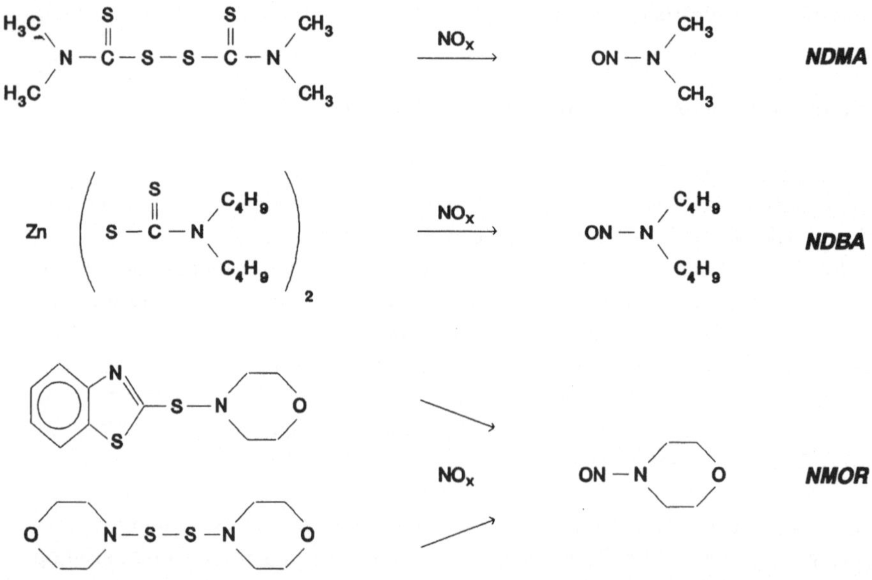

Abb. 1. Kommerzielle Vulkanisationsbeschleuniger und davon abgeleitete Nitrosamine

luft stets mit mehr oder weniger hohen Konzentrationen an N-Nitrosodibutylamin (NDBA) belastet.

Vulkanisationsbeschleuniger können, durch Einwirkung nitrosierender Stoffe bei ihrer Herstellung oder Lagerung, schon vor ihrem Einsatz in Gummimischungen mit Nitrosaminen kontaminiert sein. Besonders leicht werden sie aber bei der Vulkanisation, d.h. beim Erhitzen, in Nitrosamine überführt. Da die Beschleuniger hierbei zerfallen, werden die Aminkomponenten wieder in Freiheit gesetzt. Sie sind im Moment ihrer Entstehung und bei den genannten Vulkanisationstemperaturen sehr reaktionsfähig, können somit von nitrosierenden Agentien leicht angegriffen werden.

Als nitrosierende Spezies fungieren vor allem Stickoxide, die einmal als Luftschadstoffe allgegenwärtig sind, zum anderen, an Mischungskomponenten (Füllstoffe u.a.) adsorbiert, in die Mischung eingebracht werden können [1, 9, 20, 28]. Als weiteres Agens ist das in Salzbadanlagen verwendete Nitrit zu nennen, mit dem die Vulkanisationsmasse bei diesem Verfahren in unmittelbaren Kontakt kommt. Ebenfalls stark nitrosierend wirken Mischungsbestandteile mit Nitroso- oder Nitrogruppen im Molekül wie z.B. Vulkalent A (Nitrosodiphenylamin = NDPhA). Vulkalent A, selbst schwerflüchtig und nicht-krebserzeugend, wurde früher häufig als Vulkanisationsverzögerer eingesetzt. Das Nitrosamin kann seine Nitrosogruppe jedoch leicht auf andere Amine übertragen [17], so daß an den betroffenen Arbeitsplätzen oft extrem hohe Konzentrationen an karzinogenen Nitrosaminen gemessen wurden. Nach Substitution des Nitrosodiphenylamins durch andere Stoffe war stets ein deutlicher Rückgang der Expositionen zu verzeichnen [10, 15, 22].

Arbeitsplatzmessungen

Um eine Vorstellung von der Größenordnung der Nitrosaminexpositionen zu geben, sind nachfolgend die Ergebnisse einiger Arbeitsplatzmessungen wiedergegeben.

Fajen et al. berichteten 1979 erstmals über das Vorkommen flüchtiger krebserzeugender Nitrosamine in amerikanischen Reifenfabriken [2]. Sie fanden N-Nitrosomorpholin (NMOR) und N-Nitrosodimethylamin (NDMA) in 3 von 4 untersuchten Betrieben. Bei NMOR reichte die Konzentrationsspanne von 0–27 $\mu g/m^3$, während NDMA in vergleichsweise geringen Mengen von 0–0,5 $\mu g/m^3$ anzutreffen war.

In den darauffolgenden Jahren hat unsere Abteilung für Umweltkarzinogene am Deutschen Krebsforschungszentrum Heidelberg umfangreiche Luftmessungen in insgesamt 19 Betrieben der deutschen Kautschukindustrie durchgeführt [22–26]. Bei diesen Meßaktionen wurden an allen Arbeitsplätzen karzinogene Nitrosamine nachgewiesen, nicht nur in den eigentlichen Vulkanisationsräumen, sondern auch in nachgeordneten Arbeitsbereichen wie Endfertigung, Qualitätskontrolle oder Lagerhaltung. Die Gesamtkonzentrationen variierten zwischen 0,1 und 90 $\mu g/m^3$. In Einzelfällen – bei Verwendung des heute nicht mehr üblichen

Verzögerers Vulkalent A – wurden Spitzenwerte bis zu 470 µg/m^3 gemessen. Im Durchschnitt aller Arbeitsplätze lagen die Werte zwischen 1 und 10 µg/m^3.

Das Vorkommen krebserzeugender Nitrosamine an Arbeitsplätzen in der Gummiindustrie wurde durch eine Reihe weiterer Untersuchungen, vorwiegend im angelsächsischen Raum, bestätigt [10, 13, 18]. Die Meßwerte bewegten sich in der gleichen Größenordnung wie bei unseren Studien.

Eine in jüngerer Zeit (1987) durchgeführte Erhebung läßt nun eine leichte Verbesserung der Situation erkennen [29]. An 545 Arbeitsplätzen der deutschen Kautschukindustrie wurden personenbezogene Messungen durchgeführt. Hierbei konnten folgende Nitrosamine nachgewiesen werden:

- N-Nitrosodimethylamin (NDMA),
- N-Nitrosodiethylamin (NDEA),
- N-Nitrosodibutylamin (NDBA),
- N-Nitrosomorpholin (NMOR),
- N-Nitrosopiperidin (NPIP),
- N-Nitroso-N-methylanilin (= N-Nitrosomethylphenylamin, NMPhA),
- N-Nitroso-N-ethylanilin (= N-Nitrosoethylphenylamin, NEPhA).

Die Konzentration der Summe aller am jeweiligen Arbeitsplatz nachgewiesenen Nitrosamine lag in 73% der Fälle unter 2,5 µg/m^3, in 27% der Fälle über 2,5 µg/m^3. Die Konzentrationsspanne reichte von 0,1–41 µg/m^3.

Die letztgenannte Untersuchung spiegelt die aktuelle Belastungssituation in Deutschland wider. Sie zeigt, daß die extremen Expositionen früherer Jahre verschwunden sind, was im wesentlichen der Eliminierung des Verzögerers Vulkalent A und einer verbesserten Entlüftung in den Betrieben zuzuschreiben sein dürfte [1]. Gemessen an den in unseren Studien ermittelten Durchschnittskonzentrationen wird indes deutlich, daß sich die Expositionslage seit Beginn der Achtziger Jahre nur graduell verändert hat. Die gemessenen Werte bewegen sich immer noch in einem Bereich, der, legt man die bekannten Karzinogenitätsstudien an Versuchstieren zugrunde, für den Menschen zweifellos eine Krebsgefahr bedeutet.

Um dies zu verdeutlichen, sei eine 1990 publizierte Inhalationsstudie angeführt [7]. Daraus geht hervor, daß Ratten bereits bei einer Raumluft-Konzentration von 120 µg/m^3 NDMA Tumoren in der Nasenhöhle entwickeln, wobei niedrigere Konzentrationen nicht untersucht wurden. Die tägliche Nitrosamin-Aufnahme betrug bei dieser Studie etwa 10 µg NDMA pro Kilogramm Körpergewicht, die Gesamt-Dosis lag bei 1,3–2,0 mg pro kg. Unter diesen Bedingungen bekamen 13 von 36 Tieren Tumoren. In früheren Untersuchungen (Lit. bei [22]) waren sogar schon bei einer Konzentration von 70 µg/m^3 NDMA Tumoren in Niere, Leber und Lunge beobachtet worden. Zumindest in einigen Bereichen der Gummiindustrie sind daher nach wie vor Nitrosaminexpositionen gegeben, die im Tierversuch eindeutig zu Krebserkrankungen führen.

Nitrosamine und nitrosierbare Vorstufen in Gummiprodukten

Als Folge des Herstellungsprozesses finden sich karzinogene Nitrosamine auch in den hergestellten Vulkanisaten. Dies bedeutet, daß nicht nur die Produktion, sondern auch die Weiterverarbeitung, Lagerung und Benutzung von Gummiprodukten mit einem Gesundheitsrisiko verbunden ist.

Aufgrund ihrer Flüchtigkeit können die Nitrosamine noch Wochen oder Monate nach der Vulkanisation aus den Elastomeren herausdiffundieren, was zu den erwähnten Kontaminationen von Montage-, Lager- oder Verkaufsräumen führt. Damit sind Beschäftigte exponiert, die am eigentlichen Vulkanisationsprozeß gar nicht beteiligt sind. Bei den von uns durchgeführten Studien wurden beispielsweise in Reifenlagern NDMA-Konzentrationen bis zu 10 $\mu g/m^3$, NMOR-Konzentrationen bis zu 17 $\mu g/m^3$ gemessen.

Des weiteren können die in bestimmten Bedarfsgegenständen wie Babysaugern, Spielwaren, Gummidichtungen oder -handschuhen enthaltenen präformierten Nitrosamine durch Kontakt mit Speichel, Wasser, Milch oder anderen Flüssigkeiten in diese übergehen (migrieren). Damit ist nicht nur für den Hersteller, sondern auch für den Anwender dieser Produkte ein Krebsrisiko gegeben. Eine zusätzliche Gefahr sind die im Gummi enthaltenen Beschleuniger- und Aminreste, die als nitrosierbare Vorstufen durch Stickoxide aus der Luft oder den Nitrit-Gehalt des Speichels noch nachträglich in Nitrosamine überführt werden können.

Gesetzliche Regelungen

Für bestimmte Bedarfsgegenstände (Flaschen- und Beruhigungssauger) hat der Gesetzgeber schon 1982 eine Verordnung erlassen [12], die Höchstmengen für präformierte Nitrosamine und nitrosierbare Vorstufen festgelegt. Die Nitrosamin-Konzentrationen dürfen danach einen Grenzwert von 10 μg pro kg Elastomerenanteil, die der nitrosierbaren Vorstufen einen solchen von 200 μg pro kg nicht überschreiten. Andere Gummierzeugnisse werden von dieser Regel nicht berührt.

Was die berufliche Belastung mit Nitrosaminen und den Arbeitsschutz betrifft, wurden 1986 neben dem schon länger als karzinogen erkannten N-Nitrosodimethylamin (NDMA) 11 weitere Nitrosamine, darunter sämtliche in der Gummiindustrie auftretenden, als krebserzeugende Arbeitsstoffe in die MAK-Werte-Liste aufgenommen. Für keine dieser Verbindungen kann eine als unbedenklich anzusehende Konzentration genannt werden, bei der eine Krebsgefahr beim Menschen mit Sicherheit ausgeschlossen wäre. Gegenüber diesen Stoffen besteht daher ein generelles Expositionsverbot.

In Konsequenz dieser Einstufung hat das Bundesarbeitsministerium 1988 eine „Technische Regel Nitrosamine" (TRGS 552) verabschiedet [29], in der sog. „Orientierungswerte" für Nitrosamine in verschiedenen gewerblichen Bereichen festgelegt wurden. Für die Gummiindustrie wurde ein Wert von 2,5 $\mu g/m^3$, für andere Industriezweige wie Gießereien, Lederindustrie und chemische Industrie ein Wert von 1 $\mu g/m^3$ festgelegt. Diese Richtwerte dürfen im Schichtmittel nicht überschritten werden.

Der erhöhte Orientierungswert für die Gummiindustrie, der zunächst für einen Zeitraum von 3 Jahren festgeschrieben wurde und danach, falls technisch möglich, auf 1 $\mu g/m^3$ gesenkt werden soll, macht die besondere Expositionslage dieses Industriezweigs deutlich. Selbst die Einhaltung einer Durchschnittskonzentration von 2,5 $\mu g/m^3$ ist in vielen Betrieben, insbesondere mit Salzbad-, UHF- oder Extrusionsanlagen, nicht möglich, wenn die bisherigen Vulkanisationsmethoden und Beschleunigersubstanzen beibehalten werden.

Präventionsmaßnahmen

Eine Senkung der Nitrosaminexpositionen in der Gummiindustrie ist von großem präventiv-medizinischem Interesse, einmal wegen der hohen Produktionszahlen in praktisch allen industrialisierten Ländern, zum anderen wegen der weiten Verbreitung von Gummierzeugnissen, die nahezu alle Bereiche des täglichen Lebens umfaßt.

Die Suche nach toxikologisch unbedenklichen Vulkanisationsmethoden ist dabei dringlich, denn tatsächlich wird – trotz Kenntnis des Nitrosaminproblems seit mehr als 12 Jahren – immer noch größtenteils nach den alten Verfahren und mit den alten Beschleunigern produziert. Nun steht die geplante Senkung der Orientierungswerte von 2,5 auf 1 $\mu g/m^3$ unmittelbar bevor. Die Einhaltung dieses Werts dürfte angesichts der Probleme, die schon die jetzige Regelung vielen Betrieben bereitet, mit Schwierigkeiten verbunden sein. Hinzu kommen die Forderungen anderer Industriezweige, die Elastomere verarbeiten oder in Form von Zubehörteilen verwenden (wie die Autoindustrie), nach nitrosaminfreien Reifen, Dichtungen und anderen Gummiprodukten.

Grundsätzlich sind mehrere Wege denkbar, die Exposition mit krebserzeugenden Nitrosaminen in der Gummiindustrie zu verringern bzw. ganz zu beseitigen.

Lüftungstechnische Maßnahmen

Wie sich in der Vergangenheit gezeigt hat, kann die Installation geeigneter Absaugeinrichtungen zu einer erheblichen Reduktion der Nitrosaminwerte in den Betrieben führen. Die Absenkung ist jedoch erfahrungsgemäß nur bis zu einem gewissen Grad möglich, ein expositionsfreier Zustand läßt sich mit dieser Maßnahme allein nicht erreichen. Problematisch bleibt das langanhaltende Ausgasen der Nitrosamine aus den Vulkanisaten und die Persistenz der nitrosierbaren Vorstufen im Gummi. Als erste, kurzfristige Antwort auf hohe Nitrosaminkonzentrationen sind Entlüftungsanlagen jedoch durchaus sinnvoll.

Ausschluß nitrosierender Agenzien

Eine andere Möglichkeit der Prävention besteht darin, nitrosierende Stoffe von Vulkanisationsanlagen fernzuhalten bzw. aus Gummimischungen zu eliminieren. Solche Maßnahmen können die Nitrosamingehalte deutlich verringern, wie sich am Beispiel des Verzögerers Vulkalent A ablesen läßt. Auf der anderen Seite sind Stickoxide aus der Luft nur mit großem technischem Aufwand auszuschalten. Vermeiden läßt sich aber in fast allen Fällen eine erhöhte lokale Stickoxid-Konzentration, die z.B. durch Verwendung von Transportfahrzeugen (Gabelstaplern) mit Verbrennungsmotoren hervorgerufen werden kann [22].

Inhibierung der Nitrosaminbildung während der Vulkanisation

Die Nitrosaminbildung bei der Vulkanisation sollte sich durch geeignete Inhibitoren unterdrücken lassen, ohne daß der Vulkanisationsprozeß dabei selbst beeinträchtigt wird. Es fehlt nicht an Untersuchungen und Entwicklungsarbeiten zu dieser Art der Prävention [8, 21], und sie wird auch in unserer Abteilung seit 1988 mit einem eigenen Projekt verfolgt [16]. Diese Methode würde, zumindest teilweise, eine Weiterverwendung der jetzigen Beschleuniger zulassen. Es muß jedoch in der Praxis geprüft werden, ob mit der Verwendung von Inhibitoren eine entsprechende Verbesserung der Arbeitsplatzsituation erreicht werden kann.

Alternative Beschleuniger und Vernetzer auf der Basis von „safe amines"

Diese Präventionsmethode ist Gegenstand eines großangelegten Forschungsprojekts, das wir zur Zeit in unserer Arbeitsgruppe am Deutschen Krebsforschungszentrum Heidelberg mit Unterstützung des Bundesministeriums für Forschung und Technologie durchführen. Das Konzept der „safe amines" und die praxisrelevanten Ergebnisse unserer bisherigen Arbeiten werden nachfolgend geschildert.

Amin- bzw. stickstofffreie Beschleuniger

Zweifellos stellt dies die beste Art der Prävention dar, da aus solchen Verbindungen keinerlei Nitrosamine entstehen können. Zur Zeit sind jedoch kaum Substanzen aus anderen Klassen bekannt, die insbesondere als Ersatz für die traditionell verwendeten Thiurame, Dithiocarbamate oder Bisaminodisulfide in Frage kämen. Eine Umstellung der Rezepturen z.B. von Thiuramen auf Thiophosphorsäurederivate, ist nur begrenzt möglich, da solche Beschleuniger andere Vernetzungscharakteristiken und die damit erzeugten Vulkanisate meist schlechtere Alterungseigenschaften zeigen [29]. Einstweilen sind derartige Verbindungen daher nur für Spezialanwendungen brauchbar.

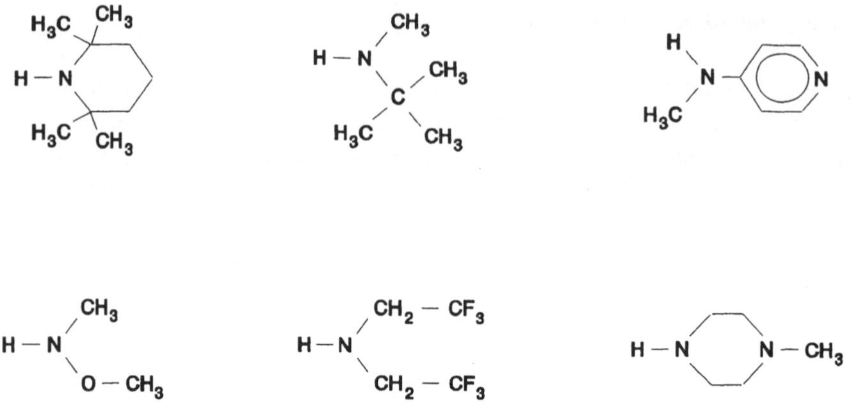

Abb. 2. Beispiele für „safe amines"

Das Konzept der „safe amines"

Nitrosamine gehören in ihrer Mehrzahl zu den stärksten bekannten Karzinogenen. Unter der Vielzahl sekundärer Amine (Nitrosaminvorstufen) existieren jedoch auch solche, die nur schwer nitrosierbar sind und/oder bei Nitrosierung nur nicht-karzinogene Nitrosamine bilden. Wir fassen diese Amine unter dem Begriff „safe amines" zusammen. Abbildung 2 zeigt eine Auswahl solcher Amine.

„Safe amines" lassen sich anstelle der traditionellen Aminkomponenten in Vulkanisationsbeschleuniger aller bekannten Klassen einführen. Einige der so erhaltenen Safe-amine-Beschleuniger weisen nach den ermittelten technologischen Daten vergleichbare Vulkanisationscharakteristiken auf wie die z.Z. verwendeten technischen Standards [30, 31]. Diese Verbindungen sind als Ersatzstoffe für die traditionellen Beschleuniger geeignet. Aus toxikologischer Sicht ist dabei wichtig, daß aus 'Safe Amine'-Bechleunigern bei Nitrosierung nur die zur jeweiligen Aminkomponente korrespondieren (nichtkarzinogenen) Nitrosamine gebildet werden. Daß dies zutrifft, konnten wir durch eine Reihe von Nitrosierungsstudien, die unter simulierten Vulkanisationsbedingungen durchgeführt wurden, belegen. Die Nitrosaminkonzentrationen, die bei Verwendung von Safe-amine-Beschleunigern bestimmt wurden, waren in den meisten Fällen um ein Vielfaches geringer als die von Standardbeschleunigern aus der gleichen Substanzklasse.

Safe-amine-Beschleuniger

Seit Beginn unseres Forschungsprojektes im Jahr 1987 wurden in unseren Labors etwa 150 von „safe amines" abgeleitete Vulkanisationsbeschleuniger synthetisiert und in Kooperation mit einem industriellen Partner [19] auf ihre technologischen Eigenschaften getestet. Unser Interesse konzentrierte sich dabei vor allem auf die

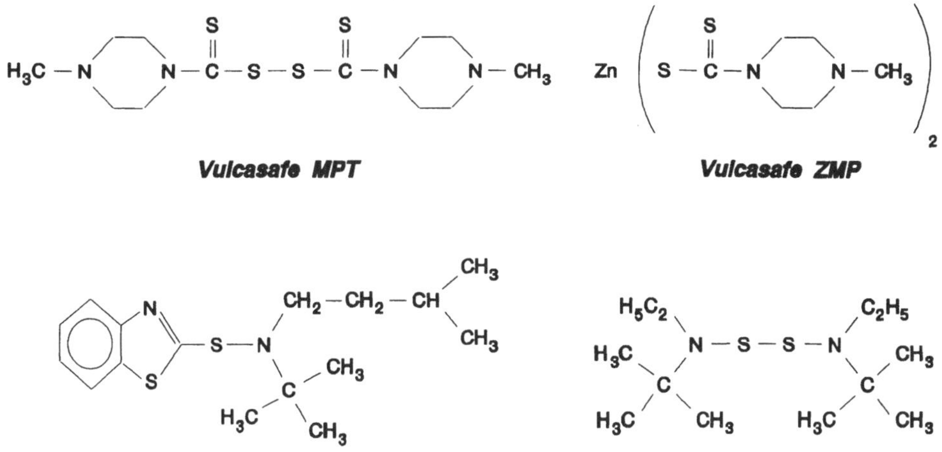

Abb. 3. Vulkanisationsbeschleuniger auf der Basis von „safe amines"

Verbindungsklassen der Thiuramdisulfide, Dithiocarbamate, Benzthiazolsulfen-amide und Bisaminodisulfide, die industriell besonders häufig eingesetzt werden. Abbildung 3 zeigt je ein Beispiel aussichtsreicher Safe-amine-Beschleuniger aus den genannten Klassen.

Grundsätzlich konnten in jeder Verbindungsklasse Safe-amine-Derivate herge-stellt werden. Die Synthesen erfolgten auf den üblichen literaturbekannten Wegen, die freilich den chemischen Besonderheiten einiger „safe amines" angepaßt wer-den mußten. Grenzen der Synthetisierbarkeit waren da erreicht, wo die ausge-prägte sterische Hinderung einiger „safe amines" keine Reaktion zuließ, z.B. bei der Umsetzung des 2,2,6,6-Tetramethylpiperidins (Abb. 2, 1. Formel) mit Schwe-felkohlenstoff (CS_2) zu Dithiocarbamaten und Thiuramen.

Von den Aminkomponenten war nur ein kleiner Teil kommerziell erhältlich, die Mehrzahl der „safe amines" mußte selbst synthetisiert werden. Als relativ breit anwendbar erwiesen sich dabei die in Abb. 4 dargestellten Reaktionswege. Für bestimmte Aminkomponenten wurden darüber hinaus spezifische Synthesen erar-beitet.

Alle Verbindungen, Amine und Beschleuniger, ließen sich im 50–100-g-Maß-stab herstellen, was für die Mehrzahl der technologischen Prüfungen ausreichend war. Die Syntheseprodukte wurden chemisch mit den üblichen analytischen und spektroskopischen Methoden charakterisiert. Die zur anwendungstechnischen Prü-fung weitergegebenen Beschleunigermuster waren in der Regel analysenrein (> 99%) oder wiesen in einigen Fällen eine Reinheit von zumindest 95% auf.

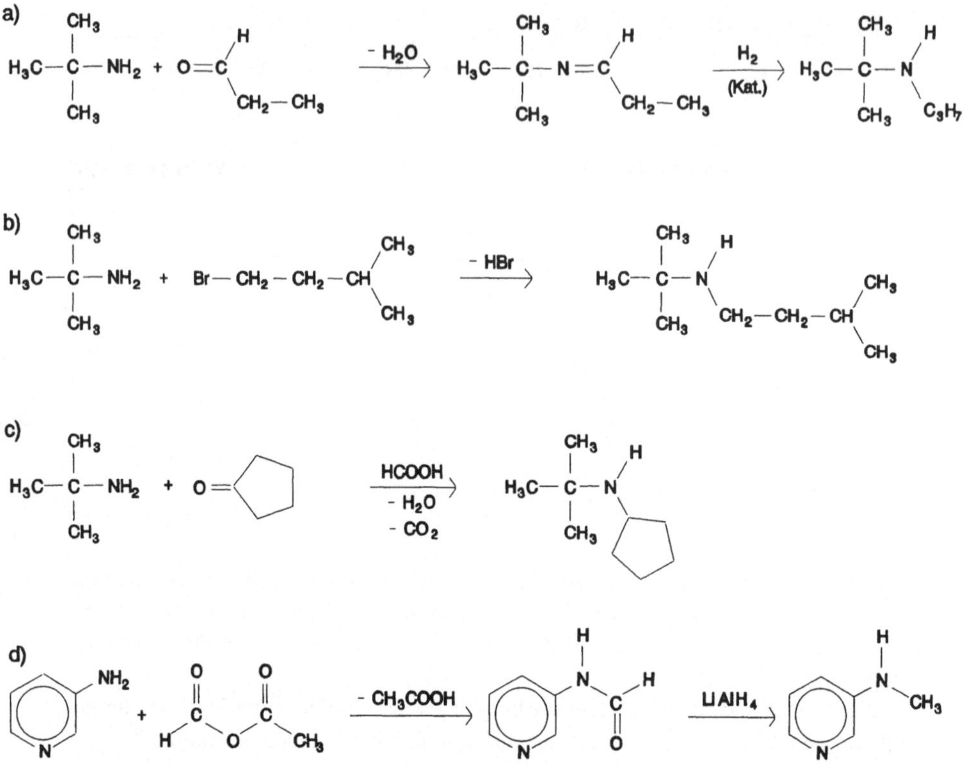

Abb. 4 a–d. Synthesewege zu „safe amines". **a** Reaktion von Aldehyden mit prim. Aminen und katalytische Reduktion der Azomethine; **b** Alkylierung prim. Amine mit Alkylbromiden; **c** Reduktive Aminierung von Ketonen (Leuckart-Wallach-Reaktion); **d** Umsetzung prim. Amine mit Säurechloriden oder -anhydriden und Reduktion der Carboxamide mit Lithiumaluminiumhydrid

Technologische Prüfungen[1]

Alle potentiellen Beschleuniger wurden zunächst einem standardisierten Testverfahren unterworfen, in dem Grundeigenschaften wie Dispergierbarkeit in verschiedenen Kautschukmischungen, An- und Ausvulkanisationszeit, maximale Vernetzungshöhe usw. bestimmt wurden. Bei ca. 30 Safe-amine-Beschleunigern war eine ausreichende Ähnlichkeit im Vernetzungsverhalten mit handelsüblichen Beschleunigern gegeben (Kategorie A), die übrigen 120 Substanzen zeigten entweder Dispersionsprobleme oder wichen in ihrer Vernetzungsgeschwindigkeit bzw. der erreichten Vernetzungshöhe von den Industrie-Standards ab (Kategorien B und C).

---

[1] Herrn Dr. H. Abendroth und Herrn M. Krambeer von der Fa. Schill & Seilacher, Hamburg, sei für die Durchführung der anwendungstechnischen Prüfungen und die allzeit enge Kooperation sehr herzlich gedankt.

Die Verbindungen der Kategorie A wurden danach weiteren Prüfungen unterworfen, die den Einsatz in unterschiedlichen Kautschukarten (Naturkautschuk = NR, Styrol-Butadien-Kautschuk = SBR und Nitrilkautschuk = NBR) bei unterschiedlichen Dosierungen und Vulkanisationstemperaturen beinhaltete. Dazu wurden die physikalischen Daten der Prüfvulkanisate wie Spannungswert, Zugfestigkeit, Bruchdehnung, Elastizität, Härte, Alterungseigenschaften usw. bestimmt und mit denen der Standardbeschleuniger verglichen.

Exemplarisch für diese Testreihen sind einige Ergebnisse der Verbindungen Bis-(4-methylpiperazino)-thiuramdisulfid und Zink-(4-methylpiperazino)-dithiocarbamat wiedergegeben (obere Formeln in Abb. 3). Diese 'Safe Amine'-Beschleuniger zeigten bislang von allen Syntheseprodukten die beste technologische Wirksamkeit. Sie wurden bereits im Technikumsmaßstab hergestellt (> 100 kg) und befinden sich zur Zeit unter der Bezeichnung Vulcasafe MPT bzw. Vulcasafe ZMP bei fünfzehn industriellen Anwendern in der Erprobung. Aus diesen Untersuchungen werden Hinweise auf die Anwendungsbreite der Beschleuniger in spezifischen Kautschukmischungen erwartet.

Außer den Beschleunigern Vulcasafe ZMP und MPT sind in Abb. 3 noch je ein Vertreter aus der Sulfenamid- und aus der Bisaminodisulfid-Reihe gezeigt. Diese Safe-amine-Verbindungen erwiesen sich in einigen Rezepturen als guter Ersatz für die kommerziellen Standards Morpholinobenzthiazolsulfenamid (MBS) und Dithiodimorpholin (DTDM). Die Formeln dieser Standards sind in Abb. 1 dargestellt.

Die vergleichende Untersuchung von Vulcasafe ZMP gegenüber den Standards Zinkdimethyldithiocarbamat (ZDMC) und Zinkdibutyldithiocarbamat (ZDBC) erfolgte in SBR, und zwar in einer vereinfachten Laufflächenmischung für Pkw-Reifen. Die Vormischung bestand aus SBR 1500 (100 phr), Ruß HAF N-330 (40 phr), Zinkoxid (5 phr), Stearinsäure (2 phr) und TMQ (Vulkanox HS der Fa. Bayer, 1 phr). Die Fertigmischung enthielt Schwefel (2,1 phr) und den Dithiocarbamat-Beschleuniger (0,8 phr); sie wurde der vereinheitlichten Vormischung bei 70 °C eingearbeitet. Prüfvulkanisate wurden bei 160 °C in einer dampfbeheizten Presse hergestellt. Die Vulkanisationszeit richtete sich nach dem Optimum der Rheometerkurve.

Zu den Rheometerkurven der Abb. 5 und 6 sei erläuternd angemerkt, daß auf der Abszisse der zeitliche Ablauf der Vulkanisation, auf der Ordinate die (steigende) Vernetzungsdichte des Kautschukmaterials abzulesen ist. Je höher das erreichte Plateau, umso besser ist die Vernetzung. Der Beginn des Anstiegs entspricht der Anvulkanisationszeit. Im Interesse der Verarbeitungssicherheit darf die Kurve nicht zu früh ansteigen, da sonst evtl. bereits beim Einmischen des Beschleunigers die Vulkanisation einsetzen kann. Allzu lange Ausvulkanisationszeiten sind ebenfalls ungünstig, nicht nur aus wirtschaftlichen Gründen, sondern weil sich die Qualität der Vulkanisate in der Regel durch langes Heizen verschlechtert.

Aus Abb. 5 geht hervor, daß die Verarbeitungssicherheit von Vulcasafe ZMP etwa der der beiden anderen Dithiocarbamate entspricht. Bzgl. der Ausvulkanisationszeit zeigt Vulcasafe ZMP gute Übereinstimmung mit der von ZDMC, sie ist gegenüber der von ZDBC deutlich verkürzt. Hinsichtlich der erzielten Vernet-

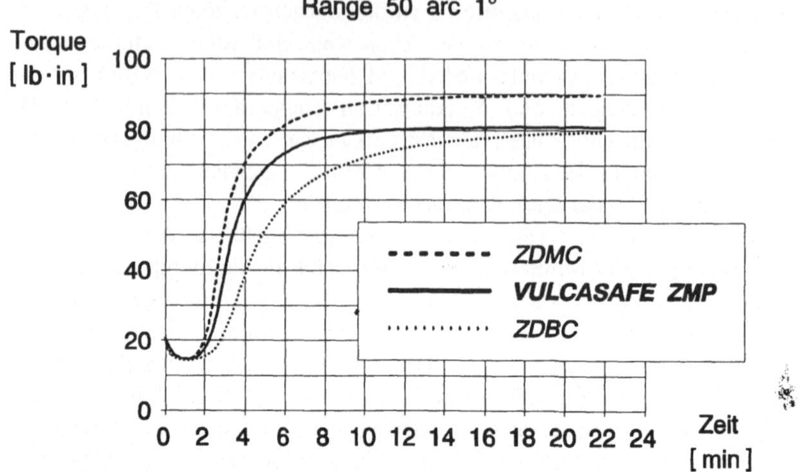

Vulkanisat- Eigenschaften \\ Dithiocarbamat	ZDMC	Vulcasafe ZMP	ZDBC
Spannungswert bei 300 % (MPa)	-	14.0	12.7
Zugfestigkeit (MPa)	16.3	20.7	23.9
Bruchdehnung (%)	290	380	450
Elastizität (%)	46	46	46
Härte Shore A	67	65	64

Abb. 5. Vulcasafe ZMP als Beschleuniger in SBR, verglichen mit ZDMC und ZDBC, bei gleicher Dosierung der Beschleuniger

zungshöhe ähnelt Vulcasafe ZMP wieder mehr dem Standard ZDBC. Die physikalischen Daten der erhaltenen Vulkanisate (Tabelle in Abb. 5) lassen eine Mittelstellung zwischen ZDMC- und ZDBC-Vulkanisaten erkennen. Vulcasafe ZMP erreichte übrigens trotz seines im Vergleich zu ZDMC höheren Molekulargewichts bereits bei gleicher Dosierung wie ZDMC optimale Wirksamkeit.

Abbildung 6 zeigt die Wirkung von Vulcasafe MPT als Vernetzungsmittel, d.h. als Beschleuniger und Schwefelspender zugleich, im Vergleich zu Tetramethylthiuramdisulfid (TMTD), Tetraethylthiuramdisulfid (TETD) und Methylphenylthiuramdisulfid (MPTD) (ebenfalls in SBR). Die Vormischung war analog der

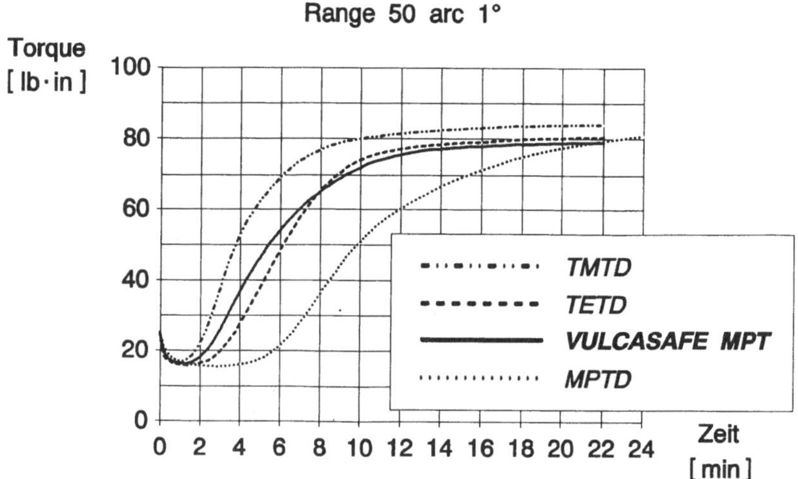

Thiuramdisulfid Vulkanisat- Eigenschaften	TMTD	TETD	Vulcasafe MPT	MPTD
Spannungswert bei 300 % (MPa)	13.7	11.8	12.2	13.1
Zugfestigkeit (MPa)	21.1	24.1	24.5	22.7
Bruchdehnung (%)	410	480	480	440
Elastizität (%)	48	48	47	47
Härte Shore A	64	62	66	63

Abb. 6. Vulcasafe MPT als Vernetzungsmittel in SBR, verglichen mit TMTD, TETD und MPTD, bei äquimolarer Dosierung der Beschleuniger

zuvor beschriebenen, die Fertigmischung enthielt Schwefel (0,5 phr) und TMTD (2,5 phr) bzw. äquimolare Anteile der anderen Thiuramdisulfide. Vulkanisiert wurde bei 150 °C.

Im Ergebnis führte Vulcasafe MPT bei dieser Testreihe zu einer etwas geringeren Vernetzungshöhe und höherem Druckverformungsrest als Standard TMTD. Das Vulkanisatniveau war eher mit TETD zu vergleichen, das neben TMTD zur Verringerung der Ausblühgefahr verwendet wird. Durch Erhöhung des Schwefelanteils der Mischung ließ sich die mit Vulcasafe MPT erzielte Vernetzungshöhe jedoch noch steigern. Damit konnte das Zug-/Dehnungsverhalten und der Druck-

verformungsrest der TMTD-Vulkanisate weitgehend eingestellt werden. Die Prüfvulkanisate zeigten sogar eine bessere Wärmebeständigkeit als die mit TMTD erhaltenen Vergleichsproben.

Bewertung der Ergebnisse und Ausblick

Unsere bisherigen Arbeiten haben ergeben, daß in den Klassen der Benzthiazolsulfenamide, Dithiocarbamate, Thiuramdisulfide und Bisaminodisulfide Vulkanisationsbeschleuniger bzw. Schwefelspender auf der Basis von „safe amines" her-
stellbar sind, die ähnliche Vulkanisationseigenschaften wie herkömmliche Beschleuniger aufweisen. Damit ist ein erstes Ziel erreicht, nämlich zu zeigen, daß
sich handelsübliche Beschleuniger durch safe-amine-Derivate mit vergleichbarer
technologischer Wirksamkeit substituieren lassen. Unser Konzept der „safe amines" ist somit technisch umsetzbar, und es kann einen wichtigen Beitrag zur Lösung des Nitrosaminproblems in der Gummiindustrie leisten.

Einige Fragen sind zum jetzigen Zeitpunkt noch offen, z.B. unter welchen Kosten Safe-amine-Beschleuniger industriell hergestellt werden können und wie sich
die neuen Verbindungen in anwenderspezifischen Gummimischungen, die oft
Mehrbeschleunigersysteme darstellen, verhalten. Ersten Rückmeldungen der mit
uns kooperierenden Unternehmen zufolge lassen sich Vulcasafe ZMP und MPT in
vielen Rezepturen ohne größere Modifikationen anstelle der traditionellen Beschleuniger verwenden. In einigen Fällen wurde jedoch auch eine etwas zu
schnelle Anvulkanisation der beiden Vulcasafebeschleuniger, vor allem in Naturkautschuk, beobachtet. Inwieweit sich dieses von den Standards abweichende
Verhalten durch Zusatz von Verzögerern ausgleichen läßt, wird derzeit geprüft.

Die großtechnische Produktion von Vulcasafe ZMP und MPT sollte nach den
Ergebnissen der Technikumssynthese keine größeren Probleme aufwerfen.

Um die Basis für den Einsatz von Safe-amine-Derivaten in der Gummiindustrie zu verbreitern, wird die Suche nach Ersatzstoffen in der bisherigen Weise
fortgesetzt. Alle Anwendungsgebiete der bisherigen Beschleuniger werden sich
auch kaum mit den beiden Vulcasafeverbindungen abdecken lassen.

Auf der toxikologischen Seite sind Untersuchungen geplant, inwieweit der ein
oder andere Beschleuniger selbst (nicht das zur Aminkomponente korrespondie-
rende Nitrosamin) toxische oder reizende Eigenschaften aufweist. Mit den Prüfungen der beiden Vulcasafebeschleuniger wurde bereits begonnen. Als Grundlage hierfür dient die Liste der Untersuchungen, die das Chemikaliengesetz zur
Markteinführung neuer Substanzen in seiner 1. Stufe vorgibt. Die Anmeldung von
Vulcasafe ZMP und MPT als neue Substanzen wird die Produktion größerer
Mengen ermöglichen, damit die Verfügbarkeit der Safe-amine-Beschleuniger
steigern und die Umstellung der Rezepturen in den Betrieben erleichtern.

Durch Luftmessungen am Arbeitsplatz soll schließlich nachgewiesen werden,
daß der Ersatz traditioneller Beschleuniger durch Safe-amine-Verbindungen zu
einer drastischen Verringerung der Expositionen mit karzinogenen Nitrosaminen
führt.

Literatur

1. Engels H-W (1990) Nitrosamine in der Gummiindustrie: Herausforderung für Kautschukchemikalien-Anbieter. Kautschuk/Gummi Kunststoffe 43:992–996
2. Fajen JM, Carson GA (1979) N-nitrosamines in the rubber and tire industry. Science 205:1262–1264
3. Gustavsson P, Hogstedt C, Holmberg B (1986) Mortality and incidence of cancer among Swedish rubber workers, 1952–1981. Scand J Work Environ Health 12:538–544
4. Hakama M, Kilpikari I (1980) Cancer risk among rubber workers. J Toxicol Environ Health 6:1211–1218
5. Holmberg B, Westerholm P, Maasing R, Kestrup L, Englund A (1983) Retrospective cohort study of two plants in the Swedish rubber industry. Scand. J Work Environ Health 9 [Suppl 2]:59–68
6. Kilpikari I, Pukkala E, Lehtonen M, Hakama M (1982) Cancer incidence among Finnish rubber workers. Int Arch Occup Environ Health 51:65–71
7. Klein RG, Janowsky I, Pool BL, Schmezer P, Hermann R, Amelung F, Spiegelhalder B, Zeller WJ (1990) Effects of long-term inhalation of n-nitrosodimethylamine in rats. In: O'Neill IK, Chen J, Bartsch H (eds) Relevance to human cancer of N-nitroso compounds, tobacco smoke and mycotoxins. IARC, Lyon, pp 322–328
8. Lheureux M, Kuhlmann T, Siekermann V (1990) Nitrosamines in rubber vulcanizate: an evaluation of specific inhibitors. Kautschuk/Gummi Kunststoffe 43:107–113
9. Lüpfert S (1989) Nitrosamine in der Kautschukindustrie. Kautschuk/Gummi Kunststoffe 42:16–21
10. McGlothlin JD, Wilcox TC, Fajen JM, Edwards GS (1981) A health hazard evaluation of nitrosamines in a tire manufacturing plant. American Chemical Society Symposium Series No. 149, Washington D.C., pp 283–299
11. Monson RR, Fine LJ (1978) Cancer mortality and morbidity among rubber workers. J Cancer Inst 61:1047–1053
12. Nitrosamin-Bedarfsgegenstände-Verordnung vom 15.12.1981. Bundesgesetzblatt 1981
13. Nutt A (1983) Rubber work and health – past, present and perspective. Scand J Work Environ Health 9 [suppl. 2]:49–57
14. Preußmann R, Spiegelhalder B, Eisenbrand G (1980) Reduction of human exposure to environmental N-nitroso-carcinogens. Examples of possibilities for cancer prevention. In: Pullmann B, Ts'O POP, Gelboin H (eds) Carcinogenesis: fundamental mechanisms and environmental effects. Reidel, Dordrecht, pp 273–285
15. Preußmann R, Spiegelhalder B, Eisenbrand G (1981) Reduction of human exposure to environmental N-nitroso compounds. In: Scanlan RA, Tannenbaum SR (eds), N-nitroso compounds. American Chemical Society Symposium Series No. 174, Washington D.C., pp 217–228
16. Preußmann R, Spiegelhalder B, Bauer A, Ehrend H, Menting KH (o.J.) Die Nitrosaminbildung verhindernde Zusätze zu vulkanisierbaren Kautschukmischungen. Deutsche Patentanmeldung Nr. P 40.20.059.0
17. Rappe C, Rydström T (1980) Occupational exposure to N-nitroso-compounds. In: Walker EA, Castegnaro M, Griciute L, Börzsönyi M (eds) N-nitroso compounds: analysis, formation and occurrence. IARC, Lyon, pp 565–574
18. Rounbehler DP, Fajen JM (o.J.) N-nitroso compounds in the factory environment. Report of the NIOSH-Contract No. 210-77-0100, National Institute for Occupational Safety and Health, Cincinnati/OH
19. Fa. Schill & Seilacher GmbH & Co., Moorfleeter Straße 28, 2000 Hamburg 74
20. Schuster RH (1990) Inhibierung der Bildung von N-Nitrosaminen. Kautschuk/Gummi Kunststoffe 43:95–106
21. Schuster RH, Nabholz F (1990) Inhibierung der Bildung von N-Nitrosaminen Teil 1. Ausgangssituation und Wirkung von α-Tocopherol. Kautschuk/Gummi Kunststoffe 43:95–106

22. Spiegelhalder B (1983a) Nitrosamine und Gummi. In: Preußmann R (Hrsg) Das Nitros-amin-Problem; Rundgespräche und Kolloquien. Verlag Chemie, Weinheim, S 235–244
23. Spiegelhalder B (1983b) Carcinogens in the workroom air in the rubber industry. Scand J Work Environ Health 9 [Suppl. 2]:15–25
24. Spiegelhalder B (1984) Occupational exposure to N-nitrosamines. Air measurements and biological monitoring. In: O'Neill IK, von Borstel RC, Miller CT, Long J, Bartsch H (eds) N-nitroso compounds: occurrence, biological effects and relevance to human cancer. IARC, Lyon, pp 937–942
25. Spiegelhalder B, Preußmann R (1982) Nitrosamines in rubber. In: Bartsch H, O'Neill IK, Castegnaro M, Okada M (eds), N-nitroso compounds: occurrence and biological ef-fects. IARC, Lyon, pp 231–243
26. Spiegelhalder B, Preußmann R (1983) Occupational nitrosamine exposure. 1. Rubber and tyre industry. Carcinogenesis 4:1147–1152
27. Spiegelhalder B, Preußmann R (o.J.) Verminderung der Nitrosaminbildung bei der Vulkanisation von Kautschuken. Deutsche Patentanmeldung Nr. P 40.12.797.4
28. Streit G (1989) N-Nitrosamine in der Gummiindustrie – ein Vernetzer-Problem? Kautschuk/Gummi Kunststoffe 42:289–292
29. Technische Regeln für Gefahrstoffe (1988) Nitrosamine (TRGS 552). Bundesgesetz-blatt 9/1988, S 61–65
30. Wacker CD, Spiegelhalder B, Börzsönyi M, Brune G, Preußmann R (1987) Prevention of exposure to N-nitrosamines in the rubber industry: new vulcanization accelerators based on 'safe' amines. In: Bartsch H, O'Neill IK, Schulte-Hermann R (eds) The rele-vance of N-nitroso compounds to human cancer: exposures and mechanisms. IARC, Lyon, pp 370–374
31. Wacker CD, Spiegelhalder B, Preußmann R (1990) New sulfenamide accelerators deri-ved from 'safe' amines for the rubber and tyre industry. In: O'Neill IK, Chen J, Bartsch H (eds) Relevance to human cancer of N-nitroso compounds, tobacco smoke and my-cotoxins. IARC, Lyon, pp 592–594

Sachverzeichnis